膳养

生活

全国名中医尤昭玲
细说女性药膳

主　编＿尤昭玲　谈珍瑜　李晓屏

副主编＿游　卉　徐则林

编　委＿刘文娥　邹芝香　曾　晶　曾律滔
　　　　李　姣　邱冉冉　邱乐乐　尹飞鸿
　　　　宾　悠　唐　丽　蔡嘉洛　邓　旭
　　　　任木千子　田梦影　陈　双　张紫娟

 湖南科学技术出版社·长沙

全国名中医尤昭玲简介

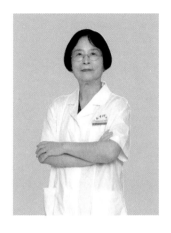

　　全国名中医、二级教授、主任医师、博士研究生导师、博士后合作导师、享受国务院政府特殊津贴专家，湖南中医药大学第一附属医院终身教授，世界中医药联合会妇科分会会长，中华中医药学会妇科分会名誉主任委员，世界中医药联合会生殖医学会名誉会长，中国中医药信息学会妇幼健康分会名誉会长，广东省泌尿生殖协会女性生殖医学分会名誉主任委员。

　　从医50余年，立足临床，德艺双馨。提出"生殖链－终端效应"临证假说，所创"中医妇科生殖五论"及"辅助生殖技术中医调治三期三法"指导女性生殖病证临床诊疗，疗效显著，积累了丰富的临床经验。

　　主持国家及部、省级重大科研项目12项，获国家及部、省级科技进步奖9项。主编学术著作23部，其中担任国家首版规划教材《中西医结合妇产科学》主编、《中医妇科学》副主编。公开发表学术论文200余篇。精心编著《尤昭玲妇科临证药对》《尤昭玲女科临证心悟》《尤昭玲妇科临证用方》《尤昭玲中医调治女人病》。

　　作为国家中医药管理局重点学科中医妇科学学术带头人，注重学术传承和发展。尤昭玲全国名中医传承工作室，作为辐射全国、培养中医妇科传承型人才的流动站，其弟子遍布全国，通过学历教育、师承带徒、项目培育、继续教育培训、巡讲指导等多种方式培养人才，先后培养境内外硕士研究生147名，博士研究生58名，博士后8名；全国名老中医药专家学术经验继承人2名；省级学术继承人37名；国家中医药管理局全国第三、第四、第五优秀中医临床人才24名。近5年受邀赴全国各地妇科学术会议专题演讲百余场，曾先后赴美国、日本、北欧、法国、德国、澳大利亚、新加坡等地授学，在中西医妇科学术界产生了很大的学术影响。

前　　言

　　爱美是女人的天性，每个女人都想拥有美丽的容颜和优美的体态。随着社会的发展，人们的保健和爱美意识也在不断增强，越来越多的女性意识到真正的美丽是一种由内而外焕发出来的健康与靓丽。但是现代女性工作繁忙、生活压力大、精神紧张，很容易产生免疫力下降、内分泌紊乱、毒素堆积等多种引发妇科问题的内因。中医认为，这是脏腑损伤、功能失调、气血异常、阴阳失衡而导致的肌体失养。由此可见，自内而外的调养是健康与美丽的根本。《黄帝内经》中提及，"阴平阳秘，精神乃治"，"得神者昌，失神者亡"。阴阳平衡才是美的基础，所以，想做真正的美女，就要从"内"做起。

　　中国药膳文化源远流长，自古就成为最受人们欢迎的养生方式之一，并早已成为中医养生的重要组成部分。药膳是以药物和食物为原料，经过烹饪加工的一种具有食疗作用的膳食。它是中国传统的医学知识与烹饪经验相结合的产物。药膳并不是食物与中药的简单加工，而是在中医阴阳、虚实等辨证理论指导下，由药物、食品和调料三者精制而成的一种既具有营养价值，又可防病治病、保健强身、延年益寿的食物。

食疗药膳有着种类繁多、疗效确切的特点，但并不是每一种食疗药膳方都适合所有人。女性天生柔弱，在体质、体力各方面都与男性有着很大的差别，因此女性的膳食养生的侧重点也与男性的不一样。女性的个人体质不同，临床表现也各有差异，所以我们平时在选择和应用食疗时，应该按照中医辨证施膳的原则，根据自己的体质加以细选。

《膳养生活——全国名中医尤昭玲细说女性药膳》是中华中医药学会首席健康科普专家尤昭玲教授献给女性朋友的一份礼物。本书是以从事中西医妇产科临床工作50余年的尤昭玲教授的"女科心悟之源""女科心悟新论"为理论基础，融合中医治未病思想的未病先防、欲病早治、既病防变、瘥后防复的四大原则，将尤氏药膳特点与治未病理论相结合，对女性朋友们辨体质施以药膳、辨病症施以药膳，帮助更多人群能够膳养生活、调好体质。

尤昭玲教授形容自己是"为女人而生的女人"，她秉性刚直，内心却极其柔软，对待患者皆如至亲，把每一位女性朋友都比作"如花的女人"。她学贯中西，诊疗疾病视角独特，遣方用药与众不同，功效非凡；她传授妇科疾病的预防、调养之法，不求虚名，但求实用有效。本书包含了尤昭玲教授多年来治病、调病的宝贵经验，体现了她对女人健康细心呵护的赤诚之心。

祝愿天下女人一生健康、平安！

本书编委会

于长沙

目　　录

第一章

尤氏女科心悟之源

　　女人要想知道如何养生，首先要了解自己。了解自己？难道我们活了几十年还不了解自己？当然，我们说的了解自己，并非指了解自己的性格、能力、脾气、秉性等，而是指了解自己的身体状况，了解自己的体质特点。所以，可以肯定地说你还不太了解自己，甚至是不怎么了解自己。

第一节　女性如花似水

一、女人如花

精致女性，优雅如花。二十是桃花，鲜艳；三十是玫瑰，迷人；四十是牡丹，大气；五十是兰花，淡定；六十是棉花，温暖。无论你在哪个年龄段，都要珍惜自己的好年华！——多好啊！女人如花，不同年龄段的女人或鲜艳、或迷人、或大气、或淡定、或温暖，各有不同的风采、不同的韵味，她们都是迷人的。

为什么人们总是把女人比作"花"呢？一方面，女人的美丽、女人的多姿、女人的芳香与"花"有着太多的相似之处；另一方面，女人的一生如花一般，从含苞欲放绚丽盛开到悠然飘落，在整个生命周期里，盛衰的变化非常明显；尤其是忙碌的职业女性的健康如花般脆弱，需要细心呵护。

是故女人的调养，要注意不同的花期、不同的花季，走出跟风的种种误区。比如人家的兰花要施钾肥，你家的玫瑰可千万别跟风，你家的玫瑰本应该施氮肥，要是你跟着人家生搬硬套，也施了钾肥，那非得打蔫儿不可。因此，要因花施养，因季节施养，因生理期施养，才能让花开得娇艳，谢得从容！

二、女人似水

水，天地之灵物，流淌在自然之间，孕育生命，滋润万物；而女人也有天成的灵气和清纯，也有孕育生命的希望和能力，更有柔韧的性格和毅力，女人和水带给世间的都是灵动和生机。因此，人们常说女人似水，世界因为有了女人而分外美丽。

在中国几千年的文化传承中，火属阳、水属阴；男子为阳、女子为阴，女人和水同属阴。月经既是女人成熟的象征，又是女人青春的代名词，中医称女子每月一次的月经为"经水""月水"，称周身之循环血液为"血海"，称肾阴为"肾水"，更把女子月经病的发病归因于"血海空虚"与"肾水不足"等证候。可见女人是水做的，女人的健康与水息息相关。

女人似水，健康是源。只有精心呵护健康，才能维持智慧的沃土、美丽的源头、幸福的根基。

水静如镜时深不可测，动如潮时可排山倒海。女人如何让"水"晶莹透澈，让"水"能涓涓长流。当然，首先应以保"水"为前提，让"血海满盈"，让肾水充足。生活习惯、生活方式的健康是"保水"根本，既不要过度劳累、过多夜生活、过多出汗，以免消耗阴液；又要忌燥、热、寒、腻食物，以免伤"水"、损身。

当时间如水一样流走，女性在承担社会多重职责的同时，也在慢慢透支着健康。如今快节奏的生活，激烈的社会竞争，女性的生活压力越来越大，健康问题不断升级。当女性健康受到威胁时，应该如何维护和拯救健康？是每位女性必须面对的问题。

第二节　女性以血为本

女性一生因月经、妊娠、分娩、哺乳等特殊生理阶段而数伤于血，因而女性在生理上常表现出"有余于气，不足于血"的特点，故有"血是女人的本钱""守得一份血，就留住一份青春"之说。

女人气血充足表现为皮肤白里透着粉红，有光泽、有弹性、无皱纹、无色斑；头发乌黑、浓密、柔顺；手指指腹饱满，肉多有弹性；手脚一年四季温暖；入睡快、睡眠沉，呼吸均匀，一觉睡到自然醒；性情温婉、不急不怒；精力充沛，记忆力强；房事和顺如意；月经规律、色淡红、量适中。

女性因血而病时，不仅表现出月经量少、闭经、非时经绝、白带量少、缺乳、不孕、流产、外阴阴道干涩、性欲下降、胎萎不长、妊娠腹痛、阴痒等妇科疾病的特有证候；而且常见面色萎黄或淡白、皮肤瘀斑、舌质淡、头晕眼花、四肢麻痹、心悸失眠等外显特征。

因血为女之本，女常血不足，故女性平日应注重补血养血，遵循药补不如食补、依体质特性进补的原则，注重饮食调理，以食养血；注重生活习惯的调整，勿过度劳累、过度夜生活，勿过食辛辣、热燥食物，以免阴血耗伤。

尽量选择药食两用的食品，如用龙眼、荔枝、大枣、赤豆、红花生、山药、莲子等养血补血。

女性血病，可因夹热、寒、瘀，或涉及的脏腑病位等不同，而调治方法迥异。血病的调理和治疗应"据因"而变，原则上宜调、宜理，适当用补，切忌使用辛温燥血、耗血动血的食品和药品，绝不可一概以药、膏进补，无端变生他疾。

第三节　女性以肾为根

肾藏精，精化气，肾之精气是维持女性机体阴阳平衡的根。

肾主生殖、主胞宫、主津液；肾脑相通、肝肾同源、脾肾相资、心肾相济、肺肾共司脉气，所以肾是生精、化气、生血的根本，也是生长、生育、生殖的根本。肾是藏精之处，施精之所，女性的生理过程无不与肾相关。

《黄帝内经》以七岁为一个生理年龄段，论述女性一生不同年龄时期肾对其健康的影响："女子七岁肾气盛，齿更发长；二七而天癸至，……月事以时下，故有子；三七肾气平均……四七……身体盛壮；五七，阳明脉衰，面始焦，发始堕；六七，三阳脉衰于上，面皆焦，发始白；七七，……天癸竭，地道不通，故形坏而无子也。"肾主宰着女性的生长、发育、衰老的过程，女子一生的自然盛衰现象，实际上是肾的自然盛衰的外在表现。

以肾注释卵巢：女性 35 岁，卵母细胞的数量与质量加速减少和衰退，37 岁时卵泡加快闭锁，38 岁时明显迅速减退，故注重肾的保养就是助卵护巢。

常用助卵护巢之品：石斛、莲子、何首乌、山药、桑椹、菟丝子、甲鱼、乌龟、墨鱼、核桃仁、黑芝麻、河虾、鸽肉、鹌鹑肉及蛋、黄豆、黑豆等。

女性因肾而病时，不仅具有初潮迟、月经量少而色暗、排卵期出血、闭经、断经早、双乳萎小、子宫小而宫内膜薄、白带量多清稀或少而干涩、不孕、性欲冷淡、先兆流产、习惯性流产、子宫脱垂等妇科特有的病症表现，尚伴有血气晦暗、眼眶黧黑、腰膝酸软、头晕耳鸣、足跟痛、五心烦热、夜尿频数、脱发、舌质红体瘦或舌暗淡体厚等外在特征。

女性患肾病时，常有阴阳虚实、虚实夹杂之分，多与心、肝、脾、肺脏互相影响而病。故调理和治疗时应谨记脏病、腑病、久病、大病，穷必及肾，务必理清孰脏、孰腑和寒热虚实，识别病变的前因后果而进行调理和治疗。切勿滥用补肾壮阳食品、膏方、药物。

肾为水火之宅，肾中阴阳相互依存，相互制约，以维系女性体内阴阳平衡和功能正常；肾病的调理和治疗应滋阴平阳，助阳谐阴，以"和"为贵，切勿过用燥补、滋腻之品。

第四节　女性情绪多变

由于女性特殊的内分泌系统，以及女性每月一次的月经周期，无疑使得女性的情绪更容易波动。一旦遇到外部环境变化、突发事件的出现，女性往往更容易受喜、怒、忧、思、悲、恐、惊七种情志变化所伤。

的确，女性的情绪在很大程度上取决于一个月中体内雌激素水平的波动。无论王后还是农妇，所有女人在激素面前一律平等；大到健康状况，小到每天的心境都与它密切相关。上半个月还温柔贤淑的她，很可能下半个月就看什么都不顺眼，心烦意乱、出口伤人……就这样重复着从天使到女巫的变化，难免让人不解。所以，伟大的思想家、教育家孔子说："唯女子与小人难养也。"在这里笔者理解为：女性和小孩一样，容易受喜、怒、忧、思、悲、恐、惊七种情绪困扰，也容易受情绪所伤，在健康养生上需要倍加呵护。

适度的七情，能抒发情感、有益健康。七情太过，超出身体抗御或调节的范围，或女性自身适应或自我调节能力相对低下，不能承受轻微的刺激，就会导致妇科疾病的发生。故女性尤应注重自我情志的调理，学会开导自己，让自己时常心旷神怡。

第五节　女性多虚多瘀

女性因经、孕、产、乳数伤于血，相对于男性患者，女性多虚多瘀。肾藏精，主生殖，若先天肾气不足或房劳多产，或久病大病"穷必及肾"，导致冲任损伤，肾功能失常，则疾病丛生。妇女以血为本，但血赖气以行，"气运乎血，血本随气以周流""气充则血旺"，妇女之生、经、孕、产、乳，数伤其血，所谓"有形之血不易速生，无形之气所当急顾"，凡此种种未能及时使血充分滋生，血虚无力生气，此时气虚成为主要矛盾。女性富于情感，肝气不舒，且数伤于血，肝血不足，肝气郁结，克及脾胃，运化乏力，药食入胃，无力生化，也是女性多气虚的原因所在。气能生血、行血、摄血，"气行则血和"，若肾气虚无力推动血行，冲任血行迟滞而成瘀，或肾阳不足，不能温养血脉，血寒凝涩致瘀；或肾阴亏损，虚热内生，伤津灼血，血滞成瘀，故肾虚皆可致瘀。瘀阻形成后，又碍肾气的生化、肾阳的鼓动、肾阴的滋养，而加重肾虚。因此，因虚致瘀，因瘀致虚，互为因果，形成恶性循环，导致妇科疾病缠绵难愈。

第六节　偏颇体质各不相同

我们在生活中常常遇到这样的事：有的女生晚上和朋友们一起吃火锅，第二天脸上长了包，那么多人都吃火锅，可能只有她一个人长包；夏天办公室的空调，有的女生说再开高一点，有的却说开低一点；冰箱的东西有的女生拿出来就吃，说是只有这样才爽，可有的吃了就要拉肚子……

为什么会出现这些情况？这是因为人与人之间存在体质差异。每个人对外界条件变化的感受程度不一样，因此，其保养方法也必须不同。甚至同一个人，在不同季节、不同地点保养方法都不同。

女性体质分10种：一种平和，九种偏颇。包括平和体质、阳虚体质、阴虚体质、气虚体质、血虚体质、痰湿体质、湿热体质、血瘀体质、气郁体质和特禀体质。我们弄清楚了自己是属于什么体质类型，搞明白了为什么会形成这样的体质，自然就知道了如何根据自己的体质情况进行养生。我们再也不会为养生而发愁、抓狂！

从父母精子、卵子结合的那一刻开始，我们的体质就注定了不同。健康就是一幅美丽的风景画，体质就是图画的底色，底色不好看，这风景也不会美丽。体质是根本，体质不好何谈健康？所以说健康，我们要从了解自己开始。

第二章

尤氏女科心悟新论

第一节　冰山论

尤昭玲教授结合现代医学及中医学，针对卵巢储备功能下降及卵巢早衰所致的"月经后期""量少""闭经""不孕""经断前后诸证"，从中医脾、肾着手，特创"冰山论"，并立"暖巢养泡"法，其临床多获良效（图2-1）。

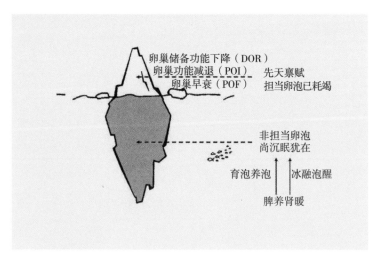

图2-1　尤氏冰山论图解

一、卵巢功能的现代医学观点

（一）卵巢储备功能下降

卵巢功能反映女性的生殖内分泌功能，卵巢功能低下在生育期常见于卵巢储备功能下降、卵巢早衰等疾病，这类疾病严重影响了女性的妊娠率。卵巢储备功能是指卵巢皮质区卵泡生长、发育、形成可受精的卵母细胞的能力，反映女性的生育能力。卵巢产生卵子的能力减弱，卵母细胞质量下降，卵巢的反应性亦随之降低，导致生育能力下降，称为卵巢储备功能下降（decreased ovarian reserve，DOR）。其临床表现为：40 岁以前出现月经稀发、经量减少，渐至闭经以及生育能力减退。目前对卵巢储备功能低下尚无统一的诊断标准，临床诊断多采用 10 U/L ≤卵泡刺激素（follicle stimulating hormone，FSH）≤ 40 U/L 时，或窦卵泡数＜ 5 个，或年轻患者 FSH 正常，但 FSH/LH 比值＞ 2。有关研究采用 10 U/L ＜ FSH ＜ 40 U/L，FSH/LH ＞ 3.6，E_2 ＜ 43.9 pmol/L，超声检测卵巢面积＜（34 ± 20）mm，窦卵泡计数＜ 4 个，抗卵巢抗体（antiovarian antibodies，AOA）检测阳性。如不及时治疗，本病可发展为卵巢早衰（premature ovarian failure，POF）。

（二）卵巢功能减退 / 卵巢早衰

卵巢功能减退（premature ovarian insufficiency，POI）是指妇女在月经初潮以后到 40 岁以前由于卵巢功能衰退而引起月经失调、不孕、性欲减退、围绝经期综合征等一系列病症。POI 的最终结局是 POF，其特征是患者的卵巢内无卵母细胞或虽有原始卵泡，但对促性腺激素无反应，表现为雌激素水平低下，而促性腺激素浓度升高。一般血清中 FSH > 40 U/L，黄体生成素（LH）> 30 U/L，雌激素（E_2）< 91.5 pmol/L，并伴有围绝经期的有关症状：潮热多汗、阴道干涩、头晕、情绪波动、失眠及性欲减退等卵巢功能低下的临床表现，常可造成骨质疏松、脂质代谢紊乱和心血管疾病等，致使患者的生活质量明显下降，给患者带来极大痛苦。近年来，卵巢功能减退的发病率有升高趋势，在妇女中占 $1\% \sim 3\%$，本病的病因复杂，病情较重，严重影响妇女的身心健康，是妇科疑难病症。

二、尤氏中医现论

中医学没有卵巢早衰、卵巢储备功能下降的病名，从临床特点来看归属于"血枯""闭经""不孕""经断前后诸证"等范畴。尤昭玲教授从事中医和中西医结合妇科临床、教学、研究 50 余年，在长期的临床观察与诊疗过程中，积累了丰富的临床经验，对卵巢储备功能不良的不孕治疗也很有特色，笔者有幸在尤昭玲妇科工作室随师临床，收益颇多。现将尤昭玲教授在该方面的诊疗体会总结如下。

尤昭玲教授根据多年的临床经验，认为本病的主要病因病机为肾虚，同时也与心、肝、脾密切相关，而"瘀"是主要的病理环节。

（一）主要病机——肾水亏虚

《素问·上古天真论》："女子七岁，肾气盛。"即提示肾为先天之本，主藏精，主生长发育、生殖和水液代谢，为生命之源，水火之宅，脏腑阴阳之本，气血之根。肾精先天不足或后天伐伤，天癸无以泌至，冲任空虚，胞宫失养，则月经早断。POF 患者，往往肾阴肾阳皆虚，肾阴虚则无以盈溢，肾阳虚则失以温运，终致胞宫失养，月水早断。尤昭玲教授根据多年的临床经验，认为肾精亏虚是该病的根本病机，具体表现以肾阴阳两虚为主，兼瘀血阻络之虚实夹杂。

（二）相互影响——肝、脾、心

肝体阴而用阳，为人体气血调节之枢纽。五脏之中肝血肾精同源互补，疏泄封藏互相制约，对月经有重要影响。现代社会中，"七情"致病因素对人体脏腑功能正常运转的影响大大甚于古时，成为 POI/POF 的诱发原因之一。"七情"因素引发女性之精神紧张、焦虑、抑郁等情绪波动，致情志不舒，肝失疏泄，气郁久而化火，暗耗气血，气血不足，不能荣肾填精、滋润冲任、下养胞宫胞脉；同时影响中焦升降纳运之功，使其纳谷运化低下，精微不生，气血亏虚，天癸匮源，冲任脉衰，胞宫胞脉失养，血海空虚，月经早绝，严重者同样可致 POF 发生。

脾为后天之本、气血生化之源，主运化统血，为月经提供物质基础。天癸虽然来源于先天，但必须受后天水谷精微的滋养，若脾虚化源不足，则冲任不充，血海空虚。心主血脉，为五脏之君，若心火旺盛，心肾不交则施化无权，胞宫失养，经水不调。以上三者功能严重失调均可导致或加重女性 POI/POF。

（三）病理关键环节——瘀阻

尤昭玲教授认为，肾虚日久，或肝失疏泄，或经血受寒，均可导致瘀血形成。《万氏女科》："忧愁思虑，恼怒怨恨，气郁血滞而经不行。"瘀血阻于脉道，血不得下，血海不能满溢而致闭经。如唐荣川《血证论》："女子胞中之血，每月一换，除旧生新，旧血即是瘀血，此血不去，便阻气化。"

三、冰山理论体系

（一）冰山理论概述

尤昭玲教授认为卵巢中的担当卵泡已凋亡耗绝，但沉寂或沉睡于卵巢基质的始基卵泡犹如藏于冰山之下尚尤存在。先天禀赋封藏已尽，肾主生殖已无力回天，但可以后天脾胃水谷精微充填转化，故采用"引脾补肾，药食同补"之法，用以"暖巢养泡"，"唤醒滋育卵巢内始基卵泡"，担当调经孕育职责，其治法思路与现代原始卵泡体外激活技术（in vitro activation of primordial follicles，IVA）有异曲同工之妙。

（二）中西合参，独创临证新法

询问患者不适的临床症状、月经史、有无其他内分泌病史（如多囊卵巢综合征、子宫内膜异位症、卵巢巧克力囊肿）、卵巢手术史（卵巢囊肿剥除术、卵巢打孔术、卵巢楔形切除术）、盆腔炎病史（炎症的结核性、淋菌性或化脓性）、盆腔手术史（盆腔粘连分离术、输卵管结扎术、输卵管切除术、子宫肌瘤剔除术）、盆腔放化疗、多次流产或清宫手术史、幼年腮腺炎病史等，可初步对卵巢功能进行评估。因为诸多因素均可影响卵巢功能，进而导致卵巢早衰。

尤昭玲教授通过多年的观察发现，临证时可根据患者目、唇、鱼际、鼻唇沟、舌的具体情况辨识卵巢功能，独创了临证新法辨巢，为此病诊疗提供了依据。

（三）主张分期论治

有生育要求者，予以卵巢、卵泡、子宫内膜同治，精与血共养。暖巢养泡、助卵育泡、纳胚成孕、摄胎养胞。在治疗的同时，尤昭玲教授强调应重视顺应阴阳气血的变化规律，调节出有规律的月经周期。经期调痼疾病；经后暖巢助卵，调泡养泡。目的是调节卵巢功能，增加卵泡数量，降低卵巢低反应的发生率。

（四）内外辅助同调

对卵巢早衰的患者，尤昭玲教授提倡药食并补，可起事半功倍之效。如在服用助卵方治疗的同时，合理配以自创的

"暖巢煲""养泡煲""养春粥""增泡糊""养巢糕"等，均具有补肾益精、暖巢养泡的作用，以助卵巢功能的恢复，或延缓卵巢早衰。暖巢煲可暖巢养泡、养泡煲可助卵育泡。必要时予以新鲜铁皮石斛打汁冲水服，滋养肾阴，促进卵泡的生长。可据情辨证选用或交替使用养泡煲、暖巢煲、养春粥等。

（五）中医辅治思路

尤昭玲教授对实施 IVF 的卵巢功能低下的患者，采用中医辅治的核心是调节卵巢功能，增加卵子数量，提高卵子质量，降低卵巢低反应的发生率。

目前西医治疗本病尚无明显疗效，对于卵巢储备功能不良导致的月经失调，西医多用激素替代治疗、免疫治疗及手术治疗。此类治疗显效快。但停药后症状往往依然存在，且患者卵巢仍无卵泡可长，同时激素替代疗法可能增加子宫内膜增生、乳腺癌、子宫内膜癌、中风等疾病的风险。而现代辅助生殖技术，如促排卵法亦可能导致卵泡闭锁及卵子质量下降等情况，甚者可发展为 POF。尤昭玲教授治疗此病根据中医病因病机，运用中药进行整体辨治，促使卵巢功能恢复和改善，帮助许多卵巢功能低下的患者改善月经不调的症状，使其成功自孕或 IVF–ET 受孕。

冰山理论具体应用详见下章的卵巢储备功能下降、卵巢早衰部分。

〔附〕原始卵泡体外激活技术

原始卵泡体外激活技术（in vitro activation of primordial follicles，IVA）主要用于卵巢早衰、卵巢功能低下、卵巢不敏感综合征患者以及癌症患者放射治疗（简称放疗）、化学治疗（简称化疗）前的生育力保存。卵巢早衰导致的不孕发病率达 1%～3%。该类患者 40 岁前绝经，卵巢内卵泡减少，缺乏自然卵泡发育和排卵，即使外用促排卵药也极少有卵泡生长。应用原始卵泡体外激活技术，切下患者的部分卵巢组织，将"休眠卵子"进行药物激活处理后，再次通过腹腔镜将卵巢组织小片移植回患者的体内，移植后对患者进行促排卵治疗，待卵子成熟后，再从体内取出卵子，体外受精，然后再移植回患者子宫内，帮助患者获得临床妊娠成功。

第二节　时空论

尤昭玲教授认为女性以"卵巢"为本，并提出"重卵、护卵、助卵"的治疗思想，独创卵泡长速慢、卵泡长速快等一系列临床常见卵泡发育异常的新病名，巧妙地运用时空论进行辨泡论治，并在中医理论指导下提出"暖巢－助泡－离巢"的诊疗三部曲，用以治疗卵泡发育异常引起的排卵障碍性疾病（图 2-2）。

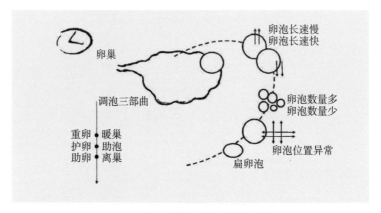

图 2-2　卵泡发育异常及诊疗示意图

一、卵泡发育理论

（一）正常卵泡发育

正常状况下，在下丘脑－垂体－卵巢内分泌轴的调节下，卵巢在形态和功能上发生周期性变化，称为卵巢周期。在每个卵巢周期中都有一批（3～10个）卵泡被募集，其中1～2个形成优势卵泡，最终发育成熟从而排卵，排卵是妊娠必不可少的关键环节之一。其核心是生长卵泡要具备迅速增大的能力；关键是成熟卵泡能形成排卵柱头，在压力与蛋白溶酶的协同作用下排出卵子。进入卵泡生长发育的最后阶段（月经来潮后），具备以下特点：

1. 生长速度　卵泡生长的最后阶段，约需要15天，是月经周期的卵泡期。从窦状卵泡发育至生长卵泡需要7～8天；从生长卵泡发育至优势卵泡需要5～6天；从优势卵泡发育至成熟卵泡需要 2～3 天。

2．数量特点　卵泡的生长发育过程经历了募集与选择两个阶段。募集阶段一般有 3～10 个卵泡进入生长发育阶段，最终一般只有一个 FSH 阈值最低的卵泡被选择发育为优势卵泡，其他的卵泡则闭锁退化。

3．大小特点　月经周期的第 2～第 3 天，我们将超声下肉眼可以看得到的卵泡称为"窦状卵泡"，直径＜ 10 mm；直径在 10 mm 以上、15 mm 以下的称为"生长卵泡"；直径＞ 15 mm、＜ 20 mm 的称为"优势卵泡"；直径＞ 20 mm 者称为"成熟卵泡"。只有成熟卵泡排出的卵子才有受精的能力。卵泡直径＞ 23 mm 的一般多为"老化卵泡"，其受精能力下降，且易黄素化。

4．形态特点　从窦状卵泡开始有卵泡腔形成，卵泡腔里充满了大量清澈的卵泡液。卵泡发育的最后阶段，卵泡液急剧增加，卵泡体积显著增大，卵泡表面张力增大，类似球形，向卵巢表面突出。

（二）卵泡发育异常

卵泡在发育过程中，任何影响生长卵泡的生长能力、优势卵泡迅速增大的能力、成熟卵泡排卵柱头形成的内外因素，均可引起卵泡发育异常。只有正常发育的卵泡才能正常排卵，从而达到孕育的目的。临床上任何影响卵泡生长发育过程的因素都可能会引起卵泡不生长、质量差、排卵障碍等而导致不孕。卵泡发育异常表现为卵泡在生长发育过程中生长速度、形态、大小及位置异常，主要依靠基础体温监测结合阴式 B 超动态观察综合分析判断所得。依据阴式 B 超所测得的卵巢内生长卵泡的多少、形态、位置、血流，内膜厚薄、分型及基础体温分析所得卵泡生长速度、黄体期的长短等信息综合分析判断，将卵泡发育异常分为卵泡数量少、卵泡数量多、卵泡长速慢、卵泡长速快、扁卵泡、卵泡位置居中等。

1. 卵泡数量少，小卵泡　月经周期第 9 天，阴式 B 超监测所得卵泡数量＜ 5 个，常见于卵巢功能减退、POF。

2. 卵泡长速慢　在月经周期第 16 天，阴式 B 超监测所得卵泡直径＜ 15 mm，常见于卵巢功能减退、POF。

3. 扁卵泡　阴式 B 超监测所得卵泡的长短径差＞ 3 mm，常见于卵巢功能减退、POF。

4. 卵泡数量多　阴式 B 超监测所得卵泡数量＞ 12 个，常见于多囊卵巢综合征（PCOS）。

5. 卵泡长速快　在月经周期第 9 天，阴式 B 超监测所得卵泡直径＞ 15 mm。

6. 卵泡位置居中　阴式 B 超监测所得卵泡位置居中，偏离卵巢皮质。

（三）相关疾病及异常结局的认识

1. 卵泡异常对疾病的影响　卵泡正常发育生长及排出是整个生殖过程中的关键环节，卵泡发育异常的必然结局是排卵障碍，它可以引起月经不调、不孕、未破裂卵泡黄素化等诸多妇科生殖系统病症及辅助生殖技术的失败。卵泡长速慢的相关疾病多见于多囊卵巢综合征及卵巢储备功能低下等疾病。

2. 卵泡与子宫内膜兼容性对妊娠的影响　卵泡直径20~22 mm，子宫内膜厚度为8~12 mm、A型，卵泡易于排出，有利于纳精着床受孕。子宫内膜< 7 mm或> 13 mm时，即使有20~22 mm的优质卵泡，也难以纳精着床而受孕。子宫内膜> 10 mm，卵泡直径< 15 mm时，卵泡生长滞后于子宫内膜的生长，难以顺利排卵纳精受孕。子宫内膜< 6 mm或> 13 mm时，或卵泡直径> 24 mm时，妊娠率接近0。

二、时空理论体系

《女科要旨》有"妇人无子，皆因经水不调""种子之法，即在于调经之中"之说，因此，治疗不孕，必先调经，只要每个月定时能有卵子发育成熟顺利排出，那么月经自当正常，胎孕亦非难事。

（一）时空论概述

尤昭玲教授认为卵泡的生长发育是"有时空限定的动态过程，需要发育过程中增长、塑形等必备的精微物质"。一个卵子能够在一批生长卵泡中脱颖而出，形成优势卵泡继而发育成熟、排出，这个卵子本身具备完成从生长卵泡到优势卵泡到成熟卵泡这三个发育阶段的生长能力，在这个过程中受到"下丘脑－垂体－卵巢"生殖轴的调控，以及卵巢局部自分泌、旁分泌的一些细胞因子的影响，而卵巢的髓质供血对卵子的生长发育有着不可磨灭的贡献。

治疗时，应注重卵泡发育过程的动态性、严格的时限性，同时重视对影响卵泡发育、发生的主要内分泌因素的调节。因此中医在治疗卵泡发育异常的过程中，要捕捉生长卵泡，为其提供必备的精微物质，促进其具备生长、发育、逐渐成熟的潜力，为优势卵泡的迅速增大提供必备的精髓液质，促进成熟卵泡排卵柱头的形成。

尤昭玲教授认为，如何调理卵巢功能使其有适当数量的卵泡在适当时候开始生长发育，如何促使排卵柱头形成，如何使卵泡具备呈球形、充满卵泡液、弹性好的三维特征是中药治疗卵泡发育异常的切入点。在具体治疗过程中要调控生殖轴相关激素和因子，增加卵巢的血液供应，为卵泡发育成熟提供必需的精微物质；在其快速生长阶段，调控生殖轴，使优势卵泡内的泡液迅速增加，促进卵泡壁的弹性、张力，完成卵泡的塑形；促使卵泡能突出于卵巢表面，促进破口的形成，在增大卵泡压力的作用下排出次级卵母细胞及卵泡液等，从而完成排卵。

（二）尤氏中医治法

1. 调泡原则　益肾健脾，暖巢增液，助养泡膜，宣散脉络，促泡速长。

2. 调泡时间　经期主要针对原发痼疾或病症；卵泡生长期（月经周期的第 7 ~ 第 16 天），采用调泡三部曲，配合调泡六法（图 2-3）。

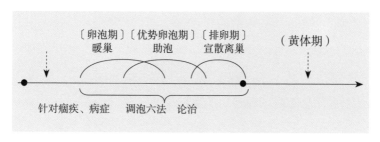

图 2-3　尤氏时空论及中医治法图解

3. 调泡脏腑定位　肾、脾、肝。定位依据：肾虚，生精不足，卵巢蓄积的元精乏源，以致卵泡长速慢，卵泡期延长；脾虚运化不足，阴精无以化生，皆可导致此期阴长不足，卵泡发育缓慢，卵泡期延长；肝阴虚，疏泄失司，影响卵巢，使其当藏而不能藏，卵子成熟障碍，卵泡期延长。

4. 调泡六法　时空观即强调卵泡的发育是一个有时空限定的动态过程，尤昭玲教授巧妙地运用时空观来观察卵泡发育情况，根据超声对卵泡生长速度、数量、大小、形态、位置的监测，将卵泡发育异常分为卵泡长速慢、卵泡长速快、卵泡数量少、卵泡数量多、扁卵泡、卵泡位置居中等类型，并独创了"治泡六法",开创了中医对排卵障碍性生殖疾病辨泡论治的先河。尤昭玲教授总结卵泡正常发育三要素。①前提:卵巢内有优势卵泡的产生;②核心:在有限的时间段内优势卵泡能迅速增大;③关键:排卵柱头的形成。

第三节　子核论

一、女性以"卵巢"为本

《景岳全书》:"阴阳交媾,胎孕乃凝,所藏之处,名曰子宫,一系在下,上有两歧,中分为二,形如合钵,一达于左,一达于右。"明确提出女性内生殖器官包括卵巢,现代医学研究证明,卵巢合成分泌20余种激素和生长因子,而这些微量物质控制着人体生殖、免疫、神经、骨骼等九大系统的400多个部位,维持着这些器官的青春和活力。尤昭玲教授认为女性的卵巢功能维持经、孕、产、乳这些女性特有的生理,肾和天癸直接作用的靶器官是子宫,而卵巢使子宫表现出"藏而不泻""泻而不藏""定期藏泻""藏泻有序"。通过对现代医学生殖系统的研究,以及对中医"肾-天癸-冲任-胞宫"理论的感悟,尤昭玲教授认为女性以"卵巢"为本。

二、重卵、护卵、助卵——指导临床

肾和天癸的功能是卵巢功能的具体体现。

1. 青春期　若先天禀赋不足，肾精亏虚，冲任精血乏源，无血可下，或肾阳虚弱，气化不利，无以温运胞宫胞脉，精血不得而下，则表现为经水后期或闭经。

2. 育龄期　《黄帝内经》："任脉通，太冲脉盛，月事以时下，故有子。"此"任脉通"可理解为"任脉流通"，"太冲脉盛"则为"精血充盈"，任脉流通及精血充盈与否是能否有子的关键，经云："肾者主蛰，封藏之本，精之处也。"《傅青主女科》又有"经水出诸肾"之说，卵子为生殖之精，其发育成熟与肾精充盛密切相关，卵子的正常排出又有赖于肾阳的鼓动。肾精亏虚使卵子发育缺乏物质基础，难以发育成熟；肾阳亏虚不能鼓舞肾阴的生化和滋长，使排卵缺乏原动力，卵子不能正常发育排出而出现排卵障碍性不孕症。

3. 绝经前后　肾气渐衰，天癸渐竭，"形坏而无子也"，卵巢失于肾气的濡养，即卵泡消耗殆尽，不能合成分泌性激素，性激素水平下降，女性逐渐表现出衰老的征象。尤昭玲教授认为女性以"卵巢"为本，并形成"重卵、护卵、助卵"的学术思想，用以指导临床，治疗妇科疾患，维护女性身心健康，多获良效。

三、特色诊疗

（一）察"形"观"色"辨巢

望诊为中医四诊之首，所谓"望而知之谓之神"。尤昭玲教授经过长期临床实践，巧用察"形"观"色"法，由表及里，见微知著，独创望眼识巢、人中诊巢、望唇辨膜、望舌辨瘤、面色察巢、鱼际观宫、望形察巢七法辨别女性生殖内分泌功能。

（二）独创冰山理论

尤昭玲教授认为卵巢中的担当卵泡已凋亡耗绝，但沉寂或沉睡于卵巢基质的基始卵泡，犹如藏于冰山之下尚尤存在。先天禀赋封藏已尽，肾主生殖已无力回天，但可以后天脾胃水谷精微充填转化，"暖巢养泡""唤醒滋育卵巢内基始卵泡"担当调经孕育职责。

（三）独创时空论

尤昭玲教授认为卵泡的生长发育是"有时空限定的动态过程，需要发育过程中增长、塑形等必备的精微物质"。必须要在规定的时间段内，也就是在卵泡期，按照 28 天一个月经周期计算，应该是在月经周期的第 5～第 16 天增强卵泡顺利成熟发育的生长能力，而"养泡"必"暖巢"，使卵巢保持温暖。

（四）养泡先暖巢

基于时空论理论基础，针对卵子不生长、质量差、排卵障碍等疾病，尤昭玲教授提出养泡先暖巢。

1. 益气以暖巢 健脾益气，以后天养先天，脾肾双补，行血利水，避免产生痰、饮、湿、瘀等病理产物，使卵巢气血流通，如沐春光。

2. 温肾以暖巢 肾藏精，主生长发育和生殖。尤昭玲教授多用平和之品，以温肾暖宫，鼓舞元阳，同时也有益肾阴、壮肾精的效果，即阴阳双补，使温而不燥，润而不腻，才能使长出来的卵泡汁液饱满、圆润柔嫩，生命力旺盛。

3. 活血以暖巢 尤昭玲教授认为"泡欲成柱，非通经活络之品速达，需胞宫脉络及缠、孙脉络气顺血畅，方能凸突离巢而出"，故善用宣散活血之品改善卵巢局部血供。

四、治疗子核相关疾病举隅

1. 卵巢储备功能下降（diminished ovarian reserve，DOR） 中医没有 DOR 的病名，但从临床特点来看多属于"闭经""血枯""不孕""经断前后诸证"等范畴。尤昭玲教授通过多年的观察发现，临证时可根据患者眼睛的形、神、色等来判断卵巢功能，独创了望眼辨巢，为 DOR 诊疗提供依据。

尤昭玲教授认为肾精亏虚是该病的根本病机，肾虚致卵巢储备功能下降，影响卵巢功能；肝、心、脾为重要影响因素，脾化源不足，血海空虚，肝郁气滞，冲任不畅，血海不能按时满溢，心火肾水相济则阴平阳秘，所以心肾不交也与女子生殖功能相关；瘀是 DOR 的重要环节，尤昭玲教授注重观察患者的面色、口唇、舌质和鱼际来判断机体是否有瘀滞现象来推断卵巢功能的好坏；虚实夹杂是最终结果，尤昭玲教授认为本病为肾阴阳两虚为主，兼瘀血阻络之虚实夹杂之临床疑难病症。立足于此病的病因病机，尤昭玲教授将患者分为有求孕要求、无求孕要求两类分别予以特色治疗。求孕者，注重巢、泡、膜同治，精与血共养。无求孕要求者，注重暖巢养泡、助卵养膜、宣散调经，注重辅助治疗。在治疗DOR 的同时，结合一些辅助治疗的方法，如耳穴和药膳。

2. POF　对于卵巢储备功能下降到一定程度就会发展为POF，尤昭玲教授根据多年的临床经验，独创"冰山理论"，治疗上"暖巢养泡""唤醒滋育卵巢内基始卵泡"调经孕育。

除了续用 DOR 治疗原则指导，尤昭玲教授自拟助卵方以补肾填精，还强调应注意调节月经周期，顺应阴阳气血的变化规律，采用分期论治，暖巢养泡、助卵育泡、纳胚成孕、摄胎养胞的方法。经期调痼疾病；经后暖巢助卵，调泡养泡。对于不孕患者，尤昭玲教授予以巢、泡、膜同治，精与血共养。如体外受精－胚胎移植（in vitro fertilization and embryo transfer，IVF ET）治疗的患者，在 IVF–ET 进周期前，暖巢助卵、调泡养泡是中医调治的重点。经期以调治痼疾为主，经后护卵养膜，促泡、调泡。IVF–ET 进周期后，募集到多个、好的卵泡，促进着床，予以保胎，降低流产率，孕后养胎、安胎。年龄小于 30 岁的患者，建议测 BBT，如提示有排卵，可试孕，如怀孕尽快予以安胎治疗。

3. IVF-ET 卵巢低反应（POR）　尤昭玲教授认为肾虚为本病根本病因，脾虚为重要原因，心、肝两脏为必要保障。采用三位一体分期特色治疗。

中药分期疗法：月经期治疗原发痼疾，改善妊娠着床环境，定位心、肝、脾，调血理血、祛瘀兼清热解毒，自拟内炎方。月经期后：护卵养泡、助膜长养；定位肾、脾、肝、心，益肾健脾、护卵养泡、助膜长养，自拟助卵汤。降调期卵泡处于"休眠"的状态，治疗定位心、肝、脾，需调肝健脾、清心安神、调和阴阳，勿使用活血化瘀、通经活络、温补肾阳、暖巢动卵之品和疗法，自拟降调方。促排期治疗定位于肾、心、脾，需益肾助卵、温阳通络，自拟促排方。移植期定位脾、心、肾，需健脾滋肾、益气摄胎，自拟着床方。

食疗：根据"药食同源""医于食"的原理，尤昭玲教授创新性地提出将药物做成食物，针对行 IVF-ET 患者，IVF进周前服"养泡煲"、降调期服"降调煲"、促排期服"促排煲"、移植期服"着床煲"等，配合中药，共同提升卵巢功能、提高卵子质量。

耳穴贴敷：分别在进周前、降调期、促排期、移植期选取不同穴位进行耳穴贴敷治疗。

4. 卵泡发育异常　卵泡发育异常是指因卵巢功能不良，导致卵泡在生长发育过程中生长速度、形态、大小及位置异常的临床表现，主要依靠基础体温监测结合阴式 B 超动态观察综合分析判断所得。

卵泡生长发育三要素：卵泡能够顺利生长发育并排出的前提：其一是出现一定数量的生长卵泡，其中有 1～2 个具备完成各个阶段发育过程的生长能力；其二是生长卵泡要具备迅速增大的能力；其三是成熟卵泡能形成排卵柱头，在压力与蛋白溶酶的协同作用下排出卵子。

卵泡发育异常分型：依据阴式 B 超所测得的卵巢内生长卵泡的多少、形态、位置、血流，内膜厚薄、分型及基础体温分析所得卵泡生长速度、黄体期的长短等信息综合分析判断，将卵泡发育异常分为卵泡数量少（常见于卵巢储备功能低下及卵巢早衰）、卵泡数量多、卵泡长速慢（常见于多囊卵巢综合征）、卵泡长速快（见于卵巢储备功能低下）、扁卵泡（多见于多囊卵巢综合征以及特发性不破裂卵泡黄素化综合征）、卵泡位置居中（多见于多囊卵巢综合征及不明原因）等类型。

卵泡发育异常与排卵障碍的区别及联系：卵泡发育异常与排卵障碍既有区别又有联系，前者重在病变环节，后者突出病变过程。卵泡发育异常是导致排卵障碍的前因，排卵障碍是卵泡发育异常的常见结局。

治疗基本思路：在具体治疗过程中，尤昭玲教授认为如何促使排卵柱头形成，如何使卵泡具备球形、充满卵泡液、弹性好的三维特征是中药治疗卵泡发育异常的切入点。中药要调控生殖轴相关激素和因子，增加卵巢的血液供应，以提供卵泡生长发育所需的精微物质，为卵泡发育成熟提供必需的精微物质；在其快速生长阶段，调控生殖轴使优势卵泡内的泡液迅速增加，促进卵泡壁的弹性、张力完成卵泡的塑形；促使卵泡能突出于卵巢的表面，促进破口的形成，在增大卵泡压力的作用下排出次级卵母细胞及卵泡液等，从而完成排卵。

治疗基本框架：分期调治：经以治疗引起排卵障碍的相关痼疾为主，平时治疗与卵泡发育相关脏腑为主；以病证所涉及的主要脏腑为治疗核心定位。

调泡六法：参见本篇第二章第二节"时空论"。

5. 排卵障碍性不孕　排卵障碍是女性不孕症的主要原因之一，占 25%～30%。妇科诸多内分泌疾病都有排卵障碍的表现。任何原因导致的卵泡不成熟、成熟卵泡不能迅速增大、排卵柱头不能形成，都会导致排卵障碍性不孕。尤昭玲教授根据排卵障碍的病因构建诊疗思路及治则。

治疗基本思路：调控卵泡成熟的影响因素，给予发育成熟必需的物质支持，在 12～14 天内使卵泡发育成熟；调控生殖轴，使成熟卵泡的卵泡液在有限的时间内迅速增加，以增大卵泡壁张力和弹性，形成排卵破口；使卵泡内液体充盈，形成弹性较好的类球形卵泡，促进排卵柱头的形成，最终完成排卵。

治疗原则：根据以上思路分析发现，从卵泡发育、成熟到排出的过程都有相对严格的时限，每段时限中卵泡的变化都不同；卵泡是重要的靶点，多因素对其进行调控。因此，应分期锁定治疗：严格遵循生理时限和卵泡特点，分期对相应时段的病变进行治疗；双重定位靶点：以治疗卵泡，且是时限内的卵泡为主，其他因素和非时限内卵泡为辅。观察差异，辨证论治。

尤昭玲教授还遵循治则，结合中医药理论特色形成治疗方案。

月经调治期（月经周期1~6天）：黄金治疗时限内适时、有效治疗原发痼疾或病症，辅以气血调理，因势利导，使胞宫脉络通畅，盈满之血依时而下；定位在心、肝。卵泡调治期：益肾健脾，暖巢增液，助养泡膜，宣散脉络，促泡速长，顺势而出；定位在脾、肾。

"尤氏辨治八法"临床诊疗排卵障碍性不孕：

（1）望眼辨巢法：根据眼睛形、神、色等的信息辨卵巢功能。

（2）辨卵调泡法：尤昭玲教授根据阴式B超监测所得卵泡的数量、速度、形态、位置等信息辨证调泡。例如，月经周期第8天，卵泡＞15 mm时要减缓其生长速度；月经周期第 16 天卵泡＜ 15 mm 时，要加快其生长速度等。

（3）识膜调膜法：根据 B 超所测子宫内膜的分型及厚、薄的实际情况辨膜施治。

（4）护卵养泡食疗法：根据具体时限和目的对应给予食疗辅治。例如，护卵煲适用于因内分泌与免疫功能失调所致的卵巢储备功能不良、卵巢早衰等病症。

（5）调障三部曲法：注意月经周期时限、卵泡、内膜三者在排卵障碍诊疗时的协调性。

（6）前置安胎法：安胎法前移：确诊妊娠后，尽早辨证运用益气载胎、益气摄胎、补肾固胎、宁心安胎、调肝养胎的治疗方法。妊娠早期侧重补脾，助运化水湿精微，长泡养胎、摄载胎元。妊娠 40 天后侧重补肾，助长养胚胎、固系胎元。

（7）服药时限法：根据女性生理周期的特点，有针对性地分时调治。

（8）痼疾兼病疗法：主要是针对未破裂卵泡黄素化综合征（LUFS）、多囊卵巢综合征（PCOS）、子宫内膜异位症（EMS）空巢少卵，以及卵泡发育不良的特色治疗。

尤昭玲教授对本病的临证思维和诊疗方法科学、清晰、全面、系统地体现了本病的实质及诊疗的关键，首创了"尤氏八法"，巢、泡、膜等多因素综合分析诊断，充分利用中医药特色将耳穴、食疗、针灸、灌肠等多种方法后用同治，为更有效地诊治排卵障碍性不孕，提高妊娠率开辟了新的思路。

6．多囊卵巢综合征（polycystic ovary syndrome，PCOS）　多囊卵巢综合征是妇科临床的一种常见生殖功能障碍性疾病，主要临床表现是月经后期、闭经、不孕、卵巢增大等生殖功能障碍及肥胖、痤疮、多毛等代谢异常的症状，而就其月经不调、不孕和卵巢增大等症状而言，其核心病机是卵泡不能发育成熟和卵泡壁的过度增生不能破裂导致卵泡闭锁。

中医学认为，卵子是生殖之精，卵子的发育成熟与肾精充盛密切相关，卵子的正常排出又有赖于肾阳的鼓动，以使冲任气血调畅。肾精亏虚使卵子缺乏物质基础，难以发育成熟；肾阳亏虚既不能鼓舞肾阴的生化和滋长，又使气血运行无力而瘀滞冲任胞脉，更使排卵缺乏原动力，故肾虚是排卵障碍的根本原因。肾虚又进一步导致阴阳气血失常，水湿内停，痰湿内生。壅阻冲任胞脉，气血瘀滞，使卵子难以排出、卵巢增大。故尤昭玲教授认为，肾虚血瘀代表了PCOS的一种重要或者是最基础的病理机制，还注意到肝之疏泄与痰湿内停对本病的影响作用。

根据本病肾虚为本、血瘀为标的基本病机，尤昭玲教授拟定治则以补肾活血为主，佐以利湿疏肝。临证还注意分期用药。月经后期正值血海空虚，治以补肾填精，促卵泡生长，宜酌加滋阴养血之品。尤昭玲教授认为经过前期补肾治疗后，经间排卵期当从心论治，治以补肾宁心、温阳通络，以通为要，使心降则肾实，以利于卵泡顺势排出；伴不孕者，排卵期过后，则慎用伤精之品。月经前期宜振奋阳气，选用补阳助阳之品，促进周期正常演变。行经期则胞脉充盛，血海由满而溢，治应理气调血，促进经水顺利排泄。同时配合测量基础体温，指导患者排卵期掌握最佳受孕时机，并疏导患者放下思想包袱，保持良好心态，积极配合治疗。

7. 卵巢囊肿　　卵巢囊肿是妇产科常见病、多发病之一，属于中医的"癥瘕""肠覃"的范畴。尤昭玲教授依据多年的临床经验，认为卵巢囊肿的主要病因病机是气滞血瘀、痰湿瘀结。治拟活血化瘀消癥，清热利湿化痰。尤昭玲教授治疗卵巢囊肿经验丰富，认识独到，常用口服中药＋保留灌肠中药＋贴耳穴多种治疗方法综合治疗，并在月经期顺应月经的周期变化进行调理，处方中善用药对，相得益彰，疗效显著。

第四节　子管论

子管属于现代医学中的输卵管范畴，输卵管为卵子和精子的结合场所及运送受精卵的管道。尤昭玲教授通过详解子管的生理结构，结合多年临床经验，对子核相关疾病，如输卵管炎、输卵管积水、输卵管性不孕及 IVF-ET 中输卵管积水进行了科学、清晰、全面、系统的分析，明确认识疾病的病因病机，确立治则治法，在中医药辨证施治基础上，认为中药内服外敷，内外配合，合而为一，符合中医理论精髓——整体观念，同时加入特色体位、运动的特色干预措施，三者结合，相得益彰，显著加强了治疗效果，明确缩短了治疗时间，值得进一步推广。

一、尤氏子管认识

（一）子管生理

子管首见于张寿颐所著的《沈氏女科辑要笺正》："子宫之底，左右各处子管一支，与小孔通，长二寸半，垂于子核之侧，不即不离。""男精入子宫，透子管，子管罩子核，子核感动，精珠迸裂，阴阳交会。"明确指出了子管是精子上行的通道及精卵交会的地点，在受孕过程中占有十分重要的地位。

输卵管为卵子和精子结合场所及运送受精卵的管道，其主要功能为拾卵、运卵、受精、运送受精卵。尤昭玲教授领悟输卵管通过蠕动、张合、抚按、揉按、吸拉5种力量增加输卵管积水容量，加速输卵管积水回流（图2-4）。

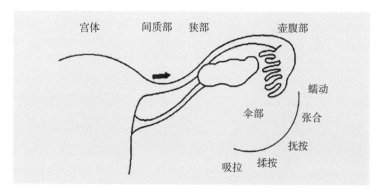

图 2-4　子管生理示意图

　　无论是中医学还是现代医学，都认为输卵管在受孕过程中占十分重要的地位，这是由其生理功能决定的，因此，输卵管的病变，即使是轻微的病变亦可造成不孕。

（二）子管之病，虚实夹杂

　　《灵枢·水胀》："肠覃如何……寒气客于肠外，与卫气相搏，气不得荣，因有所系，瘀而内著，恶气乃起，肉乃生。其始生也，大如鸡卵，稍以益大，至其成如怀子之状。久则离岁，按之则坚，推之则移，月事以时下，此其候也。皆生于女子，可导而下。"尤昭玲教授认为输卵管位于人体的下腹部，且为肠外之物，故将输卵管炎、积水、阻塞归属于中医学的"肠覃"范畴。

　　尤昭玲教授认为患者多因素体寒凉或产褥不善调护，外感寒邪，饮食生冷，使得寒气客于肠外，气不得荣，致使肝气郁结。肝失疏泄，气滞血瘀，经脉不利，水道不通，以致血液不行，水湿不运而发病。《素问·至真要大论》："诸湿肿满，皆属于脾。"脾虚也可致水湿运化失司，瘀阻湿停而致病；妇女经行产后，气血虚损，血室大开，湿热毒邪乘虚内侵，邪与血结，阻滞气机，气滞血瘀，病久致有形湿邪停聚胞络而发病。水湿不运，胞脉受阻，冲任不通，卵子通行受阻，不能与精子结合成孕卵，甚而不能受孕。

二、尤氏子管疗法

（一）分期治疗，试孕方案

尤昭玲教授针对输卵管炎、输卵管积液、输卵管阻塞患者予以中医综合治疗 3 个月后，如输卵管双侧输卵管炎或通而不畅，一侧输卵管输卵管炎或通而不畅，或输卵管积水经治疗，月经的第 11～第 14 天复查消失，输卵管阻塞治疗 3 个月后可考虑予以中医切入试孕方案治疗，如怀孕须首先排除宫外孕后，积极予以保胎治疗。

经期以治疗引起输卵管障碍性不孕的痼疾为主，行经期是新旧交替的过程，此期以调理气血、因势利导为主，使胞宫络脉通畅，盈满之血依时而下。卵泡生长期全力调泡助孕，宜益肾健脾、暖巢增液，助养泡膜，宣散脉络，促泡速长，顺势而出，滋补肾精，助膜长养，从肾、脾、肝论治。着床时根据辅助检测，如静息基础体温（BBT），根据月经第 11

天行阴式 B 超监测排卵，根据卵泡大小、形态，计算排卵日，指导安排性生活。确定早孕后宜健脾补肾、养血安胎。

（二）子管之病，内外合治

1. 中药内服，攻补兼施　基于本病的特点为虚实夹杂，尤昭玲教授认为治疗上需攻补兼施，强调在清热利湿、活血通络的基础上，不忘加理气疏肝、益气健脾之药，以期最好、最快地治愈本病。尤昭玲教授常用经验方，以攻补兼施，虚实结合，寒温并用，通而不破。中药内服时，谨记清热解毒勿用寒凉之品，以防冰络塞流。因障碍多因逐年积累而致，《医碥》："盖瘀败之血，势无复返于经之理，不去则留蓄为患，故不问人之虚实强弱，必去无疑。"故辨证治疗时，务必注意搭配使用益气化瘀之品。

2. 中药外敷，开结行滞　在用中药内服治疗疾患的同时，尤昭玲教授主张内外同治，清代外治名家吴师机所撰《理瀹骈文》就提出："外治之理，即内治之理，外治之药，亦即内治之药，所异者，法耳。"在非经期嘱患者使用外敷包，选用中药辛温发散之品外敷少腹，以辅佐内服药之不能速达病所；不主张中药保留灌肠，浓缩高渗之液无吸收之效，反复肛门操作有致感染之虞，临床上常予以外敷包外敷下腹部，还常常结合耳穴等外治法。

3. 独创特色干预——体位运动疗法　输卵管是于子宫双角处向外走行延伸的一对柔软、细长的管腔组织，输卵管积水患者的输卵管远端闭合如盲端，呈口袋状，袋口为子宫腔内输卵管开口。尤昭玲教授认为有针对性的体位加运动指导，可以促进袋口中瘀积于内的水湿有形之邪从袋口流出，以达到治疗目的。

第五节　塑宫论

子宫切口假腔又称子宫切口憩室、剖宫产后子宫切口愈

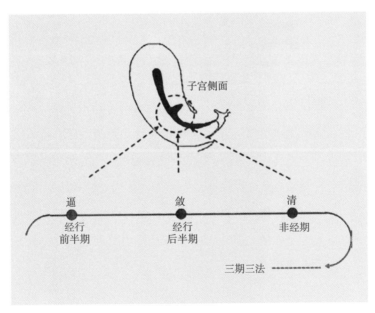

图 2-5　尤氏塑宫论图解

合缺损等，是剖宫产术后的一个少见的远期并发症。随着剖宫产率的升高及检测技术的发展，其发病率呈上升趋势。该病可以引起经期延长、月经淋漓不尽甚或阴道大出血等，临床以经期延长较多见，临床上对剖宫产术后这种晚期并发症尚未引起足够重视，多数患者常被漏诊或误诊。尤昭玲教授对本病有独到的认识，提出"塑宫论"的观点，采用"三期三法"论治本病（图2-5）。

一、中西医相关认识

剖宫产术后子宫切口的愈合取决于多种因素，包括术前子宫颈扩张的程度、子宫肌层的收缩能力、围手术期有无合并宫内感染并可能受切口缝合的方法影响。推测剖宫产子宫切口憩室形成的原因可能有：①子宫颈和子宫体肌肉组织的结构不同，切口过高时切口上缘短且厚，下缘薄且长；切口位置过低接近子宫颈或在子宫颈上时血液供应少，加之切口缝合过密、过多则易缺血、坏死，使切口裂开出血；剖宫产时因切口撕裂、切口对合不良、切口缺血、切口出血等原因形成一薄弱处，导致子宫内膜及肌层呈癌状逐渐向外突出。②感染、胎膜早破、产程异常、前置胎盘、妊娠期高血压、妊娠期糖尿病等原因，孕妇剖宫产术后机体抵抗力低下，引起感染。③子宫切口部位子宫内膜异位，随着反复的经期内膜剥脱、出血，压力增加向子宫腔内破裂形成憩室。④子宫腔内容物排出受阻，宫内压增加，使子宫切口角合不良处慢慢向外膨出，形成憩室。⑤任何可导致切口局部血液灌注异常的病理生理因素。⑥子宫切口局部异物残留，以线结为多见，导致远期的排斥反应、炎症，进而形成憩室。

中医古籍中无"子宫切口假腔"病名，根据其症状，应将其归入"经期延长""月经过多""崩漏"等范畴，一般认为金刃损伤胞宫胞脉是假腔的基本病因。金刃损伤胞宫胞脉，胞宫血运不佳，供血不良，不能荣养伤口组织，造成局部组织坏死、感染，从而形成假腔。体质差异是假腔形成的次要病因。禀赋虚弱，气血不足，加上剖宫产手术后失血伤气，气血愈显虚弱。胞宫切口得不到充分濡养修复，而又无力收敛伤口，以至久病腔成。可见子宫切口假腔的主要病机有气虚、瘀热、邪毒等。

二、尤氏塑宫理论

子宫切口假腔的形成，使子宫的肌层及内膜的结构失去了完整性，目前针对子宫切口假腔的西医治疗，主要有以下几种方法：手术切开伤口再缝合；宫腔镜下诊刮＋电灼术；性激素周期治疗等。开腹手术可于假腔形成处切开，剔除假腔内层组织，用吸收线缝合，但实际操作中存在诸多困难，手术成功率低；宫腔镜下电灼术虽然可以烧灼假腔内膜及囊壁，但极易造成子宫穿孔、膀胱损伤等风险。性激素周期性治疗只对部分患者有效，而且一旦停药复发率高。尤昭玲教授认为气虚不摄、热瘀互结是假腔的基本病机，特创塑宫三期法治疗本病，所谓"塑宫"即重塑修复子宫，促使子宫切口的愈合，恢复子宫肌层及内膜的完整性，消除经期延长、月经过多等月经异常的表现。三期法，即：经行前半期，用逼宫法因势利导逼出宫腔内滞留之瘀血邪气；经行后半期，用敛宫法以收敛假腔伤口；非经期，用清宫法以清解宫腔内热瘀之邪。

（一）经行前半期——逼宫法"宣温胞宫，通络祛瘀"

经期子宫血海由满而溢，泻而不藏排出经血，子宫假腔形成后，经血及创口出血残留于腔隙内，难以自行排出。滞血不去则新血难以归经，且子宫收缩易引起腔陷内的瘀血点滴漏出，从而导致经期延长，此期的治疗应当以宣散为主，所谓"逼宫法"即是通过宣散子宫内滞之瘀血邪气，来逼迫旧血流出，消除假腔淋漓不尽之征象。在月经周期的第1~第6天，尤昭玲教授予假腔患者以外用的活血通络温胞中药外敷包，热敷下腹部，药效经皮肤渗透迅速吸收，直达病所，可以改善子宫局部的血液循环，促使子宫假腔内的瘀血随经血排出，缩小子宫假腔病灶，同时行血不破血，避免经期出血过多。

（二）经行后半期——敛宫法"巧用苦涩，止血敛口"

经行后半期，经血将净，此期的治疗当以敛宫法为主，收涩有两个目的：一为止血，促使经血按期而止；二为敛创，促进子宫假腔创面的愈合。从月经的第 4 天开始，尤昭玲教授常给予患者服用益气摄血的中药汤剂，以求敛宫止血，常用自拟四花汤加减，益气与清热同行，收涩与化瘀同用，使创口收敛，假腔渐愈，瘀血去而经血调。

（三）非经期——清宫法

"扶正解毒，以消其本。"瘀热、邪毒、气虚是假腔萌生、发展及形成之本，子宫假腔患者多由金刃所伤、邪毒缠绵、气血虚弱而致创口经久难愈，或假腔的形成之经血难尽而致气血愈虚。故在非经期当以清宫法为主、益气扶正为辅以消其本，因气为血之帅，在祛邪泄热的同时益气则可行血、摄血、生血，推动瘀血运行，有助于消除假腔经血淋漓之象，促进子宫假腔口的修复。尤昭玲教授常予患者自制盆炎丸，以清热除湿、活血解毒、强腰通络，配合补气扶正类药物，可明显改善患者因假腔造成的相关症状。

第六节　耕耘论

月经过少是指月经周期正常，月经量明显减少，或行经时间不足 2 天甚或点滴即净者。一般认为月经量少于 20 mL 为月经过少，临床以医源性子宫内膜损伤、宫腔粘连所致月经量少者最为常见。近年来，由于人们性观念的开放和生育年龄的普遍推后，未婚先孕和生育前反复人工流产的女性人数逐年增加。反复多次人流，可能导致子宫内膜基底层永久性缺损，内膜功能层修复障碍，内膜不能发生周期性变化，致月经量显著减少，在临床上较为常见，若未能及时调治，可进一步发展为闭经、不孕症等，严重影响患者的身心健康。对于行 IVF-ET 的患者而言，内膜容受性不良是导致胚胎反复着床失败的关键因素之一。故及早治疗本病对维持患者正常的生理功能、改善其生育能力、提高 IVF-ET 患者内膜容受性有着积极的临床意义。

一、耕耘释义

尤昭玲教授经过多年反复临床实践提出针对本病的耕耘论，"耕耘"本义是指农民用犁把土地翻松，使土壤变得松软肥沃，这样农作物才能良好生长，农民才能获得丰收。取类比象，尤昭玲教授耕耘论是指通过中医辨证论治，修复子宫内膜基底层，恢复子宫内膜功能层的周期性变化，改善子宫内膜的容受性，达到治疗月经过少、闭经、不孕、介入 IVF-ET 等病症的目的（图 2-6）。同时，尤昭玲教授在此基础上采用"安胎前移法"辅助治疗行体外受精–胚胎移植（IVF-ET）技术的不孕症患者，有效地提高了 IVF-ET 技术的成功率。

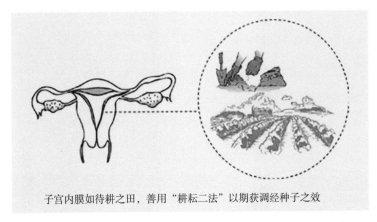

子宫内膜如待耕之田，善用"耕耘二法"以期获调经种子之效

图 2-6　尤氏耕耘论图解

二、尤氏耕耘理论

（一）月经过少——"耕耘二法"

尤昭玲教授认为肾精不足，精血亏虚为月经过少的根本病机，心肝脾郁结瘀滞为其主要病机。《医学正传》："月水全赖肾水施化，肾水既乏，则经水日以干枯。"先天禀赋不足或后天疾病、流产感染等均可导致肾精匮乏。气血生化乏源，天癸生而乏，血海满溢量少，则月经稀发、量少。《傅青主女科》："盖以肾水之生，原不由于心肝脾；而肾水之化，实有关于心肝脾。"即肾水生化，充盈血海，使经血应时而下，与心、肝、脾的功能正常密切相关。心为五脏六腑之大主，主宰全身血脉，其冲在血海。心血旺盛，心气下通，心脉通则

血流顺畅。《女科经纶》:"女子不月,得之心气不通,故不治其血而治其心可也。"由此可见,若心气郁结不通,心火不降,肾水不能济,则肾水生化异常,心脉瘀滞,血流不畅,进而经量减少。肝为肾之子,肝藏血,主疏泄,调节血量。若肝气郁滞,经络阻滞,其疏泄的功能不得发挥,则经量减少。脾主为后天气血生化之源,先天肾水亦要仰赖后天水谷精微的滋养。若脾气郁结,则不能运化水谷精微以养肾水,肾水生化障碍则血海充盈不满,经行量少。"倘心肝脾有一经之郁,则其气不能入于肾中,肾之气即郁而不宣矣。"由此可见,心肝脾郁结瘀滞最终会导致肾水生化宣泄异常,进而在行经时经量减少。因此尤昭玲教授创立了治疗月经过少的耕耘二法:

1. 补肾养血法 补肾以长先天之精,化生肾水,补给先天物质基础;女人以血为本,养血以顾其根本,维持血海满盈;疏通心脉瘀滞,心气下通,心肾相交,顺畅血流。

2. 疏郁化瘀法 疏解肝郁,通达气机,气血正常下行;化脾之郁结则水谷精微得以输布,以补养先天之肾精生化气血。

二法并用,通补兼施,动静结合,通而不伤气血,以静养动,以动制静,动静相宜。

月经量少虽是妇科临床较为普遍且常见的疾病,但是由于导致其发病的原因多而复杂,因此,月经量少的治疗也较为困难,以往在临床治疗过程中也没有较好的疗效。《证治准绳》:"经水涩少,为虚为涩,虚则补之涩则濡之。"尤昭玲教授将临床与理论结合,提出了肾精不足,精血亏虚以"虚"为根本病机及心肝脾郁结瘀滞以"涩"为"协同"病机,并以此为基础拟定了"补肾养血、疏郁化瘀"的根本治法,双重病机结合,肃清本质,分期论治,整体调节,拟方用药轻柔、通补相宜、动静结合,从根本上治疗了月经量少。

(二)内膜容受性低——"安胎前移法"

IVF 降调节类方案大致分成 3 个时期:垂体降调期、促排期及移植后期。垂体降调期是利用促性腺激素释放激素类似物(GnRH-a)使垂体细胞表面 GnRH 受体脱敏,抑制内源性及早发的促黄体生成素峰的产生,以便使多个卵泡可以在相对同一生长水平上发育长大,以提高获卵数量及质量,垂体降调期可因垂体降调过深、卵巢反应不良等使子宫内膜容受性大为降低。促排期是在短时间内,多个优势卵泡迅速发育,而子宫内膜须顺势同步而长,则大量肾精损耗致肾精不足。而降调期肾阴已亏,促排期肾精速耗,导致肾精急剧匮乏,无权养胎摄胎,而致胚胎着床失败。移植后期,由于缺乏早黄体期变化、雌激素(E)及孕激素(P)水平变化较自然周期快而致月经提早来潮,进而影响胚胎着床;或卵巢过度刺激引起 E、P 水平过高,P 分泌相对不足,使子宫内膜与胚胎发育不同步,子宫内膜容受性降低,影响到种植率,现代医学激素替代疗法临床效果往往不是很理想(图 2-7)。

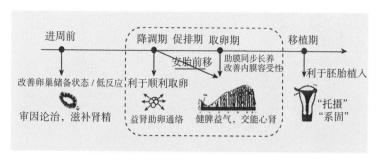

图 2-7　耕耘轮 — 安胎前移法图解

　　尤昭玲教授认为，脾为气血生化之源，脾能生血、统血，补脾而生血，脾旺则统摄有权，脾气主升，气能载胎，中气升提有力，胎儿才能正常发育。尤昭玲教授总结胚胎着床失败的主要原因之一是脾失健运，气血生化无源，气虚失于固摄，血虚失于温养。进而创制着床方，嘱患者于胚胎移植当日开始服用。该方通过健运脾土，使得气血生化有源，脾土生化、承载、受纳之功得以正常发挥，达健脾养膜、摄胎助孕之功。再者，肾精充沛，冲任得养，则胎元自固。肾气受损，则冲任不固，不能固摄胎元，系胎无力，以致胎动不安、胎漏，甚至滑胎。尤昭玲教授总结胚胎种植失败的主要原因之二是肾中精气亏虚引起胎元不固，以补肾固冲任为安胎的主要治则。着床方中蕴含寿胎丸之意，通过补肾益精、固冲安胎以提高子宫内膜容受性，使胎元自固，增加胚胎着床概率。总之，安胎前移法通过健脾补肾提高子宫内膜的容受性，以助胞宫摄纳胎元，促进胚胎着床。

第七节　胞宫论

胞宫是女性特有的内生殖器官，又称"女子胞""胞脏""子宫"或"子脏"等。而"子宫"一词早在《神农本草经》中就出现了。胞宫的功能是排出月经和孕育胎儿。女性不孕症中就有 10%～30% 的患者合并有子宫疾病。尤昭玲教授综合现代医学及中医对女性胞宫的认识，针对子宫内膜异位症、月经病、子宫腔粘连、子宫肌瘤等疾病，创立了自己独特的诊疗理论体系（图 2-8 ）。

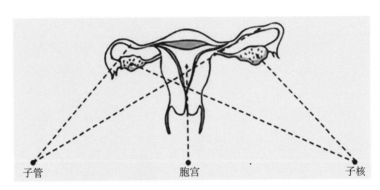

子管　　　　　　　　胞宫　　　　　　　　子核

图 2-8　尤氏胞宫论图解

一、尤氏识胞宫

（一）奇恒之腑，藏蓄阴精

胞宫的生理功能是蓄藏精（经）血，主孕育胎儿。其藏泄功能是以气血调和、肾气充实和通畅为基础。胞宫的气血通畅，肾气充实，与天癸之泌至、任脉之气通、冲脉之血盛密切相关。脏腑、气血、冲任要发挥女性特殊的生理功能，最后必须依靠胞宫来完成。反之，没有胞宫，月经就不可能产生；没有胞宫，孕育胎儿的功能也不可能完成。

（二）法象大地，生养万物

胞宫的功能涵盖内生殖器官的所有功能，尤氏"耕耘论"，即胞宫及其内部环境之于女性生殖功能的作用，被喻之以"土地""土壤质地"、土地上"乱石杂草"与土地上收获"庄稼"的关系。喻中，以"土地"喻女性之胞宫，以"土壤质地"喻胞宫条件，以土地上的"乱石杂草"喻子宫、内膜、输卵管或卵巢存在的病灶，以土地上能生长出的"庄稼"喻宫中之胎儿。

（三）生殖之轴，调经助孕

肾－天癸－冲任－胞宫轴是女性的重要生殖轴，是月经产生的基础。肾气是女性生长发育和生殖之本，《素问·上古天真论》："女子七岁肾气盛，齿更发长……七七任脉虚，太冲脉衰少，天癸竭，地道不通，故形坏而无子也。"阐明了妇女一生从生长发育到衰老的全过程都由肾气主宰，以肾贯彻始终。只有肾气盛才能齿更发长骨坚，身体盛壮，天癸泌至，冲任通盛，才能经调孕子。肾为冲任之本，能促进天癸的成熟泌至。肾主系胞，胞宫有络脉与肾相通并赖肾气以维系，经络上冲、任、督三脉均起于胞中，这样肾、冲任、胞宫之间就有了紧密的联系。胞宫要正常发育并发挥主月经的生理功能必须要在肾气盛的前提下才能完成。

二、尤氏胞宫论

尤昭玲教授对子宫内膜异位症、子宫腔粘连、月经病、子宫肌瘤等胞宫疾病的病因病机都有独特的认识，并通过其多年的临床实践摸索了一套独特的诊疗体系，临床验证疗效显著。针对子宫内膜异位症，尤昭玲教授认为其基本病理以"血瘀"为主，巧用周期疗法；针对子宫腔粘连，尤昭玲教授认为其与先天后天息息相关，制订了"攻补兼施"的治疗法则；针对月经病，尤昭玲教授认为"女子经血宜行，丝毫不可壅滞"而强调行气的必要性，认为"调经必以行气为先也""妇人经水不调，多因气郁所致"，故行气主要以疏肝为主；针对子宫肌瘤，尤昭玲教授认为子宫肌瘤为"肉积"，须用"消法"。"消法"是中医治疗疾病的八法之一，以消导药为主方，有消食导滞、消痞化积的作用，可配伍散结之品治疗"肉积"。

（一）子宫内膜异位症

尤昭玲教授认为子宫内膜异位症属中医学"血瘀"的范畴，认为子宫内膜异位症的异位内膜实质为"离经之血"，淤积日久而成癥积，基本病理以"血瘀"为主。其发病虽较复杂，但以正气虚弱、血气失调、痰瘀互结为关键，主要病机特点为"瘀、虚、痰"，且往往兼夹瘰毒，因子宫内膜异位症常与盆腔及内生殖器各种炎症掺杂互见，炎症可加重子宫内膜异位症及其临床表现，而子宫内膜异位症能使周围组织发生局部脓肿、粘连，以致炎症加重。尤昭玲教授在长期临床实践中发现，本病随月经周期的演变而变化。经后期，阴长阳消。内在之瘀结亦随之增长；经前期，阳长阴消，内在的瘀结亦随之而有所控制，并逐渐融化。因此尤昭玲教授在治疗上除抓住子宫内膜异位症瘀血这一病机特点外，还结合妇女月经周期特点进行辨证论治。尤昭玲教授常采用经前、经行、经后期三阶段的周期疗法（详见第五章第八节"子宫内膜异位症"）。

（二）子宫腔粘连

子宫腔粘连，我国古代医学并无专门病名，然而根据其临床表现，可归于月经过少、痛经、无子、胎漏等病。尤昭玲教授认为术中金刃兵器直接损伤胞宫，致使胞宫瘀血留滞，耗损肾中精气，气血生化乏源，冲任失养，则月经量减少。先天肾精未充，致血海充盈不足，发为月经量少；亦有后天因素，如胞宫感染、流产、胞宫为金刃所伤，致肾之功能受损，肾中瘀血为患，发为月经量少。月经量的减少，与肾中精气损伤息息相关。粘连乃邪气化热酿毒，子宫、冲任气血失畅，经期气血下注冲任，子宫气血更加壅滞，故行经期间腹痛坠胀，发为痛经。胞宫坏损，则胎儿无着床安身之所，故无子。胞宫坏血不下，则胎孕难成。肾气亏损，则无以滋养胎儿，孕则易滑胎、胎漏。此外，胞宫中瘀血残留，胎儿寄居之所不佳，且瘀血阻碍气血运行，则胎儿长养不能，易发为胎漏、胎动不安。尤昭玲教授认为子宫腔粘连以肾虚血瘀为主要病因，临床应以补肾化瘀为治疗大法。针对本病尤昭玲教授主张内外同治，经期宜清宜消宜攻，非经期宜补宜润宜养。

（三）月经病

1. 月经量少　尤昭玲教授认为女人如花似水，以肾为根，以血为本。肾主宰着人体的生长发育和生殖功能的成熟。月经的产生是肾气－天癸－冲任－胞宫协同作用的结果。肾与月经关系密切，所以月经失调多与肾的功能失调有关。《傅青主女科》："盖以肾水之生，原不由于心、肝、脾；而肾水之化，实有关于心、肝、脾。"即肾水生化，充盈血海，使经血应时而下，与心、肝、脾的功能正常密切相关。"倘心、肝、脾有一经之郁，则其气不能入于肾中，肾之气即郁而不宣矣。"心、肝、脾郁结瘀滞，最终会导致肾水生化宣泄异常，进而在行经时经量减少。尤昭玲教授拟订了补肾养血、疏郁化瘀的根本治法。

2. 闭经　尤昭玲教授认为，"经水出诸肾"，肾藏精气，是人体的根本，它对"天癸"的成熟和冲任二脉的通盛有着极为重要的作用。肝藏血，与肾藏精密切相关，精血相生、肝肾同源而同司下焦，又为冲任之本，且妇女以肝为先天、肝为肾之子，肝血必得肾精始充，两者在月事形成调节中起着重要的作用，任脉通畅，太冲脉盛，血海充盈，血满而溢，月事应时而下，如先天禀赋不足，青春期肾精不足，肝血得不到充养，肝血不足，冲任血虚，表现为月经延期、量少，最后导致闭经；或者由于后天疾病或房劳、流产、分娩出血过多、时间过长，伤及肾经导致肾精亏损，肝血虚少，冲任失于充养，无以化为经血，临床多表现为经来量少、经候衍期，出现闭经或肾虚失其封藏，导致月经量多、淋漓不尽，最后可导致肝肾精血不足而闭经。当然临床中还可见到其他证型，但肝肾不足是闭经的基本病机，在临证中应紧紧抓住肝肾不足之病机本质。

3. 崩漏　尤昭玲教授认为崩漏之主要病机不外乎以下 3个方面：气虚、血热、瘀阻。气为血之帅，血为气之母。气能行血，亦能摄血，气又依赖血的运载才能发挥作用。妇人以血为本，而经带胎产无不耗伤阴血，流产上环等均可损伤冲任之脉。冲任不调，阴血亏损，以致机体处于气血相对不足的状态。血虚可导致气虚，气虚则无权摄血，而致出血诸症，如此更加重了血虚，形成了因果相干、气血两虚的恶性循环。血得热则行，得寒则凝，故妇科之血证，与热邪为患，尤为密切。尤昭玲教授根据崩漏之虚、热、瘀的病机特点，治以清热化瘀、滋阴止血，临床上常用四草汤随症加减治之。

（四）子宫肌瘤

尤昭玲教授总结子宫肌瘤的病因病机及特性如下：

1. 子宫肌瘤为外有包膜、质地坚硬如石的实质性球形肿块，属于阴邪。与"癥瘕"中的"肉瘕"相似，属中医"肉积"范畴。

2. 外感六淫、饮食不节等导致脏腑功能失调，而致气、血、痰、湿、食等有形之邪积聚，并滞留于胞宫或筋膜之间，日久坚硬如石，遂成"肉积"。

3. 瘤体的形成并增大依赖胞宫内精气的滋养，且子宫为奇恒之腑。藏而不泄。藏者，收藏精气也，日久必损伤胞宫之精气，削弱其功能，正所谓"邪之所凑，其气必虚"。

4. 尤昭玲教授认为子宫肌瘤为"肉积"，须用"消法"，"消法"是中医治疗疾病的八法之一。以消导药为主方，有消食导滞、消痞化积的作用，可配伍散结之品治疗"肉积"。在消积散结的同时，须益气扶正才能彻底清除病邪。

第八节　种子论

女性不孕或反复流产的发生率逐年升高，已成为影响人类发展与健康的一个全球性医学和社会学问题，20 年来体外受精－胚胎移植（IVF-ET）等助孕技术的兴起，提高了妊娠成功率并获得较大成功。尤昭玲教授从现代医学及中医对女性生殖的认识出发，针对子宫内膜容受性差与卵泡发育异常所致的不孕、反复流产，以及 IVF-ET 中胚胎反复着床失败患者，从中医脾肾着手，特创分期种子法（图 2-9），临床多获良效。

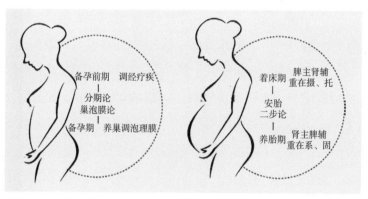

图 2-9　尤氏种子论图解

一、妊娠中西医现论

（一）妊娠生理概述

女性的生殖系统由卵巢、输卵管、子宫、阴道和外阴组成，这些器官的功能包括分泌激素、排卵、受精和分娩。其中卵巢是女性生殖系统最主要的器官，女性孕育是极其复杂的过程，其中涉及内分泌系统、神经系统、免疫系统及遗传等多种问题。

正常情况下，进入育龄期后、月经正常的女性，每个月经周期都有 1 个成熟卵子排出，精子在女性阴道内能生存 1～3 天，卵子排出后能生存 1 天左右，女性排卵时间一般在下次月经来潮前 14 天左右。若女性在排卵期前后有正常的性生活，一方面男子睾丸能产生正常的精子、女性拥有成熟卵子排出；另一方面生殖道通畅无阻，卵子在输卵管壶腹部与峡部受精后，受精卵开始有丝分裂，经过桑葚胚再形成胚泡，在受精后第 6～ 第 7 天，由输卵管运送至子宫，在子宫内膜着床。胚泡的滋养细胞亦逐步增生成绒毛，使胚胎与母体间的联系形成。而受精后 24 小时，受精卵即产生"早孕因子"，早孕因子与免疫、内分泌等联系密切，对预测流产和早期胚胎死亡具有一定意义。

倘若女性的内分泌失调，致使排卵障碍或卵巢功能欠佳，或因生殖道感染、输卵管因素、子宫内膜环境不良，甚则免疫、遗传因素，以及男性精子异常，均可导致女性受孕困难甚至不孕，或者反复流产，故当需注意。

（二）生殖之病，卵巢为本

女性不孕症虽有多种致病因素，但其中生殖系统的内分泌因素占有重要地位，在不孕及反复流产患者中，卵巢功能障碍、黄体功能不全等属内分泌因素，占 1/3 以上，而卵泡的发育与内膜的容受性与生殖系统的内分泌息息相关。尤昭玲教授认为女性以卵巢为本，其在女性生殖方面具有重要的双重功能：

一方面是生殖细胞在多级卵泡内发育成熟，另一方面作为生殖内分泌器官，产生雌激素、孕激素、雄激素等多种甾体激素。现代医学研究证明，卵巢能够合成分泌20余种激素和生长因子，而这些微量物质控制着人体生殖、免疫、神经、骨骼等九大系统的400多个部位，维持系统器官的青春和活力。当女性衰老时首先表现在卵巢的功能上，故女性生殖以卵巢为本。

（三）中医识孕

1. "男子精壮，女子经调"——有子之道　中医对受孕机制的最早认识在《黄帝内经》中即有体现，指出女性"二七而天癸至，任脉通，太冲脉盛，月事以时下，故有子……丈夫八岁，肾气实，齿更发长；二八肾气盛，天癸至，精气溢泻，阴阳和，故能有子。"明确指出了妊娠的机制。《黄帝内经》："两神相搏，合而成形，常先身生，是谓精。"强调了"精"在生殖中的关键作用，《黄帝内经》故此突出了"肾藏精""肾主生殖"的理论基础，而在此理论基础上，后世医家不断充实，提出"男精壮，女经调，有子之道""姻媪之时，顺而施之则成胎""胎之所居，名曰子宫"等有关妊娠机制的各要素。

2. "冲任失调，脾肾首当"——不孕核心　《黄帝内经》已明确指出男女双方在肾气盛、天癸至、任通冲盛的前提下，女子月事以时下，男子精气溢泄，阴阳和，便可有子，故不孕及反复流产的因素关乎男女双方。对于女性不孕而言，则必重视"脾肾""心肝"之间的联系。

二、尤氏种子理论

尤昭玲教授对子宫内膜容性差与卵泡发育异常所致的不孕、反复流产，以及 IVF-ET 中胚胎反复着床失败等，常采用健脾养膜法以种子、摄托系固法以安胎。所谓摄托系固即从脾肾着手，分期安胎，停经 40 天前，土生万物，重在摄托；停经 40 天后，水润万物，重在系固，其疗效显著，增加了妊娠成功率，为不孕症治疗和 IVF-ET 中医生殖辅治提供了新思路、新方法。

（一）种子对象选择，治疗对策

1. 种子干瘪——卵泡发育不足　表现特点为女性的精神压力随着我国经济的高速发展不断增加，精神紧张焦虑，同时饮食问题、社会、自然环境等不良因素易致卵泡发育异常，如卵泡生长过慢、扁卵泡等。卵泡生长过慢是指月经周期第 16 天时，最大卵泡直径＜ 15 mm，扁卵泡是指卵泡长短径之差超过 3 mm，两者均可致女性不孕或反复流产。

治疗核心：采用"时空论"——借助现代医学检测技术，归纳总结卵泡异常发育的不同类型，运用时空观思维结合子宫内膜的消长规律诊断，运用中医药进行辨卵调泡。

2. 土壤稀薄——内膜容受性不良　表现特点为近年来，女性因非意愿妊娠而行人流手术的频率逐年增加，反复人流可使子宫内膜变薄，以致月经量少或月经后期，也可使内膜容受性降低而不能摄胎孕。在 IVF-ET 的过程中，内膜容受性不良也是导致胚胎反复着床失败的重要因素之一。

治疗核心：采用"耕耘论"——该类患者以"肾精不足，精血亏虚"为核心病机，治疗时以"病症结合，分期论治，整体调节"为原则，进行辨证调护。

（二）孕前以养膜助卵，土爱稼穑

针对以上病症的特点，在"时空论"与"耕耘论"基础上，从脾肾着手，采用健脾养膜法以种子、摄托系固而安胎，使其"种子"顺利种植于"土壤"。

1. 氤氲养膜助卵，促其摄精成孕　因种子对象卵巢功能往往欠佳，故根据其病因病机特点以脾肾虚为核心，与心、肝密切相关，而"瘀"为其主要病理环节，尤昭玲教授结合多年临床经验，自拟助卵方，使阴阳平衡，气血畅通，冲任调达，血海充盈，天癸复至。

同时，在现代医学技术下，利用妇科 B 超辅助手段，监测卵泡生长发育情况，拟于月经周期第 11 天行第一次监排，卵泡大小 10~15 mm，卵泡每天增长约 1 mm；女性正常情况下当卵泡直径＞15 mm，卵泡则每天增长约 1.5 mm，内膜同步增长约 0.3 mm，在计算控制下，安排同房最佳时机。

2. 经前土爱稼穑，健脾养膜种子　胚胎着床是胎孕的重要过程，又称植入，是指胚胎侵入子宫内膜的过程，主要取决于胚胎侵入能力及子宫内膜容受性这两个重要因素。中医学认为，脾"五行属土，土爰稼穑"，"万物土中生，万物土中灭"，喻指脾具有生化承载、受纳等作用。故胚胎着床失败主要是由于脾土失运，气血生化不足，气虚失于固摄，血虚失于温养所致。故尤昭玲教授特创制着床煲，以改善子宫内膜的容受性，助胞宫摄纳胎元，促进胚胎着床。同时，使脾土健运，气血生化有源，脾土生化、承载、受纳之功得以正常发挥，达健脾养膜、摄胎助孕之效。此煲也可于 IVF-ET 移植阶段服食，促进受精卵着床。

（三）安胎以摄托系固，生润万物

若胞宫摄纳胎元顺利，受精卵着床成功，则采用摄托系固之法以安胎。所谓摄托系固，即从脾肾着手，分期安胎，停经 40 天前，土生万物，重在摄托，"摄托"即以健脾为主、补肾为辅之法固摄托养胎元；停经 40 天后，水润万物，重在系固，"系固"即以补肾为主、健脾为辅之法以维系稳固胎元。

1. 重在摄托——停经 40 天前，土生万物　孕早期，即停经 40 天前，尤昭玲教授安胎常用摄托之法，以健脾为主、补肾为辅之法固摄托养胎元。因脾五行属土，土禀坤静之德，能化生万物，为万物扎根之基。妇女妊娠，胎在腹中，犹万物始萌于土。孕后，胎元全赖母之气血以载养，而气血又靠脾胃运化之水谷精微所化生。

《济阴纲目·论胎前脾胃气血为要》中生动地描述道：

"食气于母，所以养其形，食味于母，所以养其精，形精为滋育，气味为本。故天之五气，地之五味，母食之而子又食之，外则充乎形质，内则滋乎胎气。"因此，养胎全在脾胃，若脾胃弱，饮食少，气血无生化之源，胎元无所养而有坠堕之虞，所以胎不安首责脾土。自然界中，土湿不能生物，土干亦不能生物。唯有不干不湿才能生万物。因此养胎首先养脾健脾，只有脾气健旺，脾土不湿，能运化水谷以化生气血，气血充盈，胞胎有所载养，胎元才能正常发育。故此期尤昭玲教授用健脾益气、摄托胎元之药。

2. 重在系固——停经 40 天后，水润万物 停经 40 天后，尤昭玲教授常用系固之法，以补肾为主、健脾为辅之法，维系稳固胎元。因肾五行属水，水曰润下，为元阴元阳所处。肾主藏精，精血互生且精可生气，精充则气旺。胞脉系于肾，肾气盛则孕后胞脉有力举固胎元，使胎无下坠之虑，因此肾气旺则胎固，同时胞宫通过胞脉通于肾，胎元居于胞宫，靠胞脉输送之肾精以滋养，犹如种子必赖根下吸地水以获取生长所需营养。故肾精气充足与否直接关系着胎之安危，同时，肾精也必须得到肾阳的蒸腾方能实现对胎元的滋养，正如地水只有在地热的作用下能上升到土壤，使土含水量达到一定程度，以利万物生长。地热不足，土地干冷，了无生机。所谓"寒冰之地，不生草木；重阴之渊，不长鱼龙"。因此胎元除靠肾精气系养外，还必须有肾阳之温煦固摄。尤昭玲教授此期常用补益肝肾、涩精固脱之药（图 2-10）。

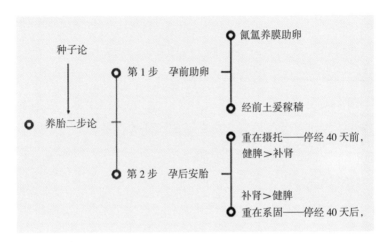

图 2-10　养胎二步论图解

（四）IVF-ET 种子论四期三法

尤昭玲教授在顺应 IVF–ET 医疗程序的前提下，用中医妇科对生殖生理、病理的理论认识和指导，以辨证论治为灵魂，病、证、症结合互参，充分发挥中医综合治疗优势，构建了一个中西医皆懂，简捷易行，操作性、重复性强，便于推广的"种子论"中医辅治方案，即"四期三法四定位"（四期：降调期、促排期、移植期、妊娠期；三法：中药治疗法、食疗煲汤法、耳穴贴敷法。四期分期，期期对应，步步严谨。三法同施，药食互补，药针互助，有效安全；四定位：心、肝、脾、肾）。

第三章

未病先防，呵护健康

第一节　食疗与药膳

食疗与药膳原本属于两个不同的概念，食疗主要指饮食治疗，是在中医学知识的指导下将饮食物烹制成食品，以预防或治疗疾病的一种方法。而药膳是在中医学的作用下，使用中药药材、食物、调料等加工制成膳食，其不仅具有一定的药物功效，而且具有食品的美味和营养，除了可以预防和治疗疾病，还可以强身健体。

一、食疗的起源与发展

食疗，又称为食治，指通过饮食的方式对某些疾病进行治疗或形成辅助治疗。中医食疗和药疗在本质上存在相似的原理，两者的根本目的都在于扶正和祛邪方面，但也存在不同之处。药疗使用的中药药性较强，服用后可能会引发一些副作用，而食疗所使用的中药药性较为平和，很少发生副作用问题，可以长时间食用，帮助患者加快康复速度。此外，食疗还能减少药物的使用量，减少药物对身体健康所造成的危害。

　　传统食养名词始见于《素问·五常政大论》中"大毒治病，十去其六……谷肉果菜，食养尽之，无使过之，伤其正也"。但这并不是食养的最早发端，食养的历史可以溯源到人类告别茹毛饮血、以火制食的时代。或者说"烹生为熟"才是传统食养的最早体现。火的应用，在人类文明发展史上有极其重要的意义。由生食到熟食，缩短了消化食物的过程，减少了胃肠道疾病；扩大了食物范围，使人们能够得到更多的营养素，增强了体质，预防了疾病。由于养生与医学密不可分，所以传统食养才与中医水乳交融，紧密联系。由于食物的味道各有不同，对脏腑的营养作用也有所侧重，正如《素问·至真要大论》所云："五味入胃，各归所喜，故酸先入肝，苦先入心，甘先入脾，辛先入肺，咸先入肾，久而增气，物化之常也。"说明饮食选择与调养对脏腑生理起很大的作用。食疗名词虽按照学界的普遍共识，认为由孙思邈首先提出，他在《千金要方·食治》中指出，"夫为医者，当须先洞晓病源，知其所犯，以食治之，食疗不愈，然后命药"。但孙思邈只提出了食为药先，首占了"食疗"这一名词。从食疗是食物治疗疾病本义而言，作为一种主动医疗行为，食疗历史的源头应该上溯到饮食与疾病的关系，把饮食手段作为防治疾病重要环节这一认识形成的时期上才更为合适。

　　通常情况下，中医食疗主要会涉及中药学、方剂学、临床学科等，其中，方剂的形式具有丰富性和多元化的特征，在应用的过程中，中医药所产生的作用也非常明显，主要表现为以下 3 点。①补益脏腑：例如，当患者有慢性虚弱的现象时，中医学认为可通过"血肉滋补"的理念，对有虚劳的患者可采用鸡汤辅助治疗，对有产后血虚者则可以利用羊肉汤进行辅助治疗。②泄实祛邪：对于一些属于邪实的疾病，可以利用食物进行辅助治疗，例如，当出现食滞的现象时可以选择山楂消食，出现脾虚水肿的现象时可以利用薏苡仁粥等食疗方式消除水肿。③调理阴阳：不同食物在食用过程中存在一定的差异性，中医在食疗的过程中可以凭借食物的性味特点进行阴阳的平衡，例如，牛肉属于甘温食物，可以起到扶助阳气的作用，一些阳气比较虚弱并且害怕寒冷、四肢冰冷的人群可多食用；海参有着养护阴精的功用，可以应用在阴精欠缺，身体较为消瘦的人群。针对不同症状进行适当食疗，能够确保治疗或辅助治疗效果大幅度提升。

二、药膳的起源与发展

中医学领域中，食物是药膳中的主要部分，从本质而言，药膳主要是将中药材和食物相互搭配，在彰显食物本身美味的同时，发挥药物的作用和功效，形成一定的治疗疾病、强身健体的作用，使药物和食物之间相辅相成。中医药膳主要是以中医学的内容和知识为主，根据患者的情况进行食物和药物的搭配，对某些疾病进行治疗或是辅助治疗。我国的中药材资源丰富，据调查，目前可用于制作药膳的中药材已经超出了 500 种。当前我国在中医药膳方面主要采用补益强壮的形式，并根据不同季节的情况提出不同的理念，春季"升补"，夏季"清补"，秋季"平补"，冬季"滋补"。需要注意的是，在不同季节采用不同的药膳理念的同时，还需要结合各人的实际身体状况、疾病的辨证分析结果等进行综合考虑。

药膳一词的提出，目前学界未形成共识，一方面是因为《后汉书·列女传》中初次提到了"药膳"一词，虽然与目前探讨的药膳概念相差甚远，但名而后实的认知习惯影响了对药膳名词来源的界定；另一方面，因中国人维护传统伦理价值观念，似乎不愿承认该词是近代才出现在中医学研与应用体系中的事实，再加上"药食两用"定义中药食选择标准的影响，药膳的应用似乎古已有之，我国从大约公元前 11 世纪的西周时期，已经有专门的营养医师，称为食医，以珍禽异兽、时菜鲜果与一些有治疗作用的药材合理调配，制成佳肴供帝王食用。在民间亦有不少治疗疾病的药膳广泛流传。因其取药物之性，用食物之味，起到食借药力，药助食功的协同作用。尤其是张仲景的"当归生姜羊肉汤""百合鸡子黄汤"等，食物与方剂剂型的双重属性使得其称之为药膳发端之代表似乎也是说得通的。所以对药膳起源的讨论更为复杂。

三、食疗与药膳的联系

食疗是中医各种治疗方法中重要的组成部分，历代医家均非常重视食疗在医疗上的作用。因此食疗根据患者的需要，合理调服食物中所含营养以及科学的烹调，使其在治疗过程中起到辅助作用。

药膳则运用中药的性味归经及食物的气色形味，使食借药力，药助食威，兼具药物功效与食品美味。药膳通过食物与药物合理配方，经过烹调，使其对疾病起到治疗作用。

总体而言，二者属性上仍然属于中医广义的食疗理论体系，但从源流方面似乎可以看到其区别与联系，食疗是治疗方法，是医学行为，要结合医学，主要针对疾病的理论和实践讨论食疗发端；传统食养，逐渐结合中医学理论和应用，才有了食疗，而药膳仅是饮食养生和饮食治疗的一种表现形式，与食养和食疗紧密联系，其历史可以从食物也可以从中医方剂两方面去追溯。

第二节　尤氏药膳的特点特色

中医学素有"药食同源"之说，随着社会的发展，现代人对健康及养生保健观念的不断加强，饮食疗法作为一种预防及辅助治疗疾病的方法已被大众广泛接受。《黄帝内经》：

"大毒治病，十去其六；常毒治病，十去其七；小毒治病，十去其八；无毒治病，十去其九；谷肉果菜，食养尽之，无使过之，伤其正也。"唐代孙思邈云："安身之本，必资于食；救疾之速，必凭于药。不知食宜者，不足以存生也；不明药忌者，不能以除病也……夫为医者，当须先洞晓病源，知其所犯，以食治之，食疗不愈，然后命药。""食能排邪而安脏腑，悦脾爽志以资气血。"药膳运用食物之气色形味，食借药力，药助食威，既具药物的功效，又有食品的美味。

尤昭玲教授临证擅长运用药膳，其在临床广泛运用的有暖巢煲、养膜煲、安胎煲、养泡煲等药膳煲，布阵修复卵巢、子宫、内膜、输卵管等女性生殖链终端，借古代"十三太保"之能，命名为"尤氏十三太煲"。

辨证论治是中医学的特点之一，尤昭玲教授在施用药膳时，也是以这一理论为指导，根据用膳者的具体情况，以及季节、气候、地理环境等因素全面考虑，在辨证的基础上有针对性地进行实施。同时，尤昭玲教授认为，人有五行之人，又分10种体质，食物有五色、五味，应在五行生克制化理论指导下选择食物。

一、药膳理论依据

（一）人的体质与饮食

根据人的体质不同，饮食应有宜忌，尤昭玲教授将女性体质分为 10 种，不同体质在疾病性质、转归、预后方面均有不同之处，故对于饮食选择极其重要。

（二）女人以血为本，以肾为根

尤昭玲教授认为女人以血为本，女性一生因月经、妊娠、分娩、哺乳等特殊生理阶段而数伤于血，生理上常表现出"有余于气，不足于血"的特点。故女性平日应注重补血养血，遵循药补不如食补、依体质特性进补的原则，注重饮食调理，以食养血，勿过食辛辣、热燥食物，以免阴血耗伤。血病的调理和治疗应"据因"而变，原则上宜调、宜理，适当用补，切忌使用辛温燥血、耗血动血的食品和药品，绝不可一概以药、膏进补，无端变生他疾。女人以肾为根，肾藏精，精化气，肾之精气是维持女性机体阴阳平衡的根。肾主生殖、主胞宫、主津液；肾也是生长、生育、生殖的根本。

女人如花，女人整个生命周期里，盛衰的变化非常明显；要注意不同的"花期"、不同的"花季"，走出"跟风"的种种误区。女人似水，中医称女子每月一次的月经为"经水""月水"，称周身之循环血液为"血海"，称肾阴为"肾水"，当然，首先应以保"水"为前提，让"血海满盈"，让肾水充足。要忌燥、热、寒、腻食物，以免伤"水"、损身。

（三）女人以脾胃为孕育之始

唐代孙思邈云："食能排邪而安脏腑，悦脾爽志以资气血。"而脾胃为后天之本，气血生化之源，脾胃之盛衰关系到人体的生命活动及其存亡。尤昭玲教授在治疗多病种所致不孕症时，秉承中医经典理论及古人圣贤之论，十分重视药物对脾胃之功，防脾胃虚损而化源稀少，致营血不足，不能成孕。

（四）女病多虚多瘀

尤昭玲教授认为，女子因经、孕、产、乳等数伤于血，相对于男性患者，女子多虚多瘀。妇人以血为本，但血赖气以行，"气运乎血，血本随气以周流""气充则血旺"，而"有形之血不易速生，无形之气所当急顾"，凡此种种未能及时使血充分滋生，血虚无力生气，此时气虚成为主要矛盾。气虚无力推动血行，冲任血行迟滞而成瘀，则虚可致瘀。虚瘀互结，则女性百病丛生。故在选膳组方时，尤昭玲教授兼顾女性多虚多瘀之病理特性，结合中医辨证论治，以免贻病、误病。

二、药食同治，病、证结合施治

纵观历代养生论著，对食养均主张以饮食有节、清淡薄味为宜，并强调食后将息，情绪畅达，则四季脾旺不受邪，才能"尽终天年，度百岁乃去"。病症的饮食宜忌是根据病症的寒热虚实、阴阳盛衰，结合食物的四性、五味、升降浮沉及归经等特性来加以确定的，原则是要达到治疗疾病和保护健康的目的。尤昭玲教授根据多年临床经验，针对月经不调、痛经、出血性疾病、多囊卵巢、卵巢早衰、带下病（妇科炎症）、恶性肿瘤等疾病提出了不同体质的饮食宜忌。

（一）辨证药膳

尤昭玲教授认为，药膳虽然有保健养生、治病防病的作用，但毕竟是在饮食中加入了药物成分，在日常应用时就需要遵循一定的用药原则。最好的养生方法不是吃最贵的、补最好的，而是清清楚楚、明明白白知道自己是什么体质，找到最适合自己的方法，因人、因时、因地养生食疗，根据时令的不同而选择最恰当的药膳，所谓"用寒远寒，用热远热"，即如是。同时，根据人的体质和年龄选择相宜的药膳。不同年龄阶段的人有不同的身体特征，即使同一年龄阶段的人也会有不同的健康状况，在选择药膳时就应该加以区别，如孕妇不能动胎气，活血化瘀类药膳则禁服。药膳用来治病，大多为辅助，疗效也比较慢，日常食用也是以养生防病为主。选择药膳要懂得药物的配伍和治疗范畴，以免药不对症，食后无明显作用，甚则起反作用。

（二）辨病药膳

女子有经、带、胎、产、乳等特殊生理活动，尤昭玲教授以基本病机为纲，辨病施治，进行药膳调养，既针对了疾病本身，又兼顾了女性的特殊生理，简单易行。如不孕症的女方因素有多种，主要包括卵巢功能障碍性不孕症、盆腔炎性不孕症、免疫性不孕症和其他不明性不孕症。尤昭玲教授在用膳辅治时，首先辨病，如对于多囊卵巢综合征患者，尤昭玲教授认为合理的饮食习惯是辅助治疗的关键。患者的饮食宜清淡，避免辛辣刺激，避免甜食，绿豆、螃蟹、柿子也最好不要吃。控制体重，积极配合医生进行治疗；而卵巢功能低下的患者，尤昭玲教授则认为，卵巢过早衰退和体内的免疫机制、生活习惯等都密切相关，可以说和女性的内分泌有关，需要通过调节内分泌来治疗。故强调熬夜对卵巢功能的伤害，予以中药食疗煲如养泡煲、养春粥、养巢膏、养膜膏等交替调理。

（三）辨期药膳

如针对不孕女性不同时期，尤昭玲教授予以不同的药膳方案辅治：月经期，以治疗原发痼疾或病证为主，该期重在调膜，改善子宫状态。饮食上注意寒温适宜，禁止过食生冷或辛热之品；排卵前期食宜清淡，宜食富含维生素、蛋白类营养的食物，忌食油炸、烧烤、辛辣之品；排卵期则宜服虾皮、鸽肉、鹌鹑肉及蛋、豆浆及豆制品等；忌生冷酸涩之品；排卵后期饮食宜清淡，忌食油炸、烧烤、辛辣之品，忌大温大燥和有毒之品，同时适时予以着床煲助胚着床；确诊妊娠后则宜食富含维生素、蛋白类营养的食物；忌食油炸、烧烤、辛辣之品；忌大便稀或秘结；可予以安胎煲健脾补肾，养血安胎。

而对于特殊女性如欲行辅助生殖技术（IVF-ET）者，尤昭玲教授根据 IVF-ET 治疗阶段及患者体内激素和卵泡发育状况，可分为降调期、促排卵期、移植期、妊娠期。其中，降调期体内激素水平较低，卵泡处于相对静止状态；促排卵期使用大量外源性促性腺激素，使处于始基卵泡阶段的卵细胞开始发育；移植期由于胚胎移植过程中大量因素干扰和制约，如促性腺激素刺激，取卵过程中颗粒细胞丢失等，黄体功能严重不足，子宫内膜受到影响；妊娠期 IVF 可能会增加一些不良孕产妇和围产期结局的风险。据此，尤昭玲教授从不同时期的临床特点出发，以中医角度辨证施治，选膳组煲，提高体外受精成功率。

〔附〕尤氏"十三太煲"食疗方

唐末，有一位著名将领叫李克用，他的亲儿子、义子和部将十三人个个英勇善战，在沙场上为李克用出生入死，攻城略地，被封为太保驻疆守土，遂史称"十三太保"。十三太保有多厉害？京剧《珠帘寨》中有一段脍炙人口的流水唱段："大太保好似温侯貌；二太保犹如浪里蛟；三太保上山擒虎豹；四太保剑斩龙一条；五太保力用开山斧；六太保双手能打滚龙镖；七太保花枪真奥妙；八太保钢鞭逞英豪；九太保双锏耍得好，亚赛个秦叔宝；十太保手执青龙偃月刀；十一太保虽然他年纪小，一个倒比一个高。"正是因其颇负盛名，中国历史后期许多人物组合、团体，都以"十三太保"为号。

清代，名医傅青开创了孕育良方"保产无忧散"（出自《傅青主女科产后篇》)，虽不为大补药方，却能升举元气、宽胸理气、温经止痛、养血止血、益精固胎，善治多种妇科病症，以前我国民间妇女在妊娠期，常会到中药店购买此方药来煎服，以期保母子健康平安。药方组成：酒当归、黑芥穗、川芎、艾叶、炒枳壳、炙黄芪、酒菟丝、姜厚朴、羌活、去心川贝、酒白芍、生甘草、老生姜。由于此方刚好由十三味药组成，所以又称"十三太保"，广为流传，历久弥新。

基于"十三太保"的历史渊源，借盛名"保"之谐音，续妇科名方之意，尤昭玲教授经过50余年潜心体验，反复推敲、精选细筛，最终凝练了一套尤氏孕育食疗方。

阵，即古之军战队形；略，即举其要而用其精。尤昭玲教授认为：用药如用兵，也应讲究阵略，谓之"十三太煲"阵略，能粹精切要，护佑生殖，呵护健康，守护安全。

阵略目标：确保孕育健康与安全。

阵地布局：以奇恒之腑胞宫为中心，一源而三歧，右角为绿色自孕之地，左角为 IVF 助孕之地，底端为托摄佑胎之地。

战术策略：胞宫之中布着床煲、养巢煲、养膜煲、养泡煲、团圆煲、养生煲、安神煲七煲镇守，据三方需求可调兵遣将；右角自孕之地布暖巢煲、备孕煲二煲绿色备孕；左角助孕之地布降调煲、促排煲二煲随案助孕；底端佑胎之地布安胎煲、养胎煲二煲保产无忧。

调遣阵略：右角以暖巢煲—备孕煲—着床煲绿色序贯法自孕，如孕则安胎煲护佑；左角以降调煲—促排煲—着床煲 IVF 随案助孕法调治，如孕则养胎煲护佑；临证识病辨证据症以 6 煲，视两地之需而后遣协力。

以上便是"十三太煲"的前世今生，从兵法到药方，再到治疗阵略，变的是内涵，不变的是守护。"十三太煲"立足临床，秉承中医药食同源，药食互补，药补不如食补，药疗不如食疗的认知与精髓，临证研习并不断修方改味凝练而成。"十三太煲"回归临床，屡验屡效。精选煲内之物，君臣佐使共奏期效，借天地之间血肉有情之物助力调味乃成。以胞宫为据地，布阵三方，命名为煲，各占所地，各司之责，各履其职，相互支撑，共佑精灵。助力健康孕育、安全孕育、科学孕育。

一、养巢煲

［煲方组成］

酒黄精 10 g，石斛 6 g，黑豆 10 g，西洋参 6 g，枸杞子 6 g，新会陈皮 5 g，灵芝 4 g，当归 3 g，龙眼肉 10 g，黑枸杞子 6 g，酒肉苁蓉 6 g，黄芪 6 g。

［煲方功效］

健脾益肾，养巢增泡。用于卵巢功能低下等病症。

［煲食方法］

1. 食材　养巢煲方药、矿泉水、去甲小乌龟 1 个、老葱姜、花椒、雪花食盐。

2. 将药材用凉水浸泡 15 分钟左右。

3. 将龟肉洗净，置于沸水中焯水后，捞起切小块备用。

4. 将焯水的龟肉倒入煲汤锅中，加入浸泡的药材与水，再加入 500 mL 的水。

5. 先开大火将水煲开，再转文火煲 50 分钟，至食材绵软后，加适量姜葱食盐调味即可。

［服食方法］

7天吃1个，与中药相隔1小时服食。

［注意事项］

1. 确定妊娠后不再服。

2. 试管降调期间忌食。

3. 素食者勿选龟肉类，取小胡萝卜1个，鲜菇2个替代便可。

二、养膜煲

［煲方组成］

百合5 g，胎菊米5 g，三七花5 g，龙眼肉5 g，新会陈皮5 g，灵芝4 g，山药10 g，莲子10 g，黄芪5 g，西洋参5 g，石斛5 g。

［煲方功效］

益气理膜，养血润膜。适用于子宫内膜薄、血流阻力大，血流灌注差，内膜蠕动不良等病证，宫腔粘连分离术前后促进内膜修复。

［煲食方法］

1. 食材　养膜煲方药、矿泉水、去爪乌鸡腿1个、老葱姜、梅花椒、雪花食盐。

2. 将药材用凉水浸泡15分钟左右。

3. 将鸡腿洗净，置于沸水中焯水后，捞起切小块备用。

4. 将焯水的鸡腿倒入煲汤锅中，加入浸泡的药材与水，再加入500 mL的水。

5. 先开大火将水煲开，再转文火煲50分钟，至食材绵软后，加适量姜葱食盐调味即可。

［服食方法］

5 天吃 1 个，与中药相隔 1 小时服食。

［注意事项］

1. 确定妊娠后不再服。

2. 内膜增生忌食。

3. 素食者勿选肉类，取小胡萝卜 1 个，鲜菇 2 个替代便可。

三、养胎煲

［煲方组成］

胎菊米 5 g，山药 10 g，莲子 10 g，黄芪 10 g，玉米须 5 g，石斛 6 g，人参花 6 g，百合花 6 g，绿梅花 6 g。

［煲方功效］

益气安胎，宣散理络。仅用于胞宫脉络，气血不畅所致的胎育欠安，如孕后 D- 二聚体或血凝检测异常等病症。

［煲食方法］

1. 食材　养胎煲方药、矿泉水、去爪乌鸡腿 1 个、老葱姜、梅花椒、雪花食盐。

2. 将药材用凉水浸泡 15 分钟左右。

3. 将鸡腿洗净，置于沸水中焯水后，捞起切小块备用。

4. 将焯水的鸡腿倒入煲汤锅中，加入浸泡的药材与水，再加入 500 mL 的水。

5. 先开大火将水煲开，再转文火煲 50 分钟，至食材绵软后，加适量姜葱食盐调味即可。

［服食方法］

5 天吃 1 个，与中药相隔 1 小时服食。

［注意事项］

1. 无胞宫脉络气血不畅者忌用。

2. 素食者勿选肉类，取小胡萝卜 1 个，鲜菇 2 个替代便可。

四、养生安神煲（五味安神煲）

［煲方组成］

虫草花 5 g，龙眼肉 10 g，枸杞子 10 g，百合 10 g，何首乌 10 g，黄精 10 g。

［煲方功效］

养心安神，益肾健身。可增强免疫力，改善睡眠，适用于有失眠多梦，神疲乏力，头昏眼花者。

［煲食方法］

将药材用清水适量浸泡 5 分钟后弃水，取乌鸡精肉 50 g、生姜 1 片，与中药加水文火煲汤，待煲熟离火后加葱花、胡椒粉、食盐适量调味服食。

［服食方法］

每周 1~2 次。

五、安胎煲

［煲方组成］

党参 15 g，山药 15 g，黄芪 15 g，枸杞子 15 g，莲子 15 g，新会陈皮 5 g，黑枸杞子 10 g，灵芝 4 g。

［煲方功效］

健脾补肾，养血安胎。适用于先兆流产、稽留流产、习惯性流产、妊娠腹痛、胎动不安等症。

［煲食方法］

安胎药煲 1 份；依个人口味，任选鸡肉、鸡腿、精排骨其一 100 g，或小鲤鱼 1 条（250 g）；生姜 2 片，紫苏适量，黑或白胡椒 2 粒，香葱、食盐适量。选用肉类切小块，或鲤鱼去鳞、鳃、内脏，与安胎药煲、生姜共入砂锅中。加水适量，武火煮沸 20 分钟，文火煲至肉料或鱼熟透，取一小碗煲汁。食前放入香葱、食盐调味。

［服食方法］

弃药、肉渣，喝汤；3~7 天吃 1 次，1 天内分次服食，勿隔夜服。

六、养泡煲

［煲方组成］

党参 10 g，黄精 10 g，山药 10 g，龙眼肉 5 g，三七花 5 g，黄芪 10 g，莲子 5 g，霍山石斛 5 g。

［煲方功效］

填精增液，助卵养泡。适用于内分泌与免疫功能失调所致的卵泡发育不良、卵泡发育异常等症。

［煲食方法］

养泡药煲 1 份；依个人口味，任选鹌鹑、乳鸽、乌鸡、精羊肉、精排骨其一 100 g；生姜 2 片、黑或白胡椒 5 粒，香葱、食盐适量。选用肉料洗净、切小块，胡椒拍碎，与养泡药煲（含药粉）、生姜共入砂锅中。加水适量，武火煮沸 20 分钟，文火煲至肉料熟透，取一小碗煲汁，食前放入香葱、食盐调味。

［服食方法］

弃药、肉渣，喝汤；3~7 天吃 1 次，1 日内分次服食，勿隔夜服。

七、降调煲

［煲方组成］

太子参 10 g，山茱萸 10 g，乌枣 10 g，龙眼肉 10 g，黄芪 10 g，百合花 5 g，霍山石斛 5 g，灵芝 4 g。

［煲方功效］

养心安神，护卵安泡。适用于试管降调节阶段服食。或遵医嘱。

［煲食方法］

降调药煲 1 份；依个人口味，任选筒子骨、精排骨、精羊肉其一 100 g；生姜 2 片、黑或白胡椒 5 粒、香葱、食盐适量。选用骨肉料洗净、切小块，胡椒拍碎，与降调药煲、生姜共入砂锅中。加水适量，武火煮沸 20 分钟，文火煲至肉料熟透，取一小碗煲汁，食前放入香葱、食盐调味。

［服食方法］

弃药、肉渣，喝汤；降调第 2、第 5、第 8 天各吃 1 次，1 天内分次服食，勿隔夜服。

［注意事项］

自然周期、拮抗、短方案切勿服用。

八、暖巢煲

［煲方组成］

山药 15 g，黄精 10 g，巴戟天 5 g，黄芪 10 g，三七花 5 g，何首乌 10 g，黑枸杞子 5 g，霍山石斛 4 g，灵芝 4 g。

［煲方功效］

暖巢填精，护卵养泡。适用于内分泌与免疫功能失调所致的卵巢功能不良、卵巢早衰、子宫内膜薄等症。

［煲食方法］

暖巢药煲 1 份；依个人口味，任选鹌鹑、乳鸽、乌鸡、精羊肉、精排骨其一 100 g；生姜 2 片、黑或白胡椒 5 粒，香葱、食盐适量。选用肉料洗净、切小块，胡椒拍碎，与暖巢药煲（含药粉）、生姜共入砂锅中。加水适量，武火煮沸 20 分钟，文火煲至肉料熟透，取一小碗煲汁，食前放入香葱、食盐调味。

［服食方法］

弃药、肉渣，喝汤；3~7 天吃 1 次，1 天内分次服食，勿隔夜服。

九、促排煲

［煲方组成］

黄精 10 g，百合 7 g，何首乌 5 g，巴戟天 5 g，山药 10 g，龙眼肉 10 g，三七花 10 g，人参花 5 g，大枣 5 g，霍山石斛 4 g，灵芝 4 g。

［煲方功效］

暖巢填精，助卵养泡。适用于试管促排卵阶段服食。或遵医嘱。

［煲食方法］

促排药煲 1 份；依个人口味，任选鹌鹑、乳鸽、乌鸡、精羊肉、精排骨其一 100 g；生姜 2 片、黑或白胡椒 5 粒，香葱、食盐适量。选用肉料洗净、切小块，胡椒拍碎，与促排药煲（含药粉）、生姜共入砂锅中。加水适量，武火煮沸 20 分钟，文火煲至肉料熟透，取一小碗煲汁，食前放入香葱、食盐调味。

［服食方法］

弃药、肉渣，喝汤；促排卵第 2、第 5 天各吃 1 次，1 天内分次服食，勿隔夜服。

十、着床煲

［煲方组成］

黄芪 15 g，莲子 12 g，山药 12 g，百合 12 g，人参花 5 g，三七花 5 g，霍山石斛 5 g，灵芝 5 g。

［煲方功效］

护卵养膜，助胚着床。适用于试管移植阶段服食。或遵医嘱。

［煲食方法］

着床药煲 1 份；依个人口味，任选鸡肉、鸡腿、精排骨其一 100 g，或小鲤鱼 1 条（250 g）；生姜 2 片，紫苏适量，黑或白胡椒 2 粒，香葱、食盐适量。选用肉料洗净、切小块，胡椒拍碎，与着床药煲（含药粉）、生姜共入砂锅中。加水适量，武火煮沸 20 分钟，文火煲至肉料或鱼熟透，取一小碗煲汁，食前放入香葱、食盐调味。

［服食方法］

弃药、肉渣，喝汤；移植第 2、第 7 天各吃 1 次，1 天内分次服食，勿隔夜服。

十一、养生煲

［煲方组成］

茯苓 10 g，白扁豆 10 g，白术 10 g，莲子 20 g，芡实 10 g，山药 20 g，陈皮 10 g，花生 10 g，党参 20 g，龙眼肉 10 g。

［煲方功效］

健脾养颜安胃，益肾固精养生。

［煲食方法］

1. 食材　女人养生方、矿泉水、筒子骨300 g、老葱姜、梅花椒、雪花食盐适量。

2. 将女人养生煲药材用凉水浸泡15分钟左右。

3. 将筒子骨洗净，置于沸水中焯水后，捞起备用。

4. 将焯水的肉类倒入煲汤锅中，加入浸泡的药材与水，再加入800 mL的水。

5. 先开大火将水煲开，再转文火煲50分钟，至食材绵软后，加适量姜、葱、食盐调味即可。

［服食方法］

每月2~3次，煲汤服食。

［注意事项］

1. 孕妇慎服。

2. 素食者勿选肉类，取小胡萝卜1~2个，鲜菇1~2个亦可。

十二、备孕煲

［煲方组成］

茯苓10 g，白术10 g，莲子20 g，芡实10 g，山药20 g，陈皮10 g，黑豆10 g，黄豆10 g，花生10 g，党参20 g。

［煲方功效］

健脾安胃，益肾养精。

［煲食方法］

1. 食材　求子备孕方、矿泉水、乌鸡肉 / 精猪肉200 g、老葱、老姜、梅花椒、雪花食盐适量。

2. 将求子备孕煲药材用凉水浸泡 15 分钟左右。

3. 将鸡肉 / 猪肉洗净，置于沸水中焯水后，捞起备用。

4. 将焯水的肉类倒入煲汤锅中，加入浸泡的药材与水，再加入 800 mL 的水。

5. 先开大火将水煲开，再转文火煲 50 分钟，至食材绵软后，加适量姜、葱、食盐调味即可。

［服食方法］

备孕前 2 个月，每周 1 次，夫妻同食。

［注意事项］

1. 确定妊娠后不再服。

2. 素食者勿选肉类，取小胡萝卜 1~2 个，鲜菇 1~2 个亦可。

十三、五福团圆煲

［煲方组成］

人参 1 支，枸杞子 15 g，莲子 20 g，龙眼肉 20 g，黑豆 15 g，花生 30 g，桂花 2 g。

［煲方功效］

益气养血，健脾补肾，强身壮体，利湿养颜。男女老少，神疲体弱者皆宜。一福男养精，二福女养巢，三福老益寿，四福童益智，五福强虚体。寓意五福团圆，多子多福，合家安顺。

［煲食方法］

1. 食材　五福团圆煲，乌鸡 1 只（500~750 g），药料 1 袋（枸杞子、龙眼肉、黑豆、花生等）。

2. 煲炖方法　乌鸡按常规宰杀褪毛去内脏洗净，放沸水锅内汆去血污。将以上选料放入乌鸡腹中，加生姜 3~4 片、竹笋 4~5 片及水 1500 mL 后煲汤至鸡肉软烂，离火前加无碘食盐、白胡椒粉适量调味即可。

［服食方法］

逢年过节，亲朋好友可煲汤服食；亦可每月服用 1~2 次。每袋可供 3~5 人食用，人数多时可适当增加用料袋数和鸡肉重量。

第三节　特殊时期的饮食呵护 （经、带、胎、产）

由于女性的特殊解剖结构，产生了以月经、带下、妊娠、产后为代表的特殊时期的生殖生理特点。这些特殊时期涉及调经、止痛、助孕、安胎、控制出血、调养产褥恢复等诸多方面，关联女性一生。由此，针对不同时期提出的饮食呵护，是防治疾病的关键。

一、月经期

尤昭玲教授纵观历代养生论著，针对月经期的药膳调理主张以饮食有节、清淡薄味为宜，并强调食后将息，情绪畅达，则四季脾旺不受邪，才能"尽终天年，度百岁乃去"。经期的饮食宜忌是根据病症的寒热虚实、阴阳盛衰，结合食物的四性、五味、升降浮沉及归经等特性来加以确定的，原则是要达到治疗疾病和保护健康的目的。而临床常见的月经病如月经不调、痛经、崩漏、闭经等，尤昭玲教授治疗以"谨察阴阳所在而调之，以平为期"为原则。

宜：月经来潮前饮食宜清淡，摄入易消化并富含营养之品；月经来潮时宜进含铁丰富、润肠通便之物，如鱼、蛋、猪肝、豆制品、新鲜蔬菜、花生仁、蜂蜜等。

忌：月经来潮时忌浓茶及生冷辛辣酸敛之品；月经过少或月经推迟者忌多食生冷之物，如冷饮、苦瓜、黄瓜、凉拌菜等；月经过多或月经提前者忌辛辣刺激动血之物，如辣椒、桂皮、狗肉、羊肉、白酒等；有痛经者忌多食酸性食物，如食醋、李子、柠檬、梅子、山楂等。

二、带下病期

生理状态下的带下是指正常女子自青春期开始出现的一种润泽于阴道内的无色透明、黏而不稠、无特殊气味的液体，这是机体肾气充盛到一定阶段、脾气健运、任脉通调、带脉健固的正常表现。然而由于妇女的特殊生理结构，女性生殖器虽具有独特的防御功能，但自然防御功能（正气）受到破坏时，病原体（邪气）即侵入人体形成带下之病。也因此，女性带下病成为女性最常见的疾病之一。"夫带下俱是湿症"，尤昭玲教授究其因责于脾肾之虚及湿热下注。选用食疗予以调理而达到除湿止带之效。

（一）体虚带下

表现为白带量多、清稀如水，小腹部发冷肿胀，或隐隐作痛，并伴有面色黄白，身体乏力，手足不温，或大便溏软。

宜：猪髓、鹿胎、鹿茸、山羊肉、羊肾、羊胰、阿胶、鲤鱼、蚌肉、蛤蜊、猪瘦肉、牛肉、鸡蛋、豆浆、牛奶、燕窝、银耳、栗子、核桃仁等。

忌：荸荠、生萝卜、生藕、生黄瓜、生胡萝卜、柿子、柿饼、莼菜、地耳、浓茶等。

（二）湿热带下

表现为带下黄白或黄赤，液质黏稠有臭味、量多，小腹胀疼或有热感，甚或阴道瘙痒，并伴有口苦，恶心欲吐，饮食不香。

宜：丝瓜、裙带菜、荠菜、甜菜（君达菜）、苋菜、马兰头、绿豆、赤小豆、薏苡仁、紫菜、荸荠、旱芹、菊花脑、冬瓜、西瓜等。

忌：芥菜、芥末、洋葱、辣椒、茴香、桂皮、花椒、胡椒、人参、冬虫夏草、烟、酒等。

三、妊娠期

《素问·奇病论》："胎元健固实则全赖母体肾气载系，阴血滋养，冲任固托。若脾肾亏损，则气血生化乏源，滋养不利，胎元不固。"盖妇女妊娠，气血为本。脾胃者，后天之本也，气血生化之源，脾虚则无以生血，血虚则无以养胎，胎失所养，故动也。尤昭玲教授在妊娠期尤其重视补益脾胃。尤昭玲教授强调，脾胃化生之水谷精微，经冲任二脉妊养胞宫，使内膜增厚、柔软，从而摄胎纳胎，安养胎元。同时，尤昭玲教授不主张在妊娠后期仍用方药，而是通常运用药食同源之膳以健脾补肾，养血安胎。

宜：动物内脏；富含锌的食物，如豆类、花生、小米、萝卜、大白菜、牡蛎、牛肉、鸡肝、蛋类、羊排、猪肉等；富含蛋白质及维生素的食品，如瘦肉、鸡蛋、新鲜蔬菜、水果；富含精氨酸的食物，如鳝鱼、鲇鱼、泥鳅、海参、墨鱼、章鱼、蚕蛹、鸡肉、冻豆腐、紫菜、豌豆；含钙的食品，如虾皮、咸蛋、乳类、蛋黄、大豆、海带、芝麻酱等。

忌：油炸、烧烤、辛辣之品。

四、产后期

尤昭玲教授认为产妇分娩后的食疗，也应根据生理变化特点循序渐进，不宜操之过急。尤其在刚分娩后，脾胃功能尚未恢复，乳腺开始分泌乳汁，乳腺管还不够通畅，不宜食用大量油腻催乳食品；遵循"产前宜清，产后宜温"的传统，在烹调中少用煎炸，多食用易消化的带汤的炖菜；食物以偏淡为宜，少食寒凉、酸敛收涩之品；避免进食影响乳汁分泌的麦芽、麦乳精、啤酒等。

　　宜：富含维生素、蛋白类营养的食物。

　　忌：麦芽、麦乳精、烟、酒、咖啡、烤肉等。

第四节　特殊脏器的饮食呵护
（乳房、子宫、卵巢）

　　由于女性的特殊生理结构，产生了以子宫、卵巢、乳房为代表的特殊脏器的生殖生理特点。这些特殊脏器涉及调经、止痛、助孕、安胎、控制出血、日常调养、调节免疫、调节内分泌等诸多方面，关联女性儿童期、青春期、生育期、产后期、绝经期等不同时期。由此，针对特殊脏器提出的饮食呵护，是防治疾病的关键。

一、乳房的饮食呵护

　　中医学认为，乳房调养首先应重视肝肾和冲任的虚实。肝肾和冲任与乳房密切相关，通过乳房的发育、乳头的大小、乳晕的深浅等可以观察肝肾、冲任的虚实。若乳房细小、平坦，乳头较小或凹陷，乳晕色浅淡者，为肝肾、冲任不足。若体质素弱，乏力纳呆，或伴全身营养不良者，则属脾胃虚弱；若素性抑郁，心胸烦闷，善太息，多属肝郁气滞。至于属束胸陋习所致者，因过度压迫，使乳头扁平、压入，乳房平坦而小，但用手牵拉能使乳头伸出，且乳头无凹陷。故补益肝肾、调摄冲任、健脾强胃、疏肝通络为此类人群的主要调养原则。

而健美的乳房可以通过饮食来获得。相反，不当的饮食习惯也会伤害女性的乳房。美国妇女家庭健康中心的最新研究发现，吃肉类食品较多，不仅摄入热量过多，同时也会摄入更多的胆固醇。胆固醇会刺激人体内分泌，使激素分泌增多，而绝大多数乳房肿块都是与内分泌相关的。因此，经常低脂饮食的女性，乳房出现问题的概率相对较小。专家提倡，在日常饮食中女性应适当控制肉食。摄入盐和其他含钠元素量多的食物，会让女性体内保留更多的体液，加重乳房不适。因此，女性应尽量吃一些含盐量少的食品，少吃罐头和腌制食物。需要指出的是，快餐食品往往含盐较多。油炸食物含热量极高，会加速体内雌激素生成，加重乳腺增生。过量摄入咖啡、可乐等刺激性饮料，容易增加乳房组织的体液，加重乳房的肿胀感，使乳房感到不适。

宜：枸杞子、桑椹、龙眼肉、木瓜、富含蛋白类营养的食物等。

忌：咖啡、可乐、油炸及腌制食物等。

二、子宫的饮食呵护

子宫是孕育生命的摇篮、关系女性生殖与健康的关键器官。于女性而言，子宫不仅主持月经、维持妊娠、调节内分泌，还具有免疫功能。最新研究表明，子宫除为双侧卵巢提供 50%～70% 的血供维持卵巢的功能外，还能分泌多种激素如前列腺素、细胞因子、泌乳素等，参与女性的内分泌功能。子宫不仅是育儿袋，还是女性很重要的性征之一，呵护子宫是一生都要进行的事情。相关资料显示，全球每年约有 1/4 的 30 岁以下女性患上子宫相关疾病，更有数百万妇女死于宫颈癌。子宫疾病已成为当今世界对妇女健康威胁最大的杀手之一。

在中医养生传统中，女性体质属阴，所以不要贪凉。即使在炎热的夏季，女性也不要吃过多的冷饮、寒性瓜果等寒凉之物，从冰箱里取出的食物最好放置一段时间再吃，在吃冷食之前最好先吃一些热食垫一垫。平时也应该多吃一些补气暖身的食物，如核桃、枣、花生等。同时，子宫疾病饮食要以"高能量、高蛋白质、高维生素、低脂肪、易消化"为原则。多吃水果蔬菜和一些滋阴、补气、补血的食物，但要少吃生冷、质硬的食物。

宜：清淡饮食，多食瘦肉、鸡肉、鸡蛋、鹌鹑蛋、甲鱼、白鱼、白菜、芦笋、芹菜、菠菜、黄瓜、冬瓜、香菇、豆腐、海带、紫菜、水果等。

忌：辣椒、麻椒、生葱、生蒜、白酒等刺激性食物及饮料；羊、虾、蟹、鳗鱼、咸鱼、黑鱼等发物；热性、凝血性和含激素成分的食品。

三、卵巢的饮食呵护

女性的特殊脏器除了子宫、乳房之外，在子宫的两侧还有输卵管和卵巢。卵巢对于女性而言，是一个非常重要的器官。卵巢能储存卵子并排卵，掌控生育能力；分泌激素，管理生理周期；调节内分泌，影响健康和美丽；保护心脑血管、骨骼健康。而不良饮食习惯，正在悄悄地伤害着卵巢。

卵巢在一个月经周期中有卵泡期、排卵期和黄体期，中医认为月经周期不同的阶段，体内阴阳气血处于不同的状态。比如，月经来潮前的阶段是阳长的时期，可以适当吃一些温养的食物，并增加运动以使气血流畅；而经期后是阴长为主，就不能过分温阳，而应静养阴血，食物上宜吃清淡滋养的食物。同时，蛋白质可以帮助人体组织的建造修补，是呵护卵巢的最有价值的营养成分，研究表明，经常吃鱼虾、喝牛奶的女性绝经期比较晚。

呵护卵巢的健康，就和呵护我们整个身体的健康是一致的。所以，在日常生活当中，建议健康的饮食。不偏食，多样化饮食，平日多补充维生素 E 和豆制品。维生素 D 有调节雌激素平衡作用，维生素 C、维生素 E 以及胡萝卜素是抗衰老的最佳元素。另外，要戒烟、限酒，这些行为对卵巢功能影响深远。

　　宜：豆制品、蔬菜、水果、牛肉、羊肉、大枣、墨鱼、核桃仁等；多饮牛奶，多食鱼、猪皮、蔬菜、莲子、黑木耳、山药、大枣、百合、黄豆、赤小豆、黑豆、绿豆、薏苡仁、玉米、杏仁、阿胶、红薯、麦片等。

　　忌：过食酸涩之品及烟酒类。

第五节　常见女科疾病的饮食宜忌

　　纵观历代养生学论著，对食养均主张饮食有节，以清淡薄味为宜，并强调食后将息，情绪畅达，则四季脾旺不受邪，"尽终天年，度百岁乃去"。病症的饮食宜忌是根据病症的寒热虚实、阴阳盛衰，结合食物的四性、五味、升降浮沉及归经等特性来加以确定的，以达到治疗疾病和保护健康的目的。女性有经、带、胎、产、乳等特殊生理活动，尤昭玲教授辨病施治，进行药膳调养，既照顾了整体，又体现了疾病的特殊性，提纲挈领，简单易行。

一、痛经

　　妇女正值经期或行经前后，出现周期性小腹疼痛，或痛引腰骶，甚则剧痛昏厥者，称为"痛经"，又称"经行腹痛"。本病以青年妇女较为多见。

宜：月经来潮前1周的饮食宜清淡、易消化、富有营养。可以多食豆类、鱼类等高蛋白食物，并增加绿叶蔬菜、水果，也需多饮水，以保持大便通畅，减少骨盆充血。

忌：忌食生冷和寒凉性食品。包括：各类冷饮、各种冰冻饮料、冰酒类、生拌凉菜、螃蟹、田螺、蚌肉、蛏子、梨、柿子、西瓜、黄瓜、荸荠、柚、橙子等。

二、多囊卵巢综合征

尤昭玲教授认为多囊卵巢综合征患者的饮食宜忌尤其重要，合理的饮食习惯是辅助治疗的关键，患病后应改变生活方式，调整饮食，控制体重。

宜：饮食清淡，进食高蛋白或低碳水化合物的低热饮食。

忌：动物内脏；富含锌的食物，如豆类、小米、萝卜、牡蛎、牛肉、鸡肝、羊排等；富含精氨酸的食物，如鳝鱼、泥鳅、海参、墨鱼、章鱼、蚕蛹、冻豆腐；含钙食品，如虾皮、咸蛋、芝麻酱等；辛辣刺激的饮食、甜食等。

三、卵巢功能不全

当今，相当一部分女性在40岁以前会出现卵巢过早衰退，且该趋势日益低龄化，故养护卵巢非常重要，尤昭玲教授非常重视食疗的辅助治疗。

宜：豆制品、蔬菜、水果、牛肉、羊肉、大枣、墨鱼、核桃仁等；蜂乳或蜂王浆，开水冲服；多饮牛奶，多食鱼、猪皮、蔬菜、莲子、黑木耳、山药、大枣、百合、黄豆、赤小豆、黑豆、绿豆、薏苡仁、玉米、杏仁、阿胶、红薯、麦片等。

忌：过食酸涩之品。

四、子宫肌瘤

宜：清淡饮食，多食瘦肉、鸡肉、鸡蛋、鹌鹑蛋、甲鱼、白鱼、白菜、芦笋、芹菜、菠菜、黄瓜、冬瓜、香菇、豆腐、海带、紫菜、水果等。

忌：辣椒、麻椒、生葱、生蒜、白酒等刺激性食物及饮料；羊、虾、蟹、鳗鱼、咸鱼、黑鱼等发物；热性、凝血性和含激素成分的食品。

五、恶性肿瘤

宜：甲鱼、乌龟、海龟、青鱼、水蛇、虾、白花蛇、桑椹、无花果、荔枝、核桃仁、瓜蒌、马齿苋、豆豉、橄榄、杏仁、丝瓜等。

忌：狗肉、韭菜、鲤鱼、鲫鱼、莴苣、笋子、猪蹄、南瓜等发物；过食油炸、肥腻、烟熏、烧烤食物；烟、酒、辛辣刺激品；霉变、腌制食物等。

六、出血性疾病

宜：清淡饮食；多食富含维生素 C 的新鲜瓜果、蔬菜；经前期宜食包心菜、韭菜、芹菜、橘子等；经前、经后均可食用海带、干枣、豆腐皮、高粱、薏苡仁、羊肉、苹果等。

忌：暴饮暴食；辛辣及过于寒凉之品；经期禁忌的食品有肉桂、花椒、丁香、胡椒、辣椒、蕨菜、黑木耳、兔肉、火麻仁等。

七、围绝经期综合征

宜：富含蛋白质、维生素及微量元素的食物，以保证身体所需，使机体处于正常协调状态。可选择瘦肉、猪肝、猪心、鸡肉、鸭肉、蛋类、各类新鲜蔬菜和水果等。

忌：具有刺激性的调味料和耗伤阳气的食物，如辣椒、花椒、肉松、浓茶、浓咖啡、烈性酒等。

八、辅助生殖疾病

（一）进周前

针对不同疾病予以治疗，经期调痼疾，经后暖巢、助卵、填精，注重巢、泡、膜同治，精与血共养，暖巢养泡、助卵育泡，以望有卵泡生长、有卵泡可排出，提高行 IVF-ET 的妊娠率。尤昭玲教授建议须至基础体温测试有双相、有排卵，B 超提示有 5 个以上卵泡，排卵期有排卵及子宫内膜达到 8 mm 以上，基础内分泌检查 FSH < 15 U/L，达到要求者，可以考虑进周。

（二）进周后

1. 降调期　此期药物使卵泡发育暂时不被启动，而处于相对静止的状态。尤昭玲教授认为应调肝健脾，清心安神，调和阴阳，抚卵静养。

宜：清淡饮食，多食富含维生素、蛋白类的食物。

忌：油炸、烧烤、辛辣之品；狗、羊、牛肉。

2. 促排卵期　本期主要使处于始基卵泡阶段的卵细胞同时发育，以便取得更多、更均衡的优质卵泡。尤昭玲教授认为应益肾助卵、温阳通络，促进优质卵泡生长同步化、快速发育和长养，以利于顺利取卵。健脾益气，交通心肾，助膜同步长养。

宜：虾皮、鸽肉、鹌鹑肉及蛋、豆浆及豆制品等。

忌：生冷酸涩之品。

3. 移植后期　移植后期是指在取卵后，胚胎移植到子宫监测血清是否妊娠的一段时间，本期是孕育成功的关键，是人工辅助生殖技术成功的瓶颈，受多种因素的制约。尤昭玲教授认为辅治健脾滋肾，聚精助膜，益气摄胎，加速取卵后子宫内膜的长养，尽可能与 ET 胚胎发育同步，增强子宫内膜黏附能力，促进胚胎种植和生长。

宜：清淡饮食。

忌：油炸、烧烤、辛辣之品；狗、羊、牛肉；大温、大燥和有毒之品。

4. 确定早孕后 人工辅助生殖技术的流产率显著高于自然妊娠的孕妇，尤昭玲教授以健脾、补肾、清热为治疗法则。

宜：富含维生素、蛋白类的食物。

忌：油炸、烧烤、辛辣之品。

第四章

欲病早治，体质药膳

体质与病症有密切关系，体质是辨证基础，决定疾病的临床证型。体质既可以向好的方面转化，又可以向疾病的方面转化。一方面，由于体质的相对稳定性，可以直接影响辨证治疗中疾病的证型和疗效；另一方面，体质的特异性往往决定着对某些致病因素的易感性和发病后病变类型的倾向性，从而影响后天疾病的证型，故中医临床辨证特别重视体质因素，将判别体质状况视为辨证的前提和重要依据，达到治病求本的目的。证型与体质是密切相关的，虚性体质每随其阴阳属性而转化，导致更虚，另外虚性体质亦可招致邪气之留恋，而表现为本虚标实之证。重视个体体质，强调整体调节的中医学，理应在对女性疾病的防治领域表现出强大的优势。将体质学说引入妇科疾病的中医药治疗中，在辨证治疗的同时，注意体质的偏颇，再对患者进行调治，以提高治疗妇科疾病的成功率，发挥中医学的优势。

体质分类方法有很多种，如：五行分类法（阴阳二十五人分类法）；阴阳分类法（太阴、少阴、太阳、少阳、阴阳、平和）；体型肥瘦分类法（肥人、瘦人、肥瘦适中人）；禀性勇怯分类法（勇敢之人、怯懦之人、中庸之人）等。现代体质分类法多遵从王琦教授的体质"九分法"，加上普遍常见的"血虚质"，共分为十种体质，包括平和体质、阳虚体质、阴虚体质、气虚体质、血虚体质、痰湿体质、湿热体质、血瘀体质、气郁体质和特禀体质。

尤昭玲教授强调：最好的养生之道并非滥服所谓珍贵补品，而是清楚地知道自己为何种体质，找到最适合自己的调养之道，且要因时、因地，倘若所有人都使用同一个养生之法，是为谬矣。

女人体质分为 10 种：一种平和，九种偏颇。明其自身体质类型，究明其理，才可因其养生。以下介绍尤昭玲教授对十种体质的调体养生方法及药膳调理。

第一节　平和体质药膳调养

一、体质特征

（一）形体特征

体形匀称健壮。

（二）常见表现

主项：面色、肤色润泽，头发茂密有光泽，目光有神，鼻色明润，嗅觉通利，味觉正常，唇色红润，精力充沛，不易疲劳，舌色淡红，苔薄白，脉和有神。

副项：耐受寒热，睡眠安和，胃纳良好，二便正常。

心理特征：性格随和开朗、阳光，不轻易郁闷或动怒。

发病倾向：平素患病较少。

对外界环境适应能力：对自然环境和社会环境适应能力较强。

日常生活表现：目光炯炯有神，说话声音底气足；脉象有力，节奏整齐；体重波动较小，得病少；得病后，对治疗的反应敏感，自我康复能力强。面色、肤色润泽，头发稠密有光泽，身体和谐，自愈能力强。

二、基础用方

谨守病机，随（病）证选方。

三、调体原则

平和体质，重在维护。

四、起居调养

生活规律，不要过度劳累。饭后宜缓行百步，不宜食后即睡。作息规律，劳逸结合，保持充足的睡眠时间。

五、运动调养

根据年龄和性别，参加适度的运动，如年轻人可适当跑步、打球，老年人可适当散步、打太极拳等。

六、精神调养

中医学认为，心态平和是人向平和体质靠拢的制胜法宝。《黄帝内经》中有这样一句话："外不劳形于事，内无思想之患，以恬愉为务，以自得为功，形体不敝，精神不散，亦可以百数。"意思是说：身体不被事情所劳倦，心里没有纷繁的思虑，只以恬淡宁静、怡然欢愉为原则，以自我身体的承受能力为限度，形体不被事情所困，精神也不被思虑所耗散，则可长寿天年。

七、四季调养

春季应注意保护阳气，调摄精神，着装宜"上薄下厚"；

夏季宜晚睡早起，常用温水沐浴，切勿贪凉、过食生冷，或空调温度过低；秋季应早睡早起，适时增加衣被，以防感受伤寒；冬季起居作息应早睡晚起，节制房事，顾护精气。

八、饮食调养

中国传统的主食是"五谷杂粮"，它包括所有种类的粮食，可分为谷类、豆类和薯类。谷类包括稻米（大米、糯米、籼米）、小米、大麦、小麦、玉米、高粱和薏苡仁；豆类包括大豆（黄豆、黑豆和青豆）和豆类蔬菜（扁豆、蚕豆、绿豆、刀豆、赤小豆、豌豆等）；薯类包括番薯（又称甘薯、红薯）、芋头和土豆。

所有谷类均有健脾益胃的功效，适合四季食用。唯有糯米、高粱性微温，不宜经常服食；大麦、小麦性微凉，常佐粳米同食。

大多数豆类也均具有补益气血、健脾和胃的功效，适合长期食用。此外，绿豆能清热解毒，夏季食用最宜；白扁豆和蚕豆均能健脾利湿，夏秋两季食用最宜；黑豆和刀豆均有益肾之功，冬季食用最宜。薯类同谷类一样具有健脾功效，适合长期食用。

《黄帝内经》中所提到的"五畜为益"，指的是狗、羊、牛、鸡、猪等五畜。狗肉和羊肉性温能补阳，冬季食用最宜；鸡肉性温能补气，适合冬季食用；猪肉和牛肉为平补之物，可以长期食用。此外，鸭肉为清补之品，夏冬两季食用均宜。

蔬菜的种类很多，由于生长的四时不同，产地的旱、水差异，所以蔬菜亦有其对应的四时五味。如韭菜、茼蒿、香菜为辛散之物，与春天阳气上升相对应，故适合春季食用；菠菜、蕹菜、黄瓜、丝瓜和冬瓜为性凉之品，适合夏季食用；银耳性润，有润肺滋阴之功，适合秋季食用；大白菜凛冬不凋，适合冬季抗寒食用。

"五果为助"，五果为李、杏、枣、桃、栗。桃、李能生津，适合夏季食用；杏能润肺，适合秋季食用；枣为温补之品，春、秋、冬三季食用均适宜；栗能补肾健脾，尤适合冬季食用。

第二节　阳虚体质药膳调养

一、体质特征

（一）形体特征

多形体白胖，肌肉不壮。

（二）常见表现

主项：平素畏冷，手足不温，喜热饮食，精神不振，睡眠偏多。舌淡胖嫩，边有齿痕，舌润，脉象沉迟而弱。

副项：面色柔白，目胞晦暗，口唇色淡，毛发易落，易出汗，小便清长，大便溏薄。

心理特征：性格多沉静、内向。

发病倾向：发病多为寒证，或易从寒化，易病痰饮。

对外界环境适应能力：平素不耐寒邪，耐夏不耐冬，易感湿邪。

日常生活表现：夏喜毛衣、棉衣。皮肤偏白，肌肉不发达，怕冷，尤其是上腹部、颈背部或腰膝部怕冷，食冷饮易大便溏薄、小便清长。

二、基础用方

金匮肾气丸、金凤丸。

三、调体原则

食宜温阳，起居要保暖，运动避风寒。

四、起居调养

阳虚体质的人，耐春夏不耐秋冬，秋冬季节要适当暖衣温食以养护阳气，尤其是要注意腰部、下肢、脚以及小腹、丹田部位的保暖。夏季，女生最好不要穿露脐装、低腰裤、超短裙，尽量避免强力劳作，大汗伤阳，更不可恣意贪凉饮冷。冬季，女生不要穿短裙短裤，要及时加衣御寒。不可在阴冷潮湿的环境下长期工作和生活，避免长时间待在空调房，居住环境应空气流通。睡前洗澡，头发要彻底晾干或吹干后再休息，以避免寒湿之气入体伤阳。应在阳光充足的情况下适当进行户外活动。

五、运动调养

可做一些舒缓柔和的运动，如慢跑、散步、太极拳、广播操。夏天不宜做过分剧烈的运动，会"发泄阳气"，起到相反的作用。冬天避免在大风、大寒、大雾、大雪及空气污染的环境中锻炼。

六、精神调养

阳虚者多性格沉静、内向，常常情绪不佳，易于悲哀。应自觉调整情绪，和喜怒，去忧悲，防惊恐。要善于自我排遣或向人倾诉，心胸要舒展、宽广，以愉悦解悲哀，创造一种海阔天空的良好感觉。

七、四季调养

阳虚体质者不耐受寒邪，易感湿邪，耐受夏季，不耐冬季，因而夏冬两季最易出现健康问题。夏季不要贪凉、贪冷饮，少在空调房间；冬季注意保暖，三伏天、三九天可适当进食羊肉、狗肉、牛肉、鹿肉等温性食物，还可到医院进行穴位敷贴，以驱散体内宿寒。

八、饮食调养

调补阳虚体质的食物大多有助于生火，可以改善阳虚畏寒的体质，补五脏，填精髓，强壮身体，但不宜为阴虚体质的人多食，多吃会加重内热；在饮食习惯上，阳虚体质多畏寒、脾胃虚弱，因此不宜过食生冷、油腻之食。

（一）主食的选择

主食中用于补阳的食物并不多，可选用黑米、紫米等食物。

（二）肉食的选择

肉食中，例如狗肉、羊肉、羊肝、羊肾、羊鞭、牛鞭、鹿肉、猪肾、雀肉、鸽肉、鹌鹑、海马、海狗肾、鳝鱼、鲳鱼、鳗鱼、泥鳅、青虾、海虾、黄花鱼等食物，性味甘温或咸，具有温中散寒、补肾壮阳的作用，可以在阳虚体质的膳食调补中选用。

（三）蔬菜的选择

蔬菜类食物性味多寒凉，善于清热解毒除烦等，但有少部分蔬菜性味温暖，可以温中散寒，温补肾阳，例如香菜、刀豆、枸杞芽、枸杞子、豇豆、韭菜、小茴香等。

（四）水果或干果的选择

许多水果或干果具有健脾补肾的作用，例如核桃仁、栗子、菠萝、荔枝、芡实、橘子、龙眼肉等食物。

（五）推荐药膳

尤氏金凤煲

［原料］金凤丸 20 粒，乌鸡肉 100 g，生姜 10 g。

［制法］将金凤丸、乌鸡肉、生姜放入锅中，加辅料，炖至乌鸡肉熟烂即成。

［功效］温肾益阳，补肝和血。

［解析］金凤丸有温肾益阳、活血和血的作用，适用于肾阳虚引起的畏寒怯冷，月经量少、带下量多，虚寒痛经等症。乌鸡性平、味甘，可滋阴清热、补肝益肾、健脾止泻，生姜温中止呕、温肺止咳，三味配伍有温肾益阳、补肝和血的功效，适用于宫寒小腹冷、痛经、宫寒不孕、月经量少等症。

当归生姜羊肉汤

［原料］当归 20 g，羊肉 500 g，生姜 30 g。

［制法］当归、生姜冲洗干净，用清水浸软，切片备用。羊肉剔去筋膜，放入开水锅中略烫，除去血水后捞出，切片备用。当归、生姜、羊肉放入砂锅中，加清水、料酒、食盐，旺火烧沸后撇去浮沫，再改用小火，炖至羊肉熟烂即成。

［功效］温中补血，祛寒止痛。

［解析］本方出自《金匮要略》，方中羊肉甘、温，补养气血、温中散寒，多应用于肾阳不足、五劳七伤、虚冷反胃等症，搭配当归补血活血、调经止痛，生姜温中和胃。全方

配伍有温中补血、祛寒止痛的作用。适用于血虚肝寒引起的腹部隐痛、产后发热、自汗、肢体疼痛等症。

高良姜炖鸡汤

［原料］黄母鸡 1 只，高良姜 30 g。

［制法］鸡去毛及内脏，洗净切块，加入高良姜共炖煮至鸡烂熟，饮汤食肉。

［功效］温中下气，散寒止痛。

［解析］黄母鸡甘、温，归脾、胃经，有补脾益气、补精填髓的功效，多应用于反胃、中风湿痹、肾虚耳聋等症。高良姜辛、大温，健脾胃止泻，散寒力强。鸡肉与高良姜搭配，适用于风冷侵入肠胃所致的胃腹冷痛、吐泻、转筋等症。

续断杜仲煲猪尾汤

［原料］续断 30 g，杜仲 30 g，猪尾 1～2 条。

［制法］猪尾去毛洗净，与川续断、杜仲共加水用瓦罐煮熟，放少许盐调味食用。

［功效］温肾助阳。

［解析］续断性微温，味苦、辛，归肝、肾经，有补肝肾、强筋骨、续折伤、止崩漏的作用，杜仲甘微辛、温，有补肝肾、强筋骨、安胎的作用。猪尾性味甘、温，可益肾壮骨。三味合用可调治肾阳虚所引起的腰痛。

淫羊藿粥

［原料］淫羊藿 10 g，大米 50 g，白糖适量。

［制法］将淫羊藿择净，放入锅中，加清水适量，浸泡5～10分钟后，水煎取汁，加大米煮粥，待熟时调入白砂糖，再煮一二次沸后即可食用。

［功效］补肾壮阳，祛风除湿。

［解析］淫羊藿性味辛温，归肝、肾经，有补肾壮阳、强筋健骨、祛风除湿、止咳平喘的功效，白糖润肺生津、补益中气。该粥适用于肾阳不足所致的遗尿、尿频，腰膝无力，风湿痹痛，肢体麻木等症。

益智仁粥

［原料］益智（益智仁）5 g，糯米50 g，食盐适量。

［制法］将益智研为细末，再用糯米煮粥，然后调入益智末，加细盐少许，稍煮片刻，待粥稠停火。

［功效］温补脾肾、固精止泻。

［解析］益智性辛、温，归肾、脾经，有暖肾固精缩尿、温脾开胃摄唾的功效，多应用于下元虚寒、遗精遗尿、脾胃虚寒之腹痛吐泻及口涎自流等症。糯米甘、温，有补中益气、健脾止泻的功效。两味搭配适用于脾肾阳虚所致的泄泻、腹痛、遗尿、夜尿多以及小儿流涎等症。

薤白粥

［原料］薤白10 g，粳米50 g。

［制法］薤白洗净，与米同煮做粥。

［功效］温中通阳，下气散结。

［解析］薤白辛苦温，能化秽浊之气而散阴结；粳米甘、温，有补中益气、健脾止泻的功效。两味搭配适用于调治胸阳不振、中焦寒气上逆所致的胸闷痛、脘部痞闷、呕恶痰涎等症。

雪莲花茶

［原料］雪莲花 5 g。

［制法］放入茶杯中，冲入沸水适量，浸泡 10～20 分钟后即可饮用。

［功效］通经活血、暖宫散瘀。

［解析］雪莲花归肝、脾、肾三经，具有除寒、壮阳、活血、通经、止血的功效，使用安全，常用于妇科寒性痛证。适用于遗尿、腰膝软弱、妇女崩带、月经不调、风湿性关节炎、外伤出血等症。

红糖人参花茶

［原料］人参花 5～8 朵。

［制法］人参花沸水冲泡 3～5 分钟，加入少许红糖。

［功效］益气生津，补中调经。

［解析］人参花有补脾益肺、生津安神、益智的功效，搭配红糖补中缓肝、调经、和胃降逆，适用于气陷导致的经期延长、带下、恶露不绝、胎漏、妊娠腹泻、产后虚脱等症。

桂花茶

［原料］干桂花 4～6 朵。

［制法］取 4～6 朵干桂花，放入 500 mL 左右容器中，先用沸水冲泡一次，迅速将水倒掉；再次用沸水冲泡，加至约八分满，盖上杯盖；浸泡 10 分钟即可饮用。

［功效］温补阳气，美白肌肤。

［解析］桂花有温补阳气、美白肌肤、排解体内毒素、止咳化痰、养生润肺的功效，桂花茶可舒畅精神、净化身心、平衡神经系统。适用于眩晕、头晕、腰痛、畏寒肢冷、大便溏、小便清长等症的阳虚体质者。

第三节　阴虚体质药膳调养

一、体质特征

（一）形体特征

体形瘦长。

（二）常见表现

主项：手足心热，平素易口燥咽干，鼻微干，口渴喜冷饮，大便干燥。舌红少津少苔。

副项：面色潮红、有烘热感，目干涩，视物昏花，唇红微干，皮肤偏干、易生皱纹，眩晕耳鸣。睡眠差，小便短涩。脉象细弦或数。

心理特征：性情急躁，外向好动、活泼。

疾病倾向：平素易患阴亏燥热的病变，或病后易出现为阴亏症状。

对外界环境适应能力：平素不耐受热邪，耐冬不耐夏，不耐受燥邪。

日常生活表现：阴虚体质的人形体大多瘦长，经常眼睛干涩，口干咽燥，总想喝水，大便干结，常形象地称其为"缺水派"。此类人经常感到手脚心发热，脸上有一种红热的感觉，面颊潮红或者偏红，耐受不了夏天的暑热，冬季甚喜食冷饮，夜间睡眠时手、足心发热，有人认为此为正常现象，乃是年轻、火力旺之表现，且不知这样的人可能是阴虚体质。

二、基础用方

六味地黄丸。

三、调体原则

食宜滋阴，忌熬夜，运动勿大汗。

四、起居调养

阴虚体质的人忌熬夜。起居应有规律，居住环境宜安静。紧张工作、熬夜、剧烈运动、高温酷暑的工作环境等能加重阴虚的倾向，应尽量避免。特别是冬季，更要保护阴精，不做剧烈的户外活动。节制房事，惜阴保精。

五、运动调养

阴虚体质者只适合做中小强度、间断性有氧运动，可选择太极拳、太极剑、八段锦、气功等动静结合的健身项目，也可练习"六字诀"中的"嘘"字功，以涵养肝气。锻炼时要控制出汗量，及时补充水分。阴虚体质者多消瘦，易上火，皮肤干燥。皮肤干燥甚者，可选择游泳，但不宜蒸桑拿，否则易耗阴液。静气功的锻炼可以调节内分泌，促进脾胃运化，改善阴虚体质。阴虚体质者应避免剧烈运动，尤其夏季，避免持续高温作业，以免损伤阴液。

六、精神调养

阴虚体质的人性格急躁，外向活泼，常易心烦动怒。五志过极，易于化火，情志过极，暗耗阴血，易于加重阴虚体质。故应安神定志以舒缓情绪，学会正确对待喜怒哀乐，少参加竞争性的活动，不要过于张扬。

七、四季调养

阴虚体质的人不适合夏练三伏、冬练三九，因为三伏天、三九天不宜出大汗伤阴。阴虚体质者平时不耐暑热、干燥，不耐受夏季，夏季要注意避免日晒，不宜出汗过多，可适当服西洋参、西瓜、酸梅汤等。

八、饮食调养

阴虚体质的饮食调理原则是滋阴潜阳。常选择的食物如芝麻、糯米、绿豆、乌贼、龟、鳖、海参、鲍鱼、螃蟹、牛奶、牡蛎、蛤蜊、海蜇、鸭肉、猪皮、豆腐、甘蔗、桃子、银耳等。这些食品性味多甘寒性凉，皆有滋补机体阴精的功效，特别是一些血肉有情之品，滋补阴血的功效更好。

（一）主食的选择

选小麦、黑芝麻等矿物质丰富的食物。

（二）肉食的选择

选猪肉、猪皮、猪髓、鸭肉、鸭蛋、甲鱼、龟肉、墨鱼、乌贼鱼、泥鳅、海参、兔肉、蛤蜊肉、哈士蟆等动物胶及优质蛋白质丰富的食物。

（三）蔬菜的选择

选银耳、黑木耳、白菜、番茄、菠菜等有机酸及微量元素丰富的食物。

（四）水果的选择

选梨、葡萄、桑椹、黑芝麻、甘蔗、桃子、松子等维生素及矿物质丰富的食物。

（五）推荐药膳

尤氏金凤丸养生煲

［原料］金凤丸20粒，鲜铁皮石斛2根，乌鸡肉100 g。

［制法］将金凤丸、鲜铁皮石斛、乌鸡肉放入锅中，加

水适量，炖至乌鸡肉熟透即可。

［功效］滋阴活血，补肾益胃。

［解析］金凤丸有温肾、活血、和血的作用，适用于肾阳虚引起的畏寒怯冷、月经量少等症，鲜铁皮石斛性微寒、味甘，有益胃生津、滋阴清热的功效，乌鸡肉性平、味甘，可滋阴清热、补肝益肾、健脾止泻。三味配伍有滋阴活血、补肾益胃的作用，适用于阴虚火旺、骨蒸劳热、口燥咽干等阴虚体质者。

西洋参麦冬甲鱼汤

［原料］甲鱼1只（约1500 g），麦冬10 g，西洋参5 g，姜、酒、味精、盐、胡椒粉各适量。

［制法］甲鱼去头、内脏，切块，与西洋参、麦冬、姜、葱、盐、酒一同放入碗中，加水，入笼蒸1小时，食时加味精、胡椒粉。

［功效］滋阴，益气，补虚。

［解析］方中甲鱼有清热养阴、平肝息风、软坚散结的功效，可治阴虚内热，劳热骨蒸；西洋参味甘、微苦，补气养阴、清热生津；麦冬有养阴生津、润肺止咳的功效，两味中药搭配甲鱼合用，可滋阴、益气、补虚，适用于女性阴虚潮热、骨蒸盗汗、神疲短气等症。

莲子百合瘦肉汤

［原料］莲子（去皮、心）50 g，百合50 g，瘦猪肉

250 g，葱、姜、酒、味精各适量。

［制法］莲子、百合洗净，与瘦猪肉共放入锅内，加葱、姜、盐、酒、清水适量共炖煮 1 小时，食用时加味精。

［功效］养阴清热，润肺清心。

［解析］该药膳中猪肉性甘、咸、平，归脾、胃、肾经，有滋阴、润燥、益气的功效。百合甘微苦平，有清心安神、润肺止咳的功效；莲子甘涩平，清心益肾。全方合用，共奏清心润肺、益气安神之功。适用于阴虚体质见干咳、失眠、心烦、心悸等症者食用。

芡实煮老鸭汤

［原料］芡实 200 g，老鸭 1 只，葱、姜、盐、黄酒、味精各适量。

［制法］将鸭宰杀，去毛和内脏，洗净后把芡实放入鸭腹内，置于砂锅内加葱、姜、盐、黄酒及清水适量，用武火烧沸后，转用文火煮 2 小时，至鸭肉酥烂，再加味精搅匀即成。

［功效］滋阴养胃，健脾益肾。

［解析］方中芡实味甘性平，扶脾益肾；老鸭性味甘咸，益肺补肾，滋阴清热。二味合用，共奏滋阴、补肾的功效。

麦门冬粥

［原料］麦冬（麦门冬）30 g，白粳米 50 g。

［制法］先将麦冬捣烂煮浓汁，去渣，用汁煮米成粥。

［功效］生津止渴。

［解析］麦冬味甘微苦、性寒，有清心润肺、强阴益精的功效；粳米性甘、平，可补中益气、健脾和胃、除烦渴。该粥适用于燥热伤津之口渴、心烦少眠、干咳等症。

生地粥

［原料］生地黄 25 g，白米 75 g。

［制法］生地黄切细，水煎煮，煎煮液浓缩至 100 mL；将米淘洗，煮成白粥后，趁热掺入生地黄汁搅匀，食用时可加白糖少许。

［功效］养阴清热。

［解析］生地黄性甘、苦、寒，有清热凉血、养阴生津的功效。搭配大米熬粥可补中益气、健脾养胃，适用于阴虚内热、骨蒸劳热、津伤口渴、肠燥便秘等阴虚体质者。

百合杏仁粥

［原料］鲜百合 50 g，杏仁 10 g，白米 50 g，白糖适量。

［制法］百合去皮，杏仁去皮尖，加水与米煮成粥，食用时加白糖适量。

［功效］润肺止咳，和胃调中。

［解析］百合润肺止咳，清热宁心；杏仁肃肺润燥，止嗽降气；白米甘凉，和胃生津。适用于肺胃阴伤所致的肺失清肃，干咳无痰，气逆作喘，虚烦少眠等症。

胎菊花茶

［原料］胎菊花 3~4 朵。

［制法］将胎菊花放入 400 mL 左右玻璃杯中，加开水约七八分满，盖上盖子，浸泡 3~5 分钟，即可趁热饮用。

［功效］疏散风热、平肝明目。

［解析］胎菊花性微寒，味辛甘苦，能疏散风热、平肝明目、清热解毒。用胎菊泡的菊花茶，味纯正，浓烈，色泽金黄，含有花蜜的清香，而且泡久了也不会散开，是很好喝的菊花茶饮品。

百合花茶

［原料］百合花 3~5 朵。

［制法］取 3~5 朵百合花，放入玻璃杯中，冲入 95 ℃左右的开水，盖好盖子后闷泡 2~3 分钟，即可饮用。

［功效］润肺止咳，宁心安神。

［解析］百合花味甘，微苦，性平，归肺、心经，具有清心安神，润肺止咳，活血的功效。用百合花泡水饮用，能清心除烦，用于热病后余热未消，失眠多梦，神思恍惚，心情抑郁，悲伤欲哭等症状。

金银花茶

［原料］金银花 2~3 g。

［制法］取 2~3 g 金银花放入杯中，用 90 ℃左右的开水冲泡，盖上盖子焖 3 分钟后，放凉即可饮用。

［功效］清热解毒，消炎退肿。

［解析］金银花具有清热解毒、消炎退肿的功效，适用于阴虚体质者有温病发热、外感风热、痈肿疔疮等病症。

第四节　气虚体质药膳调养

一、体质特征

（一）形体特征

肌肉不健壮。

（二）常见表现

主项：平素语言低怯，气短懒言，肢体容易疲乏，精神不振，易出汗。舌淡红，舌体胖大，边有齿痕，脉象虚缓。

副项：面色偏黄或白，目光少神，口淡，唇色少华，毛发不华，头晕，健忘，大便正常，或有便秘但不结硬，或大便不成形，便后仍觉未尽，小便正常或偏多。

心理特征：性格内向，情绪不稳定，胆小，不喜欢冒险。

发病倾向：平素体质虚弱，卫表不固易患感冒；或病后抗病能力弱，易迁延不愈；易患内脏下垂、虚劳等病。

对外界环境适应能力：不耐受寒邪、风邪、暑邪等。

日常生活表现：气虚体质的人，肌肉松软，和别人进行相同体力类活动，气虚体质的人就气喘吁吁，常形象地称其为"气短派"。此类人常常音弱，自觉上气不接下气，容易出虚汗。只要体力劳动的强度稍大就容易累，性格偏于内向，胆小，不喜欢冒险。由于身体防御能力下降，所以很容易感冒，得病后也缠绵难愈。

二、基础用方
补中益气丸。

三、调体原则
食宜益气健脾，起居勿过劳，运动宜柔缓。

四、起居调养
气虚体质的人，起居宜有规律，夏季午间应适当休息，保持充足睡眠。平时注意保暖，避免劳动或剧烈运动时出汗受风。不要过于劳作，以免损伤正气。

五、运动调养
避免剧烈运动，可做一些柔缓的运动，如散步、太极、做操等，并持之以恒。不宜做大负荷和出大汗的运动，忌用猛力或做长久憋气的动作。掌握节奏，既不能竭尽所能，也不能养尊处优，要"形劳而不倦"。

六、精神调养

气虚体质的人多性格内向，情绪不稳定，胆小，不喜欢冒险。应培养豁达乐观的心态，多参加有益的社会活动，多与别人交流、沟通。不可过度劳神，避免过度紧张，保持稳定平和的心态。脾为气血生化之源，思则气结，过思伤脾；肺主一身之气，悲则气消，悲忧伤肺，所以气虚者不宜过思过悲。

七、四季调养

气虚体质者不耐受寒邪、风邪、暑邪，湖南地区春季的气温骤升骤降，气虚者应注意保暖，因此"春捂"显得特别重要。秋季炎热，俗称"秋老虎"，可以喝些消暑燥的酸梅汤、西洋参茶等，晚上注意防寒避风。

八、饮食调养

可食用具有健脾益气作用的食物，不宜过食油腻厚味，饮食宜适量适度。

（一）主食的选择

粳米、糯米、燕麦、荞麦、大麦等谷类食物的性味大多甘平，入脾、胃经，其制成的食品多可用于健脾补虚。

（二）肉食的选择

肉类食物属"血肉有情之品"，对人体具有很强的补益作用，但毕竟属于"膏粱厚味"，易生痰生湿，脾虚、脾湿之人不可多食。气虚体质者可适当选用牛肉、兔肉、猪肚、鸡肉、鲢鱼、刀鱼、黄鱼、比目鱼等食物。

（三）蔬菜的选择

蔬菜类食品大多性味寒凉，但亦有不少可以用于调补气虚体质的，如山药、土豆、胡萝卜、南瓜、甘薯、猴头菇、蘑菇、香蕈、萝卜、芡实、蚕豆、豇豆、扁豆等。

（四）水果的选择

水果性味偏于平、凉或甘、酸，偏于滋阴生津，但部分干果具有健脾补肾的作用，甚至代谷充饥。其中，可以用于气虚体质的有樱桃、荔枝、椰子、葡萄、大枣、菱角、落花生、栗子等。

（五）推荐药膳

尤氏补气养生煲

［原料］莲子 15 g，山药 15 g，黄芪 20 g，乌鸡肉 100 g，生姜 5 g。

［制法］将莲子、山药、黄芪、乌鸡肉、生姜放入锅中，一起煲至乌鸡肉熟透食用。

［功效］补气健脾，益肾固精。

［解析］乌鸡肉性平、味甘，具有滋阴清热、补肝益肾、健脾止泻的功效；莲子补脾止泻，益肾涩精，养心安神；山药健脾，补肺，固肾，益精；黄芪补气固表，利尿生肌。几味药

相配伍共奏补气健脾、益肾固精之功。适用于气虚体质者。

黄芪炖母鸡汤

［原料］生黄芪120 g，母鸡1只，佐料适量。

［制法］先将母鸡去毛及肚肠，洗净，再将黄芪放入鸡腹内缝合，置锅内加水及姜、葱、盐等佐料炖熟即可食用。

［功效］补气养血，益精髓。

［解析］母鸡甘温，益气补血，黄芪补益肺脾，益气升阳。可治疗大病久病后气虚，产后失血过多，气短乏力，动则气喘等症。

猪肚升麻黄芪汤

［原料］猪肚500 g，枳壳50 g，升麻20 g，黄芪30 g，葱、姜等调料。

［制法］猪肚洗净，加水适量，煮七成熟后捞出，将枳壳、升麻、黄芪用纱布包扎，同猪肚共煮至全熟，捞出药包，加葱、姜、等调料，即可食用。

［功效］补中，益气，升提。

［解析］猪肚味甘、性温，有补虚损，健脾胃的功效。枳壳、升麻、黄芪共用可升举中气，故此汤有补中升提的功效。经常食用有利于改善舌萎语謇、神疲乏力、气短懒言等症。

人参莲肉汤

［原料］白人参10 g，莲子（去心）10枚，冰糖30 g。

［制法］人参、莲子加水泡发，再加冰糖，放于蒸锅内，隔水蒸炖 1 小时，出锅，汤药皆可服用。

［功效］健脾益气，止泻。

［解析］人参味甘，微苦，性平，大补元气，补脾益肺，为治疗气虚病症的要药；莲子甘涩平，补脾止泻；冰糖益气生津。全方配伍有补益脾肺、健脾止泻的功效。适用于气虚体质有脾肺气虚、食少乏力、大便溏泻等症者。

大枣粥

［原料］大枣 15 枚，粳米 50 g。

［制法］将大枣洗净，与粳米共煮粥，空腹食用。

［功效］益气养血，健脾和中。

［解析］大枣甘温，补脾和胃、益气养血，对营养不良、气血两虚的眩晕、心悸，久服有较好的疗效。

补虚正气粥

［原料］黄芪 30～60 g，人参 10 g，粳米 100 g，白糖少许。

［制法］先将黄芪、人参切成薄片，用冷水浸泡约半小时，入砂锅煮沸，后用小火煮 1～2 小时，取汁去渣，再入粳米煮粥即成，食时可稍加白糖。

［功效］益气健脾，补虚固本。

［解析］方中黄芪为常用的补气要药，可补气固表，利尿生肌。人参能大补元气。实验证明，黄芪、人参有强心、

兴奋中枢神经系统、提高人体免疫功能等多方面的补虚强壮作用。粳米也具有补脾胃、养气血的功能。同煮为粥，不仅起到协同作用，还有助于人参、黄芪在肠胃的消化吸收。

莲子山药粥

［原料］莲子 25 g，山药 15 g，糯米 100 g，调料适量。

［制法］将莲子、山药、糯米洗净，一起放入锅中，加水适量煮粥，煮熟后加糖或盐、味精、葱花调味。

［功效］补益精气，健脾止泻，养心抗衰。

［解析］《太平圣惠方》中记载莲子能"补中强志，耳目聪明"，与山药配合则健脾的功效更强。气虚体质者有心悸、失眠、健忘、多梦及脾虚久泻等症状的人群可以服用。

枸杞人参花茶

［原料］人参花 5～6 朵，枸杞子 10 g。

［制法］将人参花、枸杞子加入沸水冲泡 3～5 分钟，即可饮用。

［功效］益气生津，补血安神。

［解析］人参花有大补元气、补脾益肺、生津安神、益智的功效，枸杞子可补虚益精、滋补肝肾、明目、润肺，两者都有良好的保健效果，长期服用有益气生津、补血安神的作用。

苹果花茶

［原料］苹果花 3～5 朵。

［制法］把适量干燥苹果花放入杯中，倒入开水八分满，

盖上杯盖静置 10 分钟，温度适宜即可饮用。

［功效］润肺悦心，生津开胃，醒酒。

［解析］苹果花具有润肺悦心、生津开胃、醒酒的功效，唐代孙思邈曾说苹果花可益心气；元代忽思慧认为苹果花能生津止渴。苹果花泡茶还可美容养颜祛斑、缓解痛经、帮助消化等。

虫草花茶

［原料］虫草花 3~5 g。

［制法］将 3~5 g 虫草花放入杯中，加入 300 mL 左右的开水，冲泡 5 分钟以后即可饮用。

［功效］滋肺补肾护肝，抗氧化、防衰老。

［解析］虫草花具有滋肺补肾护肝、抗氧化、防衰老、抗菌抗炎、镇静、降血压、提高机体免疫能力等作用，适用于气虚体质者有慢性疲劳、久咳、咳喘、记忆力下降、手脚麻木等症状者。

第五节　血虚体质药膳调养

一、体质特征

（一）形体特征

体形偏瘦。

（二）常见表现

主项：面色不华，精神不振，唇色与指甲淡白，头晕眼花，心悸疲乏。

副项：失眠心悸，疲乏无力，舌质颜色淡白，脉象细弱。

心理特征：性格内向，胆小，不擅交际。

发病倾向：易患贫血、偏头痛、心悸失常、失眠症、月经失调等病。

对外界环境适应能力：不易耐受风、寒、暑、燥等病邪。

日常生活表现：面色苍白无华或萎黄、唇色爪甲淡白无华，少气懒言，语言低微，皮肤干燥、头发枯焦，心悸怔忡，多梦、健忘、气短自汗，注意力不集中，头晕眼花、两目干涩，视物不清、心悸失眠、手足发麻、筋脉拘挛，大便燥结，小便不利等。妇女经血量少色淡，衍期或经闭，舌质淡，脉涩或虚细。

二、基础用方

四物汤。

三、调体原则

食宜健脾养肝、益气生血，起居保证生活规律，运动时宜柔和。

四、起居调养

保持生活规律，起居有常，保证睡眠质量，改变不良生活习惯，避免过度劳心，阴血暗耗。中医学认为"久视伤血"，故血虚体质的人应注意在工作和生活中养成良好的看书学习和工作的习惯，不可劳心过度。在电视或电脑前不要持续超过1小时，并经常做眼保健操以改善眼睛的疲劳。

五、运动调养

血虚体质的人应该选择适合自己的运动方式，经常进行运动锻炼。运动量不要太大，运动形式不要太猛烈，防止多汗伤血。应选择动作柔和的运动，如散步、太极拳、八段锦、保健气功等，冬季练习静功较为适宜。

六、精神调养

血虚体质的人，时常精神情绪不振奋，烦闷不安，失眠健忘，注意力不集中。在情绪不佳时，应采用振奋精神的方法。如与知心朋友聊聊天，解除郁闷；或做一些娱乐活动，或在庭院、湖畔、河边等自然风景秀美的地方散散步，做一些柔性的健身活动。

七、四季调养

血虚体质者不耐受风邪、寒邪、燥邪，因血虚可生寒，易化燥生风，故应注意保暖避风。春季避免当风，秋季防燥伤阴耗血，冬季注意保暖。阿胶是改善血虚体质的良药，血虚者可适量食用。

八、饮食调养

中医学认为，"中焦受气取汁，变化而赤，是谓血"。可见，人体之血源于水谷精微，因此，对于血虚体质的人进行科学合理的饮食保健是很有价值的。应选用具有补血养血功效的食物。

（一）主食的选择

应选择紫米、黑米等高铁、黏多糖丰富的食物。

（二）肉食的选择

应选择猪肉、羊肉、牛肉、猪肝、羊肝、牛肝、猪血、鹅血、甲鱼、鲳鱼、鳜鱼、黄鱼、章鱼、海鳗、胡子鲶、鳝鱼、乌贼、海参、蛤肉、带鱼等富含蛋白及生物碱的食物。

（三）蔬菜的选择

应选择黑木耳、地耳、黄花菜、菠菜、小白菜、苋菜、油菜、鲜柿椒、胡萝卜、番茄、藕、发菜等富含黏多糖、叶酸、生物碱的食物。

（四）水果的选择

应选择桑椹、荔枝、龙眼肉、大枣、樱桃、葡萄等叶酸、烟酸、黄酮类丰富的食物。

（五）推荐药膳

尤氏养生煲

［原料］黄芪 20 g，莲子 15 g，山药 15 g，黑豆 15 g，乌鸡肉 100 g，生姜 3 片。

［制法］将以上食材洗净放入锅中煲汤，煮开后小火慢熬，趁热食用。

［功效］益气养血。

［解析］黄芪益气固表、敛汗、补益肺脾，莲子补脾止泻、止带、益肾涩精，山药健脾、补肺、固肾、益精，黑豆养阴补肾、健脾祛湿，乌鸡肉有滋阴补血、增强免疫力、抗衰老的功效，上几味药合用，起到益气养血、扶正固表的作用。

参芪乌鸡汤

［原料］乌鸡 1 只，党参 30 g，黄芪 30 g，肉豆蔻 15 g，八角、茴香各适量。

［制法］乌鸡去肠肚杂物，保留心、肝，将辅料纳入腔中，再加佐料炖熟即可。

［功效］温补脾胃，益气养血。

［解析］本方以乌鸡补虚养血，益气调经；党参、黄芪双补脾气，摄血生津；豆蔻芳香健脾；茴香调中开胃兼以调味。本方适用于贫血兼有脾胃虚弱、经血不调者。

莲子猪肚汤

［原料］猪肚 1 具，莲子 25 g，调料适量。

［制法］莲子、猪肚洗净，将莲子放入猪肚中，缝好后加调料，文火炖熟，吃肚喝汤。

［功效］健脾益胃，补虚养血。

［解析］猪肚性味甘温，功专补虚损，健脾胃，属血肉有情之品，滋补而无腻胃之弊；莲子亦为健脾佳品。本品性味甘淡平和，可供长期食用。

黄芪猪肝汤

［原料］猪肝 500 g，黄芪 60 g，盐少许。

［制法］以水煮猪肝及黄芪，肝熟后去黄芪，食肝饮汤，食时可加少许盐。

［功效］益气，养血，补肝。

［解析］方中黄芪甘温，补气生血；猪肝甘温补血补肝。适用于血虚体质者的产后血虚气少，以及乳汁少、面色㿠白、气短自汗、乏力怠惰等症。

仙人粥

［原料］制何首乌 50 g，粳米 100 g，大枣 10 个。

［制法］制何首乌煎汁滤过，与粳米、大枣共煮成粥。

［功效］滋补肝肾，健脾养血。

［解析］此为遵古方之义变化而来。制何首乌可补肝肾之阴，益肾养血，健强筋骨；合粳米、大枣健脾气，养肝血。如欲加强滋阴补肝肾之功，可在食用时加入黑芝麻和盐佐食。

黑芝麻入肝入肾，养血滋润，用盐而不用糖之意在于引诸食入于肾经。

粳米大枣红糖粥

［原料］粳米 50 g，大枣 10 个，红糖 10 g。

［制法］粳米洗净放开水中，煮开加入大枣，煮至米烂，兑入红糖即可。

［功效］健脾开胃，补血温中。

［解析］方中粳米甘温，补脾胃；大枣甘温补血养气；红糖甘温，养血补中。合用煮粥使气味和合，适宜血虚体质者食用。

桂圆莲子粥

［原料］龙眼肉（桂圆肉）15～30 g，莲子 15～30 g，大枣 5～10 枚，糯米 30～60 g，白糖适量。

［制法］将上几味食材共煮成粥，食时加入白糖即可。

［功效］益气养血，补益心脾。

［解析］龙眼肉（桂圆肉）、莲子养血安神，大枣、糯米益气健脾。适用于气血不足，血不养心所致的心悸、怔忡及面黄肌瘦等症。

玫瑰花牛奶茶

［原料］干玫瑰花 3～5 朵，葡萄干 10 g，枸杞子 10 g，牛奶 300 mL。

［制法］玫瑰、枸杞子、葡萄干分别洗干净，放进杯子

里面加开水泡 20 分钟，然后再加入牛奶拌匀饮用。

［功效］益气补血，滋阴养颜。

［解析］玫瑰花可以缓解情绪、镇静助眠；葡萄干调补气血，强肝肾、益筋骨；枸杞子补肾益精，养肝明目；用牛奶同泡，牛奶可滋阴、助眠、益智，几味合用共奏益气补血、滋阴养颜之功。

红枣人参花茶

［原料］大枣（红枣）5 颗，人参花 3~5 朵。

［制法］将大枣、人参花放入碗中，冲入开水，闷 20 分钟即可饮用。

［功效］补血养颜。

［解析］大枣可补益气血、养血安神、抗衰老、提高免疫功能，人参花补脾益肺、生津安神、益智，两药合用泡茶，起到补血养颜的功效。

龙眼洋参茶

［原料］龙眼肉 30 g，西洋参 6 g。

［制法］将二物放入碗中，加水适量，隔水蒸炖 1 小时。

［功效］养心，益气，安神。

［解析］龙眼肉甘平，补益心脏，养血安神；西洋参苦甘凉，益气养阴生津。适用于调理血虚体质者的心悸、气短、动则多汗喘息、脉结代等症。

第六节　痰湿体质药膳调养

一、体质特征

（一）形体特征

体形肥胖，腹部肥满松软。

（二）常见表现

主项：面部皮肤油脂较多，多汗且黏，胸闷，痰多。

副项：面色暗黄而暗，眼睑浮肿，容易困倦，口黏腻或甜，身重不爽，喜食肥甘甜黏，大便正常、不干，小便不多或微混。平素舌体胖大，舌苔白腻，脉滑。

心理特征：性格偏温和，稳重恭谦，多善于忍耐。

发病倾向：易患消渴、中风、胸痹等病症。

对外界环境适应能力：对梅雨季节及潮湿环境适应能力差。

日常生活表现：形体肥胖，腹部肥满而松软，容易出汗，且多黏腻。经常感到四肢酸困沉重、不轻松，经常感觉到脸上"涂油感"，嘴中时常黏腻或甜腻感，自觉喉中常常夹痰，舌苔较厚，常称其为"痰派"。此类人性格较温和，做事不紧不慢。

二、基础用方

尤氏化痰祛湿方（自拟）。

三、调体原则

食宜平淡，起居忌潮湿，运动宜渐进。

四、起居调养

痰湿体质的人多表现为周身重着乏力，因此平日应多注意进行户外活动，以舒展阳气，通达气机，不要过于安逸。衣着应透湿散气，经常晒太阳或者进行日光浴。在湿冷的气候下，应尽量减少户外活动，避免受寒淋雨，保持居室干燥。

五、运动调养

因形体肥胖，易于困倦，故运动应根据自己的具体情况，循序渐进，宜坚持长期锻炼，如散步、慢跑，打乒乓球、羽毛球、网球，游泳、练武术以及适合自己的舞蹈。适合中小强度、长时间的有氧运动。运动时间应当在下午2～4时阳气极盛之时，运动环境温暖宜人。对于体重超重，陆地运动能力极差的人，应当进行游泳锻炼。

六、精神调养

痰湿体质者多性格温和，稳重恭谦，多善于忍耐。要适当增加社会活动，培养广泛的兴趣爱好，增加知识，开阔眼界。合理安排假期，以舒畅情志，调畅气机，改善体质，增进健康。

七、四季调养

春季昼夜温差较大，应注意保暖，避免不慎感寒，衣着宜上薄下厚。夏季痰湿体质者多难耐炎热，出汗过多时应注意补充水分，可以多食时令瓜果，饮食宜清淡。冬季痰湿者多可耐受寒冷，但饮食宜温热以护脾胃存阳气，即使不觉寒冷时也应注意保暖，规律作息。

八、饮食调养

痰湿体质之人多属阳虚，即肺、脾、肾三脏阳气不足，所以在膳食调补上以温暖肺、脾、肾为主。选择富于营养又容易消化的清淡食品，忌用肥甘油腻煎炸等不易消化的食品，多食则助湿生痰。

（一）主食的选择

可以选择一些具有健脾作用的主食，如薏苡仁、粳米、糯米、高粱、玉米、粟米等，以健脾化湿祛痰。

（二）肉食的选择

痰湿体质之人本已多痰多湿，不宜再过多食用肥厚肉食，可以适量选择猪肚、火腿、牛肉、兔肉、鸡肉、海蜇、银鱼、鲫鱼、鳢鱼、青鱼、白鱼等具有健脾、利水、化痰作用的肉食。

（三）蔬菜的选择

痰湿体质者的饮食要清淡，所以可供选择的蔬菜比较多，例如山药、砂仁、生姜、茼蒿、蘑菇、木瓜、紫菜、海带、莴笋、冬瓜等，都可以用于痰湿体质的调补。

（四）水果的选择

可以适量食用苹果、草莓、荸荠、木瓜、柿子等，但不宜过于寒凉。

（五）推荐药膳

尤氏三豆粥

［原料］赤小豆 15 g，薏苡仁 15 g，绿豆 15 g，粳米 50 g。

［制法］将上四味洗净放入锅中，煲粥调味后即可食用。

［功效］健脾，益气，利湿。

［解析］赤小豆有行血补血、健脾祛湿、利水消肿的功效，薏苡仁利水渗湿、健脾舒筋、清热排脓；绿豆性甘、凉，有清热解毒、消暑利水的功效；粳米可补中益气、健脾和胃，上几味药合用，共奏健脾、益气、利湿之功。

鲤鱼赤小豆汤

［原料］鲤鱼 1 条，赤小豆 30 g。

［制法］将鱼去鳞及内脏洗净，与赤小豆同入锅中，加水煮熟。忌用油、盐、醋等调料。早饭食用。

［功效］消肿除满。

［解析］鲤鱼有滋补健胃、利水消肿、通乳、清热解毒、

止嗽下气的功效，对各种水肿、腹胀、少尿、黄疸、乳汁不通皆有益。赤小豆可行血补血、健脾祛湿、利水消肿，食用该汤可除胸中腹内痰饮水气。

姜桂炖猪肚汤

［原料］猪肚 150 g，生姜 30 g，桂枝 3 g。

［制法］猪肚、姜、桂枝放于碗内，加水，隔水炖熟烂后，加胡椒面、盐、味精适量，分 2 次服食。

［功效］发散表邪，健脾化湿。

［解析］猪肚健脾化湿，姜、桂枝、胡椒合用散发表邪。几味合成，可化在内之痰饮，可散在表之水气。

杏仁陈皮羊肉汤

［原料］杏仁 10 g，陈皮 10 g，羊肉 250 g，食盐、姜、葱、五香粉各适量。

［制法］上三味一同放入砂锅，炖烂，加入葱、姜、盐、五香粉适量，煮熟后即可食用。

［功效］健脾益肾，化痰止咳。

［解析］方中杏仁祛痰止咳，陈皮健脾燥湿化痰，羊肉益气补虚、温中暖下。适用于痰湿体质者兼有脾肾阳虚证，如胸胁支满、脘腹喜温畏冷、背寒、头昏目眩、舌苔白滑等症。

薏苡仁菖蒲粥

［原料］薏苡仁 30 g，石菖蒲 15 g，大米 100 g，冰糖

适量。

[制法] 把薏苡仁、大米洗净，将浸泡好的石菖蒲入净布包起，煮粥，待熟后加入冰糖，拌匀即可食用。

[功效] 健脾豁痰，化湿开窍。

[解析] 薏苡仁有利水渗湿、健脾舒筋、清热排脓的功效；石菖蒲性辛、苦、温，可化湿开胃，开窍豁痰，醒神益智。两药相伍适用于体胖痰多、胸闷体倦之多寐的痰湿体质者。

半夏山药粥

[原料] 山药 30 g，清半夏 30 g。

[制法] 半夏温水淘洗数遍，放锅内煎煮约 30 分钟，去渣留清汤。将山药研细末备用，半夏水倒入山药粉中调匀，放锅内文火煮 10 分钟左右，即可食用。

[功效] 燥湿化痰，降逆止呕。

[解析] 半夏性味辛、温，有燥湿化痰、降逆、止呕、消痞散结的功效；山药可健脾，补肺，固肾，益精。两药相配伍适用于痰浊头痛兼见咳嗽、恶心呕吐者。

五仁粥

[原料] 杏仁 10 g，薏苡仁 10 g，紫苏子 5 g，白芥子 5 g，莱菔子 5 g，粳米 250 g。

[制法] 先将紫苏子、白芥子、莱菔子淘洗干净，水煮20 分钟，静置沉淀，滤出药汁待用。杏仁去皮尖，与薏苡仁、

粳米下锅加水，掺入药汁，用中火煮熬成粥。可分几次食用。

［功效］清降肺气，化痰止咳。

［解析］杏仁清降肺气，止咳平喘；薏苡仁清肺排脓，利水渗湿；紫苏子降气、消痰、定喘；白芥子祛痰、利气、消肿；莱菔子祛痰、下气、消积；粳米补中益气，生津润肺。上六味合用，可治疗痰湿体质者饮停胸胁后所致的咳逆气喘、四肢困重、舌苔白腻等症。

桂花茶

［原料］桂花 3～5 朵。

［制法］将桂花放在筛子里冲洗几遍，洗净后的桂花放入杯中，充入刚烧开的沸水，待稍凉后即可饮用。

［功效］美白肌肤，止咳化痰，养生润肺。

［解析］桂花茶的功效是温补阳气、美白肌肤、排解体内毒素、止咳化痰、养生润肺，适用于眩晕、头晕、腰痛、畏寒肢冷、大便溏薄等症。

款冬花茶

［原料］款冬花 9 g，冰糖 15 g。

［制法］将上药放入热水瓶中，以沸水冲泡大半瓶，盖闷 10 多分钟，即可代茶饮用，1 天内分数次饮完。

［功效］止咳化痰，润肺下气。

［解析］款冬花性辛温，功能润肺下气、止咳化痰，为治咳要药。治疗恶寒、咳嗽、咯痰清稀、色白量多等症，药

理研究表明款冬花有镇咳、祛痰、解除支气管痉挛、兴奋呼吸等作用。

玉米须红糖茶

［原料］鲜玉米须 1000 g，生姜片 15 g，红糖 500 g。

［制法］水煎玉米须、生姜片 1 小时后，去渣，文火慢煮浓缩，加入红糖混匀，装瓶备用，可分次服食。

［功效］温化痰饮。

［解析］方中玉米须甘平，利水消饮；生姜、红糖温暖胃肠，温散水饮。合用后起到温胃肠、祛痰饮的功效。适用于痰湿体质者。

第七节　湿热体质药膳调养

一、体质特征

（一）形体特征

形体偏胖或苍瘦。

（二）常见表现

主项：平素面垢油光，易口苦口干，身重困倦，易生痤疮粉刺，舌质偏红，苔黄腻。

副项：体偏胖或苍瘦，心烦懈怠，眼睛红赤，大便短赤，带下增多，脉象多见滑数。

心理特征：性格多急躁易怒。

发病倾向：易患疮疖、黄疸等病症。

对外界环境适应能力：对湿环境或气温偏高的，尤其是夏末秋初，对湿热交蒸的气候较难适应。

日常生活表现：与"痰派"部分相似的湿热体质，在外观上应最好辨认，全身较重的油性皮肤及痤疮为湿热体质明显标志。湿热体质的人，面部和鼻尖总是油光发亮，脸上容易生粉刺，皮肤容易瘙痒。经常感到口苦、口臭或嘴里面有异味，大便黏滞不爽，小便发热发黄。经常会有带下色黄，男性阴囊总是潮湿多汗。湿热体质的人性格比较急躁。

有人认为长痘提示还年轻，因其有"青春痘"之称，然而其实是体内湿热过重，内有郁闭而不通，只好化为"油痘"外出。千万不要以为用香皂洗脸，脸上不搽任何东西就能让这些"油痘"消下去，因为其根在体内，这种体质的人往往偏爱吃辣，越吃越重，痤疮越明显。

二、基础用方

尤氏祛痘汤（自拟方）。

三、调体原则

食忌辛温滋腻，起居避暑湿，运动强度宜大。

四、起居调养

避免居住在低洼潮湿的地方，居住环境宜干燥、通风。不要熬夜，不要过于劳累。盛夏暑湿较重的季节，减少户外活动的时间。保持充足而有规律的睡眠。保持二便通畅，防止湿热聚集，如饮食调养不能解决便秘等问题，应及时就诊。注意个人卫生，预防皮肤病变，如湿疹、疥疮等。

五、运动调养

湿热体质适合做大强度、大运动量的锻炼，如中长跑、游泳、爬山、各种球类、武术等，可以消耗体内多余的热量，排泄多余的水分，达到清热除湿的目的。可进行力量练习，如杠铃和中长跑结合进行锻炼。夏天由于气温高、湿度大，最好选择在清晨或傍晚较凉爽的时段锻炼。

六、精神调养

湿热体质的人性格急躁，外向活泼，常易心烦动怒。五志过急，易于化火，情志过极，暗耗阴血，易于加重湿热体质。故应安闲淡定以舒缓情绪，学会正确对待喜怒苦乐。

七、四季调养

春季宜多做拉伸运动，夏季多喝清热利湿的凉茶，盛夏暑湿较重的季节，要减少户外活动的时间，秋季可多食水果、白粥、蜂蜜水，冬季少进补。

八、饮食调养

湿热体质的饮食调养可选用具有清热利湿作用的食物。食物宜清淡，易于消化，忌食辛辣、厚味、甜腻之品，忌烟酒。改变平时高热量、高蛋白、高脂肪的膳食结构，以及多饮多食的饮食习惯。膳食烹制少用烧烤、煎炸等方法。

（一）主食的选择

宜选用小麦、大麦、荞麦、粟米、薏苡仁、绿豆、小米、赤小豆、蚕豆等谷类食物，其性大多偏凉，可清热、除湿健脾。如常食绿豆粥、薏苡仁粥等。

（二）肉食的选择

因证属湿热，故忌食肥甘厚味，以防其助湿生热。宜选用既可清热，又可健脾、利湿而不燥之品，如猪瘦肉、鸭肉、鸽肉、兔肉、鹌鹑等性质偏凉之品；田螺、蛏、蛤蜊、泥鳅等咸寒、清热利湿之品。

（三）蔬菜的选择

应多食一些具有清热祛湿作用的蔬菜，如绿豆芽、油菜、苦瓜、莴笋、丝瓜、芹菜、马齿苋、小白菜、冬瓜等。

（四）水果的选择

应食用性质偏寒凉，具有清热利湿作用之品，如荸荠、哈密瓜、海棠、梨、枇杷、橙子等水果。

（五）推荐药膳

尤氏灭痘茶

［原料］莲心4根，淡竹叶、桑叶各适量。

［制法］将上几味药开水泡服。

［功效］清心除火祛痘。

［解析］方中莲子心有清心安神、交通心肾、涩精止血的功效，淡竹叶可清热泻火、除烦利尿；桑叶可疏散风热、清肺润燥、清肝明目。三味药合用，可起到清心、降火、祛痘的作用。

泥鳅炖豆腐汤

［原料］泥鳅鱼500 g，豆腐250 g，食盐少许。

［制法］泥鳅鱼去鳃、内脏，洗净，放入锅中，加食盐少许，水适量，清炖至五成熟，加入豆腐，再炖至熟烂即可。吃鱼和豆腐，喝汤，分顿用之。

［功效］清热利湿，调和脾胃。

［解析］方中泥鳅性味甘平，有补中益气、解毒祛湿的功效。豆腐性味甘凉，有调和脾胃、清热生津的功效。本方可用于湿热浸淫、双脚乏力的湿热体质者，如热重于湿者，可加一个苦瓜共炖更增其效。

五叶清炖鸭汤

［原料］藿香叶6 g，荷叶6 g，薄荷叶3 g，枇杷叶6 g，

佩兰叶 6 g，鸭子 1 只，调料适量。

［制法］将鸭子杀后去毛及内脏，洗净，用纱布袋装入上五味药物，加水适量，文火炖熟，加入调料，食肉喝汤。

［功效］醒脾和中，芳香化浊。

［解析］本方藿香叶、荷叶具有芳香化湿、醒脾和中的作用。薄荷叶、枇杷叶轻清宣透余热，又兼配芦尖取其宣畅之义，佩兰叶渗利余湿；鸭肉甘平，养胃滋阴，利水消肿，助药利湿从便而出。方中诸药既有轻宣芳化，祛除余邪之功，又有醒脾和中，用药轻灵之妙。是治疗湿温病初愈后胃脘稍闷、食欲不佳、精神疲倦、舌苔微腻的良方。

大枣茵陈汤

［原料］大枣 50 g，茵陈 60 g。

［制法］大枣、茵陈同放入锅中，加适量水煎煮，煮开后吃枣饮汤即可。

［功效］清热利湿，和胃养血。

［解析］方中茵陈味苦微寒，苦能燥湿，寒能清热，可以祛湿热、利黄疸，配以大枣益气养血，适用于湿热体质者。

薏苡仁莲子粥

［原料］薏苡仁 30 g，莲子 10 g，粳米 10 g。

［制法］先将莲子去皮去心，加水煮熟，再加入薏苡仁和粳米，煮成稀粥，即可食用。

［功效］清热健脾，利湿化浊。

［解析］方中薏苡仁甘淡寒，清热健脾利湿；莲子清心解热安神；粳米性甘、平，补中益气、健脾和胃、除烦渴。肝脾湿重，郁久化热者可常服此粥。

淡竹叶瓜蒌粥

［原料］淡竹叶 30 g，瓜蒌 20 g，粳米 100 g，砂糖少许。

［制法］将瓜蒌放入锅中，注入清水 500 g，加热至沸，沸后 20 分钟加入淡竹叶，再煎 5 分钟，取出药液，用药液煮米至熟成稀粥，放入砂糖，置冷即成。

［功效］清心，祛痰，通便。

［解析］淡竹叶能清热除烦，全瓜蒌宽胸散结、清化痰热、润肺滑肠；粳米除烦止渴。适用于痰火扰心、口渴便秘、性情急躁的湿热体质者。

黄瓜薏米粥

［原料］黄瓜 1 条，薏苡仁 50 g，大米 100 g。

［制法］先将薏苡仁、大米煮熟，再将黄瓜洗净切片后加入锅内煮 2～3 分钟，即可分次食用。

［功效］健脾，清热，利湿。

［解析］方中薏苡仁甘淡凉，有利水渗湿除热、健脾止泻的功效，大米甘平，健脾和胃；黄瓜甘凉，有清热利水解毒之功。三者合用，适用于湿热体质者有恶心欲呕、纳呆、口苦或黏、肢体沉重、大便秘结或大便不爽等症。

木槿花茶

［原料］干木槿花 2～3 朵。

［制法］取一茶匙干木槿花，用一杯滚烫开水冲泡，闷约 10 分钟即可；可酌加红糖或蜂蜜饮用。

［功效］清热利湿，凉血解毒。

［解析］木槿花味甘苦、性凉，具有清热利湿，凉血解毒的功效。木槿花茶有美容、瘦身、降压之功效，特别适合女性饮用。其有益于平衡血脂，增进钙吸收，促进消化，解毒利水，能解除身体的倦怠感，对过量饮酒的人有缓解作用。

金银花茵陈茶

［原料］金银花 2～3 朵，大青叶、茵陈、甘草各适量。

［制法］将金银花、大青叶、茵陈、甘草放入锅中，加水煮开，滤渣，待稍凉后即可倒出饮用。

［功效］清热祛湿。

［解析］方中金银花味甘，有清热解毒、疏散风热的功效，大青叶可清热、解毒，治疗温病热盛烦渴、流行性感冒等有效，茵陈可清湿热，退黄疸，配伍使用很适合湿热体质者。

薄荷荷叶茶

［原料］薄荷 15 g，通草 3 g，荷叶 1 张，茶叶 10 g。

［制法］将薄荷、通草、荷叶、茶叶用沸水冲泡，待温后饮用。

［功效］清热化湿。

　　[解析]本方为治疗湿温夹有暑邪的常用食疗方。方中诸品轻清上浮，入上焦肺卫，既能祛暑，又能化湿，有宣通开胃的功效，并有利尿作用，适用于湿热体质者或暑温初起的人群。

第八节　血瘀体质药膳调养

一、体质特征

（一）形体特征

瘦人居多。

（二）常见表现

主项：平素面色晦暗，皮肤偏暗或色素沉着，容易出现瘀斑，易患疼痛，口唇暗淡或紫。舌质暗，有点、片状瘀斑，舌下静脉曲张，脉象细涩或结代。

副项：眼眶暗黑，鼻部暗滞，发易脱落，肌肤干，或有出血倾向、吐血，女性多见痛经、闭经，或经血中多凝血块，或经色紫黑有块、崩漏。

心理特征：性情急躁，心情易烦，健忘。

发病倾向：易患出血、癥瘕、中风、胸痹等病症。

对外界环境适应能力：不耐受寒邪、风邪。

日常生活表现：与长雀斑、蝴蝶斑、老年斑有密切关系的血瘀体质，称其为"长斑派"。经常为痛经而烦恼的女性就更需注意这种体质，所谓不通则痛，而瘀则不通。如果把血液比作身体里的河，痛经就是因为河道里有淤塞的地方，所以止痛片不管用，热红糖水不管用。如果身体经常出现莫名的瘀青，就更要留意自己的血瘀体质，它可能跟很多种疾病有关。

二、基础用方

血府逐瘀汤。

三、调体原则

食宜行气活血，起居勿安逸，运动促血行。

四、起居调养

作息时间宜有规律，保持足够的睡眠，可早睡早起多锻炼，注意动静结合，不可贪图安逸，加重气血瘀滞。血瘀体质的人有血行不畅的潜在倾向。血得温则行，得寒则凝。血瘀体质者应尽量避免寒冷刺激。

五、运动调养

血瘀体质者，应坚持经常性锻炼，采用有益于气血运行的运动项目，如易筋经、保健功、导引、按摩、太极拳、太极剑、五禽戏及各种舞蹈、步行健身法、徒手健身操等。血瘀体质的人心血管功能较弱，不宜做大强度、大负荷的体育锻炼，应采用小负荷、多次数的锻炼，如出现胸闷、恶心、眩晕等，应及时停止运动，不能缓解者及时就诊。

六、精神调养

血瘀体质的人心情要舒畅。女性常表现为心烦、急躁、健忘，或忧郁、苦闷、多疑。在情志调摄上，应培养乐观情绪，精神愉悦则气血调畅，营卫流通。

七、四季调养

春季建议早睡早起，晨起锻炼，注意保暖。夏季应借气候炎热之天时，温散气血之瘀滞，早晚多做户外运动，避免正午阳光暴晒，宜多出汗，及时补充水液。秋季可适当食用健脾益气、温润滋阴之品，改善皮肤毛发干燥的状态。冬季应防止受寒，居室向阳为佳，温度适宜偏暖，衣着密实。

八、饮食调养

血瘀体质者应避免吃生冷寒性食物，应多吃甘平和甘温的食物。因为大部分蔬菜多属寒凉，因此烹煮时可加葱、生姜、胡椒等辛温料调理，或是和牛肉、羊肉等温热肉类一起烹煮；而在吃过多冰品或寒凉食物后，可喝姜汤、龙眼茶或桂圆茶等来调和。

（一）主食的选择

多吃性味甘平之品，少食寒凉之品。如玉米、粳米味甘性平，可作为血瘀体质者的主食，而小麦、荞麦等性偏寒凉，可适当少食。

（二）肉食的选择

适宜食用的肉类主要以性甘温或性平者为主，牛肉甘温，猪肉味甘咸性平，鸡肉味甘性温，可补血，养五脏，强筋骨，润肌肤，填精髓，皆可作为血瘀体质者的肉类食谱。

（三）蔬菜的选择

可以选择具有理气活血作用的蔬菜，如荠菜、香菜、胡萝卜、橘子、佛手、生姜、洋葱、大蒜、黑木耳、茄子、莲藕等。

（四）水果的选择

可选用具有活血化瘀作用的水果，如山楂、桃子、桃仁、龙眼肉、栗子等。

（五）推荐药膳

尤氏三花茶

［原料］月季花 3 g，玫瑰花 3 g，白菊花 3 g。

［制法］将月季花、玫瑰花、白菊花用沸水冲洗干净后，泡茶饮用。

［功效］消斑散瘀。

［解析］月季花有活血调经、散毒消肿的功效，玫瑰花理气解郁、活血散瘀止痛，白菊花清热解毒，三花合用可以消斑散瘀。适用于调理月经不调、痛经、经前期紧张综合征、围绝经期综合征等。

香芎鸡汤

［原料］鸡肉200 g，香附15 g，川芎15 g，葱、姜、盐各适量。

［制法］将上药用纱布袋装好扎口，用清水稍加浸洗，备用。将鸡肉洗净连同药袋放入锅中，加水适量，待烧开去浮沫，加入葱、姜，炖至鸡肉熟烂，捞出药袋和葱姜，加盐适量即成。

［功效］疏肝理气，补益化瘀。

［解析］方中香附、川芎疏肝理气、活血化瘀，又与血肉有情之鸡肉同炖，寓理气化瘀于补益之中。适用于气滞血瘀而兼有血虚的人群。

当归牛肉汤

［原料］当归10 g，川芎15 g，生山楂15 g，鲜牛肉50 g。

［制法］先将当归、川芎入砂锅文火煮20分钟，取药汁，加水至600 mL，再将牛肉（切成丁）、山楂（切片）用文火煮至牛肉烂后，入姜、葱、盐少许，趁热食肉喝汤。

［功效］活血化瘀，行气止痛。

［解析］方中当归、川芎活血行气止痛，生山楂散瘀血，

鲜牛肉补中益气，强健筋骨，滋养脾胃。适用于体弱有瘀血腰痛者。

月季花汤

［原料］开败的月季花3～5朵，红糖20g，水300mL。

［制法］将月季花洗净加水300mL，小火煮至150mL，加入红糖，温服。

［功效］活血，化瘀，止痛。

［解析］月季花经临床验证有活血化瘀、通络行气止痛的功效，红糖缓急止痛调味。本方适用于血瘀体质者伴有宿伤瘀血腰痛和创伤性劳损腰痛等症。

黑豆川芎粥

［原料］黑豆25g，川芎10g，粳米50g，红糖20g。

［制法］将黑豆、川芎、粳米一起放入锅中，加入适量水，煮开后小火慢熬，加入红糖调味，稍凉即可食用。

［功效］活血祛瘀，行气止痛。

［解析］黑豆有补肾养血、清热解毒、活血化瘀、乌发明目的功效，川芎可活血行气、祛风止痛，与粳米同熬，加强补中健脾之功，加入少许红糖和血化瘀、调经。本粥适用于腹痛经久不愈，疼痛如针刺，拒按，痛处固定不移，舌质紫暗，脉细涩等症。

桃仁粥

［原料］桃仁20g，粳米100g，红糖适量。

［制法］桃仁浸泡后，去皮弃尖，洗净后加入适量冷水，武火煮沸，改文火慢煎。30分钟后，除去药渣，将粳米洗净加入药汁中煮粥。粥熟加入红糖适量，即可食用。

［功效］活血行瘀，润燥滑肠，兼以通络止痛。

［解析］桃仁可活血化瘀，润肠通便；红糖能温通血脉而止痛，粳米味甘性平，能益脾和胃，全方具有祛瘀通经、活血止痛、滋养脾胃的功效。适用于肝内瘀血停滞而致胁痛者，冠心病、心绞痛所引起的胸闷刺痛、心悸气短等症。

薤白丹参粥

［原料］薤白15 g，丹参20 g，桃仁20 g，粳米100 g，冰糖适量。

［制法］将薤白、丹参、桃仁煎沸20分钟，去渣留汁，放入粳米，将熟时加入少许冰糖，煮成粥后即可食用。

［功效］活血，理气，止痛。

［解析］本方为气滞血瘀型痛经的止痛方。方中薤白通阳下气止痛；丹参、桃仁活血化瘀止痛；少佐粳米、冰糖补中。共奏温阳下气、化瘀止痛之功。一般宜在月经前服用。

月季花茶

［原料］月季花5 g，红糖50 g。

［制法］将月季花用清水300 g煎煮，沸后3分钟去渣，放入红糖再煮一沸即可，酌量代茶饮用。

［功效］活血，通经，理气。

［解析］月季花味甘性温，有活血祛瘀、通经活络的功能，兼有行气之功，对于瘀血气滞所致的病症，均可酌情选用；红糖味甘性温，亦有化瘀血通经脉的效用。两味相合为饮料，可随时服用。

鸡冠花茶

［原料］鸡冠花 3～5 g。

［制法］一茶匙鸡冠花茶，用一杯滚烫开水冲泡，闷约10 分钟即可；可酌加红糖或蜂蜜饮用。

［功效］活血化瘀，凉血止血。

［解析］鸡冠花茶性凉，味甘、涩，有收涩止血，止带，止痢，活血化瘀的功效。可用于治疗瘀热所致的吐血、崩漏、便血、痔血等病症。

韭菜红糖茶

［原料］鲜韭菜 30 g，月季花 3～5 朵，红糖 10 g，黄酒10 mL。

［制法］将韭菜和月季花洗净压汁，加入红糖，兑入黄酒冲服。

［功效］理气，活血，止痛。

［解析］方中韭菜辛温，理气行血，止痛，有益肝、散滞等作用，可做辅助食疗；月季花味辛微凉，清香芬芳，有很好的行气活血作用。适用于血瘀体质的痛经、腰痛等病症。

第九节 气郁体质药膳调养

一、体质特征

（一）形体特征

形体瘦的人较多。

（二）常见表现

主项：性格内向不稳定，忧郁脆弱，敏感多疑，对精神刺激适应能力比较差，平时面貌忧郁，神情时常烦闷不乐。

副项：胸胁部胀满或走窜疼痛，多善太息，或嗳气呃逆，或咽间有异物感，或乳房胀痛，睡眠较差，食欲减退，容易受到惊吓，健忘，痰多，大便多干，小便正常。舌淡红、苔薄白，脉象弦细。

心理特征：性格内向不稳定，忧郁脆弱，敏感多疑。

发病倾向：抑郁症、脏躁、百合病、不寐、梅核气、惊恐等病症。

对外界环境适应能力：对精神刺激适应能力较差，不喜欢阴雨天气。

日常生活表现：此类人的表现称其为"郁闷派"，常感闷闷不乐，情绪低沉，容易紧张，焦虑不安，多愁善感，感情脆弱，容易感到害怕或受到惊吓，常感到乳房及两胁部胀痛，常用胸闷的感觉，经常无缘无故地叹气，咽喉部经常有堵塞感或异物感，容易失眠。

二、基础用方

逍遥散。

三、调体原则

食宜疏肝理气，起居宜动不宜静，宜参加群体运动。

四、起居调养

气郁体质的人不要总待在家里，应尽量增加户外活动，如跑步、登山、游泳、武术等。居住环境应安静，防止嘈杂的环境影响心情。保持有规律的睡眠，睡前避免饮用茶、咖啡等提神饮料。

五、运动调养

气郁体质锻炼的目的是调理气机，舒畅情志。增加户外活动，坚持较大量的运动锻炼，大强度、大负荷的练习是一种很好的发泄式锻炼，如跑步、登山、游泳、打球、武术等，有鼓动气血、舒发肝气、促进食欲、改善睡眠的作用。

六、精神调养

气郁体质的人性格内向不稳定，忧郁脆弱，敏感多疑。在情志调摄上，应培养乐观情绪，精神愉悦则气血调畅，营卫流通。

七、四季调养

气郁体质的四季调养，以春季为主。春季一定要舒展形体，舒展自己的情绪，春季是借助自然之力来改善气郁体质的黄金季节。多听一些欢快的、振奋的音乐，使自己身心舒展；多去旅游，徜徉于自然山水之间。

八、饮食调养

在饮食调补上应该以清淡爽口为宜，选择多种的色香味来变化饮食结构以增进食欲，不宜食油腻厚味之品，以防气机壅滞，而蔬菜大多清淡疏利，可以多食用。肉类、蛋类等补益作用较好的食物可以调节气郁体质之人的正气，但在调补时要随证选用，不可过量。

（一）主食的选择

小麦、荞麦、高粱、粳米、糯米、粟米、绿豆等食物，可以健脾胃，在气郁体质的膳食调补中选用，既可以防治因气郁所致的食欲不振等症，同时又可以增强脾胃运化功能，使气机舒畅。

（二）肉食的选择

火腿、猪肝、瘦肉、鸡肉、蛋类、牛奶等食物营养丰富，易于吸收，适当选用可以调补气郁体质之人的营养不良，增强体质，从而有利于气郁体质的改善。临睡前喝一杯牛奶，有助于提高失眠患者的睡眠质量。

（三）蔬菜的选择

蔬菜中诸如芹菜、白菜、金针菜、莴苣、茴香菜、白萝卜、百合、冬瓜、苦瓜、荠菜等气味芳香，清淡疏利作用明显，适宜于气郁体质的调补。有些食用菌类更是味道鲜美，营养丰富。

（四）水果的选择

气郁体质的人适宜吃金橘、柑橘、柚子，要少吃具有收敛酸涩作用的水果，如石榴、乌梅、杨梅、草莓、阳桃、李子、柠檬等。

（五）推荐药膳

尤氏开心三花茶

［原料］玫瑰花、月季花、杭菊花各适量。

［制法］将玫瑰花、月季花、杭菊花用沸水冲洗干净后，泡茶饮用。

［功效］理气散瘀。

［解析］玫瑰花有理气解郁、活血散瘀止痛的功效，月季花活血调经、消肿解毒，杭菊花疏散风热、养肝明目、清热解毒，三药合用，共奏理气散瘀之功。

菊花鸡肝汤

［原料］银耳 15 g，菊花 10 g，茉莉花 24 朵，鸡肝 100 g。

［制法］将银耳、菊花、茉莉花、鸡肝一同倒入锅中，加适量清水，大火煮开后转小火慢熬 30 分钟，稍凉后即可

食用。

［功效］疏肝清热，健脾宁心。

［解析］茉莉花有理气、开郁、辟秽、和中的功效，银耳补脾开胃、益气清肠、安神补血，菊花祛散风热、清热明目、平肝解毒，鸡肝有补肝明目、养血祛瘀的作用，几味药合用有疏肝清热、健脾宁心的功效。

香附海带排骨汤

［原料］海带适量，陈皮 10 g，香附 10 g，猪排骨、食盐各适量。

［制法］将海带用清水浸泡发透，清洗干净，切块；猪排骨适量洗净，斩块；陈皮、香附洗净，用纱布包好。将全部用料放入锅内，加清水适量，文火煮 1.5～2 小时后去药包，加食盐调味即可。

［功效］疏肝行气。

［解析］海带中的优质蛋白质和不饱和脂肪酸，对心脏病、糖尿病、高血压有一定的防治作用。陈皮有理气健脾、燥湿化痰的功效，香附可行气解郁、调经止痛，猪排骨有滋阴润燥、益精补血的作用，该药膳适用于更年期烦躁易怒等症。

生蚝猪肉汤

［原料］新鲜生蚝肉（牡蛎肉）150 g，猪瘦肉 150 g，精盐适量。

［制法］将猪瘦肉切块与新鲜生蚝肉加水适量煲汤，精盐调味以佐药膳，即可食用。

［功效］养血，安神，定志。

［解析］方中生蚝肉甘咸平，能滋阴养血、益心除烦。崔禹锡《食经》说它能"治夜不眠，志意不定"。猪瘦肉甘咸平，能补肾、滋肝、养血。二味煲汤可用于治疗虚烦不眠、心神不宁、血虚心悸怔忡等症。

橘皮半夏粥

［原料］橘皮 6 g，半夏 10 g，白米 100 g。

［制法］橘皮、半夏水煎 20 分钟去渣留汁备用，白米洗净熬粥，快熬开时把备用的药汁倒入粥中搅匀，再煮片刻即可。

［功效］理气解郁，燥湿化痰。

［解析］方中橘皮辛苦温，能理气醒脾、燥湿化痰，半夏辛温，功专燥湿化痰、降逆止呕，白米甘平，以护胃气。三者合用相得益彰，共奏理气解郁、燥湿化痰的功效。

梅花粥

［原料］红梅花 5～10 g，粳米 50～100 g。

［制法］粳米煮成粥，离火前，加梅花同煮片刻即成。

［功效］清肝解郁，平肝止痛。

［解析］红梅花性味平而酸涩，据《饮片新参》中记载，本药膳功能清肝解郁、平肝止痛，故适用于气郁体质。

甘麦二枣粥

［原料］甘草 25 g，小麦 50 g，大枣 10 个，酸枣仁（炒）15 g，粳米 100 g。

［制法］将甘草、小麦、大枣、酸枣仁煎沸 20 分钟，去渣留汁，放入粳米煮熟即可食用。

［功效］甘润滋补，养心安神。

［解析］方中小麦补益心气；大枣、甘草、粳米润燥缓急，益肝养血；更以酸枣仁宁心安神。适用于气郁体质者兼见忧郁伤神、睡眠欠佳、多梦等症。

玫瑰花茶

［原料］玫瑰花瓣 6～10 g。

［制法］将玫瑰花瓣放茶杯内，冲入沸水，闷片刻后代茶饮。

［功效］疏肝解郁，理气止痛。

［解析］玫瑰花甘微苦温，功专理气解郁、疏肝止痛。此法简便，随即可行，常用于调理经前期紧张综合征、围绝经期综合征，或治疗月经不调等。

玳玳花茶

［原料］干玳玳花 5～10 g。

［制法］干燥的玳玳花茶，用一杯滚烫开水冲泡，闷约 10 分钟后即可；可酌加冰糖或蜂蜜饮用。

［功效］疏肝和胃，理气解郁。

［解析］玫玫花味甘、微苦，有疏肝和胃、理气解郁的功效。常用于调理肝郁气滞所致的月经不调、乳房胀痛、下腹疼痛等证。

决明子菊花茶

［原料］决明子 10 g，菊花 10 g。

［制法］将决明子研碎与菊花同放入杯内，沸水冲泡，闷片刻，即可饮用。

［功效］泻肝，降火，通便。

［解析］方中决明子味苦、甘、咸，性微寒，气禀轻扬，能升能降，既能清肝明目，又可降火通便；菊花味苦、甘，性微寒，能散风清肝。二药相合，对肝郁化火之性情急躁易怒、头痛、目赤、口苦咽干、大便秘结者最为适宜。

第十节　特禀体质药膳调养

一、体质特征

（一）形体特征

无特殊，或有畸形，或有先天生理缺陷。

（二）常见表现

遗传性疾病有垂直遗传、先天性、家族性遗传；胎传性疾病为母体影响胎儿个体生长发育及相关疾病特征。

心理特征：因禀质特异情况而不同。

发病倾向：过敏体质者易药物过敏，易患花粉症；遗传疾病，如血友病、先天愚型及中医学所称"五迟""五软""解颅"等；胎传疾病，如胎寒、胎热、胎惊、胎肥、胎痫、胎弱等。

对外界环境适应能力：适应能力差，如过敏体质者对气候、异物不能适应，易复发。

日常生活表现：主要包括以下3种。第一种是遗传病体质，指由先天性和遗传因素造成的一种体质缺陷，这类人很难治愈；第二种是胎传体质，就是母亲在妊娠期受到不良影响，传到胎儿所造成的一种体质；第三种是过敏性体质，如各种变应性鼻炎、过敏性哮喘、过敏性紫癜、湿疹、荨麻疹，这一种属于可以调治的范围，称其为"过敏派"。此类人不感冒也会经常鼻塞、打喷嚏、流涕，易患哮喘，易对药物、食物、气味、花粉过敏，皮肤易出现荨麻疹。

二、基础用方

玉屏风散、麻杏石甘汤。

三、调体原则

食宜益气固表，起居避免过敏原，加强体育锻炼。

四、起居调养

居室宜通风良好。保持室内清洁，被褥、床单要经常洗晒，可防止对尘螨过敏。室内装修后不宜立即搬进居住。春季不宜频繁外出，忌养宠物，以免对动物皮毛过敏。起居应有规律，保持充足的睡眠时间。

五、运动调养

积极参加各种体育锻炼，增强体质。天气寒冷时，锻炼要注意防寒保暖，防止感冒。

六、精神调养

特禀体质的人因为对外界的适应能力较差，会表现出不同程度的内向、敏感、多疑、焦虑、抑郁等心理反应。应正确看待自己的体质特点，不应为此感到焦虑、自卑，把自我的防护看作是日常生活的一部分，多与人交往，心胸宽阔，有包容心，保持乐观向上的生活状态。

七、四季调养

特禀体质者四季都应防止接触过敏原。比如春季，气候多风，万物复苏，柳絮、花粉随风飞散，特禀体质者出门时应注意戴好口罩、纱巾，减少接触。秋季气候转凉，易产生过敏性哮喘、变应性鼻炎等症状，应注意及时增添衣物，避免在清晨及夜晚在户外活动。

八、饮食调养

特禀体质大多是不可逆的，但可以通过预防和医疗措施进行修正和减轻。特禀体质因疾病种类的不同，可以采取相应的食物、中药以及药膳来进行保健。下面介绍几种常见的特禀体质疾病的饮食调养。

（一）肥胖症

肥胖症的表现是热量以脂肪形式储存在体内，造成体重增加，导致机体发生一系列病理生理变化的病症。平时可多食用五谷杂粮，如薏苡仁、玉米、荞麦、燕麦，菜类如黄瓜、冬瓜、白萝卜、黄豆及豆芽、洋葱、山楂、山药、海带、魔芋、芹菜、荷叶、绿豆，肉类如兔肉、鹌鹑等。

（二）变应性鼻炎

变应性鼻炎又称过敏性鼻炎，是全身变态反应发生在鼻黏膜的局部表现，发病机制相当于I型变态反应，临床以经常频频作嚏、鼻痒不舒、鼻流清涕为主要表现。变应性鼻炎在避免变应原的同时，可以进行食疗。平时注意多吃补益肺气之物，如鹌鹑、燕窝、木耳、银耳、柿饼、花生、核桃、百合、松子等。慎食鱼、虾、蟹类食物。总体来说，饮食宜清淡、均衡，粗细搭配适当，荤素配伍合理。

（三）推荐药膳

尤氏固表养生煲

［原料］黄芪 20 g，莲子 15 g，山药 15 g，黑豆 15 g，乌鸡肉 100 g，生姜 3 片。

［制法］将以上食材洗净放入锅中煲汤，煮开后小火慢熬，趁热食用。

［功效］益气养血，扶正固表。

［解析］黄芪益气固表、敛汗、补益肺脾，莲子补脾止泻、止带、益肾涩精、养心安神，山药健脾、补肺、固肾、益精，黑豆养阴补肾、健脾祛湿、清热解毒，乌鸡肉有滋阴补血、增强免疫力、抗衰老、防癌的功效，上几味药合用，起到益气养血、扶正固表的作用。

黄芪栗子鸡汤

［原料］老母鸡 1 只，黄芪 50 g，栗子 100 g，葱白 20 g，生姜 10 g。

［制法］母鸡开膛洗净去内脏，栗子去皮洗净，葱白切段，加入黄芪，锅中入适量水，大火熬开，小火慢炖 30 分钟，稍凉后即可食用。

［功效］益气固表，祛风散寒。

［解析］母鸡甘温，温中益气；黄芪固卫御风，栗子甘温，补血益气；葱白辛温，发表通阳；生姜辛温，发表散寒。该药膳适用于卫气不足、易感风寒的荨麻疹等特禀体质者。

川芎白芷鱼头汤

[原料] 鳙鱼头 1 个,川芎 15 g,白芷 15 g,生姜 3 片。

[制法] 将鱼头去鳃,洗净沥干水,起油锅下鱼头煎至微黄,铲起;川芎、白芷、生姜分别用清水洗净。将全部用料一齐放入炖盅内,加开水适量,炖盅加盖,用文火隔水炖 2~3 小时,调味食用。

[功效] 补虚活血,祛风通窍。

[解析] 鳙鱼性温、味甘,具有疏肝解郁、健脾利肺、补虚弱、祛风寒的功效;川芎活血行气,祛风止痛;白芷散风除湿通窍,止痛,消肿,排脓。该药膳适用于变应性鼻炎患者,体虚,易复发,易感冒,气短,心悸等。

黄芪橘皮荷叶汤

[原料] 黄芪 15 g,橘皮 15 g,荷叶 1 张。

[制法] 先将黄芪、橘皮煎汤去滓,加入荷叶热浸,取汤。佐餐饮用,或代茶饮。

[功效] 补气,升清,化痰。

[解析] 方中黄芪补气,橘皮祛湿化痰,荷叶升清。本方适用于变应性鼻炎脾肺气虚证,脾虚不运、肺虚不补、湿邪停滞为患,可用本方祛湿补气升清以复脾肺之职。

葱白生姜粥

[原料] 生姜 6 g,连须葱白 6 根,糯米 60 g,米醋 10 mL。

[制法] 生姜洗净,切成细丝;葱白洗净,切成葱花;

糯米淘洗干净。糯米、生姜、葱白放入锅内，加清水 800 mL，置武火上烧沸，再用文火炖煮 35 分钟，加入适量米醋即可食用。

［功效］祛风散寒，宣通鼻窍。

［解析］生姜有解表散寒、温中止呕、温肺止咳、解毒的功效，葱白有发汗解表、发散风寒、通上下阳气的功效，糯米可补中益气、健脾止泻。三味合用，适用于外感风寒型变应性鼻炎患者。

胡桃粥

［原料］核桃（胡桃）15 个，粳米 60 g。

［制法］核桃仁、粳米洗净加水，煮成稀粥。

［功效］温肾纳气，益气养血。

［解析］核桃仁有补肾、固精强腰、温肺定喘、润肠通便的功效，主治肾虚喘嗽、腰痛脚弱、阳痿遗精、小便频数、石淋、大便燥结。粳米主益气，止烦，止泻。胡桃粥适用于虚寒型过敏性哮喘的巩固期。

冬瓜莲子粥

［原料］冬瓜（去皮、瓤）300 g，莲子（去皮，心）200 g，调料适量。

［制法］先将莲子泡软，与冬瓜同煮成粥，待熟后加调料，即可食用。

［功效］健脾除湿，利尿清热。

［解析］方中冬瓜清热除烦，利水渗湿；莲子甘平，健脾益气，除湿安神。可用于预防荨麻疹的湿热内蕴证所致的皮肤瘙痒、迭起红斑等症。

黄芪茉莉花茶

［原料］黄芪 10 g，茉莉花 3 g。

［制法］把材料洗净，一起装入茶包袋中，加温开水浸泡 30 分钟即可饮用。

［功效］补气温中，增强免疫。

［解析］黄芪有益气固表、敛汗的功效，茉莉花理气止痛、温中和胃、强化免疫系统。长期饮用该茶可预防电脑辐射影响人体的循环、免疫、生殖和代谢功能，减少电磁波诱发癌症的机会。

薰衣草柠檬茶

［原料］薰衣草干花蕾 5～6 颗，柠檬片或柠檬汁适量。

［制法］将干燥的薰衣草花蕾、柠檬片一起放入茶杯中，加入沸水加盖 5～10 分钟，如果是与柠檬汁一起搭配，待茶呈淡绿色温凉后加入即可。

［功效］安神助眠，消除疲劳。

［解析］薰衣草具有安神促睡眠，促进血液循环，增强免疫力，抗病毒的作用；柠檬可利尿，促进消化和血液循环，缓解头痛。两味合用有滋养、缓解压力和消除疲劳的功效。

姜糖茶

［原料］生姜（切片）15 g，红糖 30 g。

［制法］水一碗，加入生姜，煮沸 2 分钟后，再加入红糖煮 1 分钟，即可趁热饮用。

［功效］辛散发汗，解表散寒。

［解析］本方是民间治疗风寒感冒的常用方。方中生姜辛温发表散寒，红糖甘温缓急调味，可防生姜辛温发散之力太过；生姜还具有良好的止呕作用，故适用于易患风寒感冒的特禀体质人群。

膳养生活

全国名中医尤昭玲
细说女性药膳

主编——尤昭玲 谈珍瑜 李晓屏

CTS K 湖南科学技术出版社

膳养生活

全国名中医尤昭玲
细说女性药膳

主　编＿尤昭玲　谈珍瑜　李晓屏

副主编＿游　卉　徐则林

编　委＿刘文娥　邹芝香　曾　晶　曾律滔

　　　　李　姣　邱冉冉　邱乐乐　尹飞鸿

　　　　宾　悠　唐　丽　蔡嘉洛　邓　旭

　　　　任木千子　田梦影　陈　双　张紫娟

CS K 湖南科学技术出版社 · 长沙

全国名中医尤昭玲简介

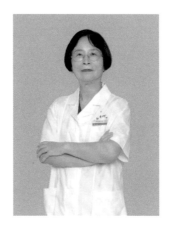

　　全国名中医、二级教授、主任医师、博士研究生导师、博士后合作导师、享受国务院政府特殊津贴专家，湖南中医药大学第一附属医院终身教授，世界中医药联合会妇科分会会长，中华中医药学会妇科分会名誉主任委员，世界中医药联合会生殖医学会名誉会长，中国中医药信息学会妇幼健康分会名誉会长，广东省泌尿生殖协会女性生殖医学分会名誉主任委员。

　　从医50余年，立足临床，德艺双馨。提出"生殖链-终端效应"临证假说，所创"中医妇科生殖五论"及"辅助生殖技术中医调治三期三法"指导女性生殖病证临床诊疗，疗效显著，积累了丰富的临床经验。

　　主持国家及部、省级重大科研项目12项，获国家及部、省级科技进步奖9项。主编学术著作23部，其中担任国家首版规划教材《中西医结合妇产科学》主编、《中医妇科学》副主编。公开发表学术论文200余篇。精心编著《尤昭玲妇科临证药对》《尤昭玲女科临证心悟》《尤昭玲妇科临证用方》《尤昭玲中医调治女人病》。

　　作为国家中医药管理局重点学科中医妇科学学术带头人，注重学术传承和发展。尤昭玲全国名中医传承工作室，作为辐射全国、培养中医妇科传承型人才的流动站，其弟子遍布全国，通过学历教育、师承带徒、项目培育、继续教育培训、巡讲指导等多种方式培养人才，先后培养境内外硕士研究生147名，博士研究生58名，博士后8名；全国名老中医药专家学术经验继承人2名；省级学术继承人37名；国家中医药管理局全国第三、第四、第五优秀中医临床人才24名。近5年受邀赴全国各地妇科学术会议专题演讲百余场，曾先后赴美国、日本、北欧、法国、德国、澳大利亚、新加坡等地授学，在中西医妇科学术界产生了很大的学术影响。

第五章

既病防变，药膳辅治

第一节　月经病的药膳辅治

　　月经是胞宫周期性出血的生理现象，女性的月经，是气血阴阳的晴雨表。气血充沛、运行流畅、阴阳平衡、寒热适中、情志舒畅才有真正的"生理期"。现代社会提倡男女平等，现代女性从家庭走向社会，和男人共同承担起家庭和社会的双重责任。这就使现代社会中的女性面对更多的压力。女性月经病的发病率呈逐年上升的趋势，严重影响了女性的身心健康，成为临床上的难题。中医药在调整女性月经周期，改善女性月经症状及伴随症状方面具有较好疗效，受到了广泛关注。在中医辨证论治的指导下，药膳将中药与食物配伍，烹饪加工成既具有营养价值，又兼药用价值的膳食，更适合日常服用。

尤氏月经量少药膳

　　月经周期基本正常，经量明显减少，甚至点滴即净；或经期缩短不足两天，经量亦少者，均称为"月经过少"。属月经病。月经过少常与月经后期并见，常伴体重增加。该病发生于青春期和育龄期者可发展为闭经，发生于更年期者则往往进入绝经。尤昭玲教授经过长期临床经验观察与总结，根据月经量少的临床分型，结合具体症状，运用中医药膳切入治疗。中医学认为"经本于肾"，"经水出诸肾"，肾为天癸、冲任、胞宫之根本，肾虚为经病之本，调经重在补肾。尤昭玲教授在临证中，以补肾为主，改善卵泡质量、增加子宫内膜厚度，辅以健脾益气，养阴生津以资养内膜、改善内膜气血，以增加月经量。

一、临证指南

（一）辨证要点

根据月经周期的不同阶段，可分为卵泡期、月经期。卵泡期，即经后期，始基卵泡阶段的卵细胞开始发育，子宫内膜呈增生状态。若体内雌激素水平低下，子宫内膜受损，子宫内膜薄，进而导致月经期子宫内膜剥脱出血量少，出现月经过少。据此，尤昭玲教授从不同时期的临床特点出发，从中医角度辨证施治，选膳组煲，以增加月经量。

兹分期介绍尤氏调经煲如下：

（二）分期论治

1. 卵泡期

养泡煲

[治法] 补肾健脾，增液养泡。

[组成] 党参 10 g，酒黄精 10 g，山药 10 g，龙眼肉 5 g，

三七花 5 g，莲子 10 g，石斛 4 g，黄芪 10 g。

［制作与服法］选用肉类洗净，切小块，胡椒拍碎，与（党参 10 g、酒黄精 10 g、山药 10 g、龙眼肉 5 g、三七花 5 g、莲子 10 g、石斛 4 g、黄芪 10 g）、生姜共入砂锅中。加水适量，武火煮沸 20 分钟，文火煲至肉类熟透，取一小碗煲汁，食前加入香葱、食盐调味。

［解析］党参味甘，性平，归肺、脾经，有补中益气、生津养血的作用，可以用于中气不足所致的食少、便溏、脘腹胀满、神疲乏力、四肢倦怠等气虚的症状，也可用于肺气虚所导致的气短、咳嗽、乏力、言语无力、声音低等症状的调理。因党参既能补气又能补血，用于气虚不能生血，血虚无以化气而导致的面色苍白、面色萎黄、乏力、头晕、耳鸣、心悸、失眠等症状的调理，具有益气养血的作用。党参也有益气生津的作用，此处用以为君药，起健脾益气养阴生血之效。酒黄精甘平，归脾、肺经，具有补脾润肺、补益气阴、滋养精血的作用，对于脾胃虚弱的倦怠、乏力、疲劳、腹胀、纳呆，可以配合党参、山药、黄芪一同使用。石斛味甘，性微寒，归胃、肾经，具有益胃、生津、滋阴清热之效。酒黄精滋养精血，石斛养阴生津，两药配伍以滋血之化源。龙眼肉味甘、温、平，补心脾，益气血，健脾胃，补精血，养肌肉。莲子味甘、涩，性平，归脾、肾、心经，补脾止泻，止带，益肾涩精，养心安神。三七有很高的药用价值，《本草

纲目拾遗》："人参补气第一，三七补血第一，为中药之最珍贵者。"三七是我国传统的珍贵药材，作为药食同源植物，在过去的600多年使用历史中，中医学认为三七具有活血、止痛、止血、祛瘀、消肿等功效。三七花又称田七花，是三七全株中三七皂苷含量最高的部分，味甘，性凉，归肝、肾经，清热，平肝，其不仅能补血，又能疏肝通络，改善卵巢血运。

2. 月经期

桂圆红枣茶

［治法］调经活血，补血养颜。

［组成］龙眼肉20 g，大枣10 g，玫瑰花10 g，红糖适量。

［制作与服法］将洗净的大枣（红枣）和龙眼肉（桂圆）放入锅里，倒入一碗半的水，盖上锅盖烧开水，水烧开后加入红糖转换成小火熬10分钟，加入玫瑰花焖泡5分钟即可。

［解析］龙眼肉是一种滋补佳品，它含有丰富的优质蛋白质，经常食用可以为身体补充胶原蛋白，让皮肤弹性增强，可以起到美容养颜、延缓衰老的作用。龙眼肉中含有丰富的葡萄糖、铁质，可以促进骨髓对血红蛋白的合成，具有补血、造血作用。经期经常吃一些龙眼肉，能起到补血益气、安神助眠、调养身体的作用。大枣自古以来就被列为"五果"（桃、李、梅、杏、枣）之一，最突出的特点是维生素含量非常高，补益脾胃，滋养阴血，养心安神，缓和药性。大枣富含蛋白质、脂肪、糖类、胡萝卜素、B族维生素、维生素C、维生

素 P 以及磷、钙、铁等成分，其中维生素 C 的含量在果品中名列前茅，有"天然维生素丸"之美称。玫瑰花是很好的药食同源的食物，含有丰富的维生素 A、维生素 C，维生素 B、维生素 E、维生素 K 以及丹宁酸等，能改善内分泌失调、消除疲劳、舒缓情绪、调气血、促进血液循环、美容养颜、调经血、利尿。玫瑰花具有理气养血、活血散瘀的功效，月经期服用玫瑰花能够抒发体内的郁气，疏肝减压、平复情绪、改善失眠。

三七花乌骨鸡汤

［治法］化瘀生血，补虚养脾。

［组成］三七花 10 g，乌鸡肉 500 g，料酒 10 mL，胡椒粉 2 g，精盐 3 g，生姜 6 g。

［制作与服法］将乌鸡肉洗净，切成方块，生姜切片。将乌鸡肉、料酒、生姜放入炖锅内，加清水适量，先用武火烧沸，再用文火煮 50 分钟，放入三七花，焖煮 10 分钟，放入胡椒粉、精盐即成。

［解析］乌鸡肉质细嫩，滋味鲜美，蛋白质含量较高，且易被人体吸收利用，有增强体力，强壮身体的作用，所含对人体生长发育有重要作用的磷脂类，是中国人膳食结构中脂肪和磷脂的重要来源之一。且鸡的全身都是药，有益五脏，补虚损，补虚健胃、强筋壮骨、活血通络、调月经、止白带等作用。三七花既能补血，又能疏肝通络。三七花乌骨鸡汤

健脾养心，益气养血，疏肝理气，适用于气血不足而致月经过少，经色稀淡，头晕眼花，心悸怔忡，面色萎黄，少腹空坠，舌质淡红，脉细。特别适合长期喝，对人体而言能够提高抵抗疾病的免疫力，加强对细菌和病毒的抵抗力。

归芎艾叶蛋

[治法] 行气活血，温经通闭。

[组成] 全当归 10 g，川芎 6 g，艾叶 10 g，鸡蛋 2 个，生姜、红糖各适量。

[制作与服法] 将全当归、川芎、艾叶、生姜洗净，与鸡蛋同放入砂锅内加水烹煮，鸡蛋熟后去壳，放入继续煮片刻，去药渣加红糖调味即可。食蛋饮汤，每天 1 剂，分 2 次服用，连用 7 天为 1 个疗程。

[解析] 鸡蛋味甘、性平、无毒，含丰富蛋白质，主要为卵白蛋白和卵球蛋白，其中含有人体必需的 8 种氨基酸，人体容易吸收。每 100 g 鸡蛋含脂肪 11～15 g，主要集中在蛋黄里，也极易被人体消化吸收，蛋黄中含有丰富的卵磷脂、固醇类、卵磷脂以及钙、磷、铁、维生素 A、维生素 D 及 B 族维生素。这些成分对增进神经系统的功能大有裨益，因此，鸡蛋又是较好的健脑食品。当归补血调经，活血散寒，消肿止痛生肌，润肠通便，为补血要药、妇科要药。川芎为"血中气药"，活血行气、祛风止痛，上行头目，中开郁结，下调经水。艾叶温经散寒，化瘀止痛，祛湿止痒。三药合用，温

经散寒，行气止血，化瘀止痛。

二、注意事项

日常调护注意：

1. 作息规律，饮食卫生，营养均衡。

2. 情绪稳定，不紧张、不纠结、不焦虑、不急躁。

3. 合理控制体重，适量运动，拒绝节食减肥；注意防寒保暖，以免感冒、发热；保持大便通畅，勿结勿稀。

4. 勿按摩、桑拿，勿剧烈运动，保持行动平缓且安全。

5. 禁止擅自服用保健品或不明成分的其他药物。

尤氏崩漏药膳

崩漏是月经的周期、经期、经量发生严重失常的病证，其发病急骤，暴下如注，大量出血者为"崩"；病势缓，出血量少，淋漓不绝者为"漏"。可发生在月经初潮后至绝经的任何年龄，足以影响生育，危害健康。中医学认为，崩漏多与先天体质差、外感热邪、饮食不当、情绪刺激等因素有关。崩漏日久可出现贫血，甚至失血性休克，应早发现、早治疗。相当于西医病名异常子宫出血。尤昭玲教授在经过长期临床经验观察与总结后，根据崩漏的辨证分型，运用中医药膳切入辅助治疗。崩漏常见证型为脾虚型、血虚型、血热型、血瘀型。兹分型介绍尤氏止血煲。

一、临证指南

（一）辨证要点

崩漏是月经的量、期发生严重的紊乱。主要表现为月经不按周期而妄行，出血或量多如注，或淋漓不断，甚至屡月未有尽时。崩漏之本在肾，病位在冲任，变化在气血。临床上崩漏虽有血热、血瘀、脾虚、肾虚等不同病变，但由于损血耗气，日久均可转化为气血均虚或气阴两虚，如此因果相干势必崩漏日益加重，反复难愈。可见崩漏为病，即或单一原因所起，但病机复杂，常是气血同病，多脏受累，病机复杂，虚实夹杂。尤昭玲教授根据崩漏的发病缓急不同，出血的新旧各异，治疗崩漏本着"急则治其标，缓者治其本"的原则，灵活掌握"塞流、澄源、复旧"三法。止崩宜升提固摄，不宜辛温行血，治漏宜养血理气，不可偏于固涩，青春期患者重在补肾气、益冲任，育龄期患者重在疏肝养肝，调冲任，更年期患者重在补脾。选膳组煲，调经止血。

（二）分型论治

1. 脾虚型

参芪莲子煲

［治法］健脾益气，固冲止血。

［组成］党参30 g，黄芪30 g，莲子10 g，百合花5 g，枸杞子10 g，大枣适量，冰糖适量。

［制作与服法］党参、黄芪洗净，放入砂锅中，加水适

量，武火煮沸 20 分钟，文火煲 30 分钟，取汤 200 mL，去药渣，入大枣、莲子、枸杞子、百合花 5g 共煮，食用前加入冰糖。每天 1～2 次。

［解析］冲为血海，为妇人血之要冲，通盛则月事以时下，经、孕、产、乳正常。"女子以血为养，以肝为先天"，脾胃者，后天之本也，气血生化之源。脾虚可致气虚，脾胃虚弱、水谷运化障碍，就会导致气的生成不足而形成气虚的表现，气虚固涩无力，加重出血。党参味甘性平，补中益气，和胃生津。黄芪味甘，性微温；归脾、肺经，补气固表。本方重用党参为君药，意在补脾益气生血；同时重用黄芪为臣，共奏补中益气之用，以期生血有源。莲子味甘、涩，性平；归脾、肾、心经；具有补脾止泻，益肾涩精，养心安神之效。百合花归心、肺经，养阴润肺，清心安神。枸杞子味甘，性平；归肝、肾、肺经；滋补肝肾，益精明目。大枣性甘，温，补脾和胃，益气生津。

全方既能健脾益气补血，又能滋补肝肾、养阴生津，兼顾补脾固涩，配伍恰当，口感好，易于接受，因此常用来治疗脾虚型崩漏。

2. 血虚型

乌贼骨墨鱼炖鸡汤

［治法］健脾益气，固冲止血。

［组成］海螵蛸 30 g，墨鱼 250 g，土鸡一只，枸杞子适

量，大枣适量，黄酒、姜、葱、盐各适量。

[制作与服法] 用清水发制墨鱼，通常浸泡半小时后捞出洗净，然后放入滚水中煮 5 分钟，浸发以无硬心为宜，清水将鱼体内外的污物及墨汁洗净。鸡切块，墨鱼切成块，起油锅烧热，放入鸡，加黄酒、姜、葱一起爆炒一下，砂锅内一次性盛足够量的清水，将鸡块、墨鱼、海螵蛸放入，黄酒、姜、葱一起放入，大火烧开后，用勺撇去浮沫，尽量撇干净，用文火约炖 3 小时，最后加盐调味。每天 1 次。

[解析] 中医学认为，血为气之母，气赖血以附，血载气以行。血虚，气无以附，遂因之而虚，故血虚常伴随气虚，患者不仅有血虚的症状，而且还有少气懒言、语言低微、疲倦乏力、气短自汗等气虚症状。临床常见血虚而致气虚的慢性失血证。墨鱼，亦称乌贼鱼、墨斗鱼、目鱼等，属软体动物门，头足纲类海洋性动物。墨鱼味道鲜美，营养丰富，墨鱼肉中含有丰富的蛋白质及其他微量元素。中医认为，墨鱼肉性味咸、平，有养血滋阴、益胃通气、去瘀止痛的功效。墨鱼肉所含的多肽，有抗病毒、抗射线作用。《本草纲目》："益气强志。"《随息居饮食谱》："疗口咸，滋肝肾，补血脉，理奇经，愈崩淋，利胎产，调经带，疗疝瘕，最益妇人。"妇女食用有养血、明目、通经、安胎、利产、止血、催乳和崩漏等功效。李时珍称墨鱼为"血分药"，是妇女贫血、血虚经闭的佳珍。海螵蛸，又称墨鱼骨、乌鱼盖、乌鲗骨、金乌贼、

乌贼鱼骨、乌贼骨，味咸、涩，性温，归脾经、肾经。除湿，制酸，止血，敛疮。鸡肉肉质细嫩，滋味鲜美，适合多种烹调方法，并富有营养，有滋阴强体，增强抵抗力的作用。乌贼骨墨鱼炖鸡汤，烹饪简单，口感好，营养价值高。

3. 血热型

玉米须炖瘦肉

［治法］清热凉血，固冲止血。

［组成］玉米须30 g，瘦肉120 g，精盐适量，味精少许。

［制作与服法］将瘦肉切块，与玉米须一起放入陶罐内，加水500 mL，上蒸笼加盖清蒸至肉熟，加精盐、味精，趁热服用。玉米须有凉血止血的作用，民间常用来治"红崩"，瘦肉能补血，两者配合，故治血热型崩漏疗效显著。

［解析］中医学认为，肝经有火，辛辣过热等均可导致血热崩漏。有关血热崩漏，临床上亦不外乎这几种，因热伤冲、任，迫血妄行，以致成崩漏。正如《伤寒明理论》所云："冲之得热，血必妄行。"肝火内炽，阳气亢盛，阴血失守，热迫血行，或因过服辛辣过热之品，酿成生火，热迫冲、任，而成崩漏。可见血热为崩漏重要病因之一。玉米须味甘，性平，归膀胱、肝、胆经。有利尿消肿、降血压、止血、利胆等作用，可治疗多种疾病。现代药理研究发现，玉米须不但能利尿，还具有抗溶血、抗过敏及解毒等作用，可治疗吐血、衄血和尿血。猪肉又称豚肉，其性味甘咸平，含有丰富的蛋

白质及脂肪、碳水化合物、钙、铁、磷等营养成分。猪肉是日常生活的主要副食品，具有补虚强身，滋阴润燥、丰肌泽肤的作用。玉米须有凉血止血的作用，民间常用来治"红崩"，瘦肉能补血，两者配合，故治血热型崩漏疗效显著。

4. 血瘀型

益母草炒荠菜

［治法］活血祛瘀，固冲止血。

［组成］益母草 30 g，鲜荠菜 30 g，菜油适量。

［制作与服法］将鲜益母草、鲜荠菜洗净切断。把铁锅放在旺火上倒入菜油烧热，放入鲜益母草、鲜芥菜炒熟即可食用。每天 2 次，服至血止。

［解析］中医学认为，经期产后余血未净，或因情志所伤，肝郁气滞而瘀，或因寒邪侵袭，寒积胞中，经脉瘀血停滞于内，瘀血不去，新血难安，血不归经而发为崩漏。血瘀证的机制主要为瘀血内积，血不循经而溢出脉外，则见出血反复不止。益母草有活血、破血、调经的作用；荠菜含荠菜酸，能缩短出血、凝血时间，从而达到止血的目的，故对瘀血型崩漏特别有效。

二、注意事项

日常调护注意：

1. 作息规律，严禁房事，外阴保持清洁，毛巾盆具要消毒，不宜坐浴。

2. 经量多，来势猛烈时，尽量要卧床休息少翻动，上半身宜稍垫高以利经血排出。

3. 大出血，甚至引起虚脱 (谵妄、冷汗等) 危及生命时，应速送医院，切勿贻误病情。

4. 饮食卫生，营养均衡，饭菜品种要杂，荤素混合食用，并且容易消化。蛋类、猪肝、猪血、鱼类、菠菜、油菜、黑木耳、米苋、红枣等食品既富含高蛋白又含有大量铁质和微量元素，混合食用可互补长短。

5. 保持情绪稳定，切忌紧张焦躁，急火内攻更会迫使血流妄行，经量增加。

6. 有活血刺激作用的山楂、桃子、蟹、酒、酒酿食品等不宜食用，出血多者禁忌的食品有肉桂、花椒、丁香、胡椒、辣椒、蕨菜、黑木耳、兔肉、火麻仁等。

7. 待急性症状缓解后，再作治病求 "本" 治疗，预防反复。

8. 禁止擅自服用保健品、雌激素或不明成分的其他药物。

尤氏痛经药膳

痛经是指女性在月经前后或月经期出现下腹疼痛、坠胀，部分患者可伴有腰酸，严重时伴有恶心、呕吐、面色苍白甚至昏厥。根据病因可分为原发性和继发性两大类。原发性痛经在青少年期常见，多为初潮后 1~2 年内发病，疼痛多自月经来潮后开始，以行经第一天疼痛最剧烈，持续 2~3 天后会缓解。疼痛呈痉挛性（即一阵一阵的抽痛），可伴恶心、呕吐、腹泻、头晕、乏力等症状。原发性痛经与精神因素密切相关，妇科检查无明显器质性病变，婚后、产后多能自愈，而继发性痛经多继发于盆腔器质性病变。继发性痛经患者多有盆腔器质性病变，常在行经后数年发生痛经。疼痛开始于月经来潮前，经期前半期最为严重，此后减轻，直到结束。可伴有下腹坠胀、月经异常（如经量增多、经期延长、月经淋漓不尽或经前期点滴出血）、腰酸、慢性盆腔痛、性交痛。病情严重者可出现面色发白、四肢冰冷、晕厥等。西医学子宫内膜异位症、子宫腺肌症、卵巢巧克力囊肿、盆腔炎导致的痛经多参照本病治疗。尤昭玲教授在经过长期临床经验观察与总结后，根据痛经的临床分型，结合具体症状，运用中医药膳切入治疗。中医学认为经期及经期前后，冲任二脉气血变化急剧，由于邪气内伏或精血素亏，引起冲任胞脉气血运行不畅，不通则痛；或冲任胞宫失于濡养，不荣则痛。

一、临证指南

（一）辨证要点

根据痛经发病的时间、性质、部位以及疼痛的程度，结合月经的周期、经量、经色、经质以及兼症辨别寒、热、虚、实。一般经前痛为实，经后痛为虚。疼痛剧烈、拒按为实，隐隐作痛、喜揉喜按为虚。得热痛甚多为热，得热痛减多为寒。绞痛、冷痛者属寒，灼痛者属热。痛甚于胀，血块排出则痛减者多为血瘀，胀甚于痛者多为气滞。持续性疼痛者多为血瘀，时痛时止者多为气滞。痛在少腹多责之于肝，痛连腰骶多责之于肾。据此，尤昭玲教授从不同的临床特点出发，从中医角度辨证施治，视其寒、热、虚、实之不同，分别采用温、补、攻、清之法，选膳组煲调理气机。

（二）分型论治

1. 肾气亏虚型

芝麻地黄饮

[治法] 补肾填精，调经止痛。

[组成] 黑芝麻 15 g，熟地黄 15 g，枸杞子 15 g，红糖适量。

[制作与服法] 将上药加水煮沸 20 分钟，去渣留汁，加入适量红糖，稍煎溶解后即成。每天 1 剂，分 2 次服用。

[解析] 肾气不足，经行之后，血海空虚，胞宫失于濡养而作痛。治当益肾调经止痛。方中黑芝麻味甘，性平。有滋补肝肾，益血润肠，通便，通乳的功能。熟地黄味甘、性温，归肝、肾经，补血滋润，益精填髓。枸杞子味甘，性平；归肝、肾、肺经，有养肝、滋肾、润肺的作用，可以用于肝肾亏虚、头晕目眩以及腰膝酸软等疾病的治疗。红糖甘甜、

温润、无毒，归肝、脾经。功效：润心肺，和中助脾，缓肝气，解酒毒，补血，破瘀。全方共奏补肾填精，调经止痛之功效。

枸杞山药蒸鸡

［治法］滋补肝肾，养血止痛。

［组成］枸杞子 10 g，鲜山药 150 g，雌仔鸡 1 只，调料适量。

［制作与服法］将山药去皮，枸杞子洗净，仔鸡去毛杂、洗净、飞水，切块。同放入盆中，加入葱、椒、姜、盐、料酒及清汤适量，封口。上笼蒸熟服食。每天 1 次。

［解析］肝肾不足，血海空虚，胞宫失于濡养而作痛，治当滋补肝肾，调经止痛。方中枸杞子味甘，性平；归肝、肾、肺经，有养肝、滋肾、润肺的作用，可以用于肝肾亏虚、头晕目眩以及腰膝酸软等疾病的治疗。鲜山药性味平、甘，归肺、脾、胃、肾经，健脾益胃、助消化、滋肾益精、益肺止咳。两药蒸鸡，滋补肝肾，养血止痛。

2. 气血亏虚型

芪归养血止痛粥

［治法］补气养血，活血调经。

［组成］黄芪 20 g，当归 10 g，白芍 20 g，白米、调料各适量。

［制作与服法］黄芪、当归、白芍三味放进砂锅，多加

水煎 15 分钟后，取汁用。在熬好的汁中加米煮成粥，熟时加入调料即可。经前 7 天早晚各喝 1 碗。

［解析］气血不足，血海空虚，胞宫失于濡养而作痛，治当补气养血，活血调经止痛。黄芪是临床上常用的一种补虚补气类的中药，其药性甘、微温，归于脾、肺两经。黄芪具有补气升阳、益卫固表、利尿消肿、托毒生肌的功效。当归，性温，味甘、辛。归肝、心、脾经。补血活血、调经止痛、润肠通便。白芍属于补血的药，具有养血、调经、柔肝止痛、敛阴止汗的功效，在临床用来治疗血虚，或者引起的月经不调等症。

3. 气滞血瘀型

益母草鸡蛋煲

［治法］行气活血，化瘀之痛。

［组成］益母草 30 g，鸡蛋 2 个，调料适量。

［制作与服法］将益母草、鸡蛋加水同煮，鸡蛋熟后去壳取蛋，再加入药液中煮 1～3 分钟即可。食蛋饮汤，可加入适当甜酒。每天 1 次。

［解析］益母草味苦，性辛，微寒，归肝、心包、膀胱经。益母草是唇形科的一种植物，夏季或夏秋交界时采割，益母草可全草入药，以质嫩、叶多、色灰绿者为佳，质老者不宜药用，有效成分为益母草素，可生用或熬膏用。益母草具有活血调经，利尿消肿，清热解毒功效。益母草是很好的

活血化瘀药，主要用于妇科和产后刺激子宫收缩，排出体内瘀血，有很好的补血作用；益母草可活血调经，利尿消肿。用于月经不调，痛经，经闭，恶露不尽，水肿尿少。

4. 寒凝血瘀型

当归生姜羊肉汤

［治法］温经散寒，祛瘀止痛。

［组成］羊肉 250 g，橘皮 10 g，萝卜 250 g，生姜适量，调料适量。

［制作与服法］准备好羊肉，萝卜等食材，冷水下入羊肉，大火烧开，把血水煮出来，去掉血水，清洗干净羊肉。重新加入足量的冷清水，放入洗净的羊肉，加入一大截拍破的姜段，等再次煮开后再放入一个橘子皮，小火炖煮一小时后捞出橘子皮。再把羊肉捞出，继续小火炖羊骨 30 ~ 40 分钟，放入萝卜和羊肉，炖煮 10 分钟后，萝卜已熟，羊肉已软而不烂，汤鲜美而不浑浊。盛出，再进行调味，放入香菜和小葱末，适量盐调味。

［解析］羊肉性温味甘，富含丰富优质的蛋白质和维生素，且脂肪含量相比猪肉要低些，铁、磷等物质含量却非常高，而且羊肉肉质细嫩易被消化，再加上羊肉有很好的滋补效果，所以很受人们的欢迎。羊肉，具有温中暖肾壮阳，益气补虚温中之功效。羊肉经常用来炖汤，羊肉汤营养价值很高。橘皮味辛、苦，性温，归肺、脾经。理气，调中，燥湿，

化痰。生姜，性微温，味辛。归肺经、脾经、胃经。散寒解表，降逆止呕，化痰止咳，解鱼蟹毒。当归生姜羊肉汤温经散寒，祛瘀止痛，对于人体具有很好的补益气血的效果，经常炖服，可以增强机体的抵抗力，强健体魄，对经期腹部冷痛有很大裨益。

姜枣红糖水

[治法] 温经散寒，祛瘀止痛。

[组成] 干姜30 g、大枣30 g、玫瑰花30 g、红糖30 g。

[制作与服法] 干姜、大枣洗净，干姜切成碎末，大枣去核待用，将干姜与大枣一同放入锅中，加入两碗水，大火煮开。水开后改为中火，加入红糖煎至一碗水，加入玫瑰花煎煮5分钟。倒出放凉，喝汤，吃大枣。每日1次。

[解析] 干姜属于温里祛寒药，辛，温，归心、肺、脾、胃、肾经，具有温中回阳，温肺化痰的功效。玫瑰花性温，味甘、微苦。归肝、脾经，行气解郁、和血止痛。

二、注意事项

日常调护注意：

1. 经期注意保暖，尤其是腹部，不能吃生冷性食物。建议每天用热水泡脚一次，最好用姜水，促进局部的血液循环，有驱寒的作用，可以缓解痛经。

2. 养成良好的生活卫生习惯，每天用温开水清洗外阴部，保持阴道干燥清洁。

3. 如果出现痛经，应尽量减少对盆腔及其周围组织采取手术治疗。

4. 经期应保持愉悦的心情，少生气、少熬夜、少焦虑。

5. 保持情绪稳定，切忌紧张焦躁，急火内攻更会迫使血流妄行，经量增加。

6. 养成良好的饮食习惯，尽量少吃辛辣刺激性食物，多吃一些偏温的新鲜水果蔬菜。

7. 不要盲目地口服止痛药，待月经干净以后去医院做相应的检查，明确痛经的病因，进行针对性治疗。

尤氏闭经药膳

闭经指年逾 18 周岁月经尚未来潮，或月经周期建立后又停经 3 个月以上者，称为闭经。前者为原发性闭经，后者为继发性闭经。属月经病。临床常继发于月经过少、月经后期。尤昭玲教授在经过长期临床经验观察与总结后，认为闭经有虚实之分。虚者多因脾肾不足，肝肾阴亏，胞宫空虚，冲任失养，而无血可行；实者多因寒凝胞脉或气滞血瘀、痰湿阻滞使冲任受阻，脉道闭塞不通，经血不得下行，使冲任二脉闭阻不通，而致经闭。尤昭玲教授认为，"经水出诸肾"，肾藏精气，是人体的根本，肝藏血，与肾藏精密切相关，精血相生、肝肾同源而同司下焦，又为冲任之本，且妇女以肝为先天，肝为肾之子，肝血必得肾精始充，两者在月事形成调节中起到重要的作用。肝肾不足是闭经的基本病机，尤昭玲教授认为闭经是妇科疾病中治疗难度较大的疾病，而且闭经病因复杂，其治疗效果又与病因有关，故治疗前须首先明确闭经原因，以提高疗效。临证中应紧紧抓住肝肾不足之病机本质，以滋养肝肾为重要关切，辅以疏肝解郁、宁心、活血化瘀，以调经助孕。

一、临证指南

（一）辨证要点

对闭经辨证应以全身症状为依据，结合病史及舌脉，分清虚实。一般而论年逾 18 岁尚未行经，或月经初潮偏迟，虽已行经而月经逐渐稀发，经量少、色淡质稀，渐至停经；身体发育欠佳，尤其是第二性征发育不良，或体质纤弱，久病大病后，有失血史、手术史及伴腰酸腿软、头昏眼花、面色萎黄、五心烦热或畏寒肢冷、舌淡脉弱者，多属虚证。若平时月经尚正常而骤然月经停闭，伴情志不舒，或经期冒雨涉水，过食生冷之品，或形体肥胖，胸胁胀痛，脉弦有力者，多属实证。据此，尤昭玲教授从不同的临床特点出发，从中医角度辨证施治，视其虚、实之不同，虚者补而通之，实者泻而通之，虚实夹杂者，当补中有通，攻中有养。切不可不分虚实概以活血理气通之。特别是虚者因血海空虚、无血可泻，若一概泻而通之必会伤及脏腑、气血、经络，适得其反。须特别指出：闭经的治疗目的不是单纯月经来潮，见经行即停药，而是恢复或建立规律性月经周期，一般应以三个正常月经周期为准，选膳组煲调理气机。

（二）分型论治

1. 肝肾亏虚型

阿胶地黄粥

［治法］滋补肝肾，养血润燥。

［组成］阿胶 10 g，粳米 50 g，熟地黄 15 g，枸杞子 10 g，红糖适量。

［制作与服法］先将阿胶捣烂炒至黄燥，研末。熟地黄加水煮沸 20 分钟，去渣留汁，加入粳米煮粥，待粥成后加阿胶粉、枸杞子 10 g，搅匀加红糖适量。早晚食用。常用有效。

［解析］肝肾气血不足，血海空虚，胞宫失于濡养而无血可泻，治当滋补肝肾、补血养血。方中阿胶味甘，性平，归肺、肝、肾经，具有滋阴润燥、补血、强筋健体的功用，适用于阴血虚体质的人。熟地黄味甘、性温，归肝、肾经，补血滋阴，益精填髓。枸杞子味甘，性平；归肝、肾、肺经，有养肝、滋肾、润肺的作用，可以用于肝肾亏虚、头晕目眩以及腰膝酸软等疾病的治疗。红糖甘甜、温润、无毒，归肝、脾经。功效：润心肺，和中助脾，补血，破瘀。全方共奏滋补肝肾，养血润燥之功效。

2. 气血虚弱型

当归红枣粥

［治法］益气养血，调经。

［组成］当归 10 g，大枣（红枣）10 g，粳米 50 g，红糖适量。

［制作与服法］当归用温水浸泡片刻，加水 200 mL，煎取浓汁 100 mL，加入粳米、大枣，加水 300 mL，煮至粥成，加红糖调味。

［解析］饮食劳倦，精血不足，病后失血，血海空虚，无血可下，治当健脾化湿，化瘀通经。方中当归性甘温、质润，善于补血，是补血圣药，具有补血调经、散瘀止痛、润肠通便的作用。大枣味甘、性温，能补中益气、养血生津，是一种药食两用的中药材，维生素含量非常高，它具有很强的滋阴补血的作用。粳米中含有蛋白质、脂肪、维生素，能提高人体的免疫力，促进血液循环，保持人体气血运行，可以治疗血瘀证。粳米味甘、性平，归脾、胃经。粳米煮粥，可中和胃酸，缓解胃痛，有健脾养胃的功效。全方共奏益气养血，调经通经之功效。

3. 痰湿阻滞型

薏米扁豆粥

［治法］健脾化湿，化瘀通经。

［组成］薏苡仁 30 g，炒扁豆 15 g，山楂 15 g，粳米 50 g，

红糖适量。

［制作与服法］将薏苡仁、炒扁豆、山楂一起放入砂锅中加水煮粥，粥成后加红糖调味。

［解析］素体肥胖，脾虚失运，聚湿成痰，多痰多湿，邪气阻隔，脉道不通，经血不下，治当健脾化湿，化瘀通经。方中薏苡仁甘、淡，性微寒，归脾、肺、肾经。具有利水渗湿，健脾止泻，除痹，排脓，解毒散结的功效。扁豆性味甘淡，性平、无毒，归脾、胃经，具有健脾利湿，利尿消肿，清肝明目的功效。炒制后增强健脾燥湿功效。山楂归脾、胃、肝经，味酸、甘，有消食化积、行气散瘀的作用，可以消肉食的积滞。全方共奏健脾化湿，化瘀通经之功效。

4. 气滞血瘀型

鸡内金山药粥

［治法］疏肝理气，化瘀通经。

［组成］鸡内金 10 g，山药 30 g，粳米 50 g，调料适量。

［制作与服法］鸡内金研磨成粉，将山药、粳米一起放入砂锅中加水煮粥，粥成后加入鸡内金和调料调服。

［解析］外感风冷寒湿血为寒凝，内伤寒凉生冷，七情内伤，肝气郁结，气滞血瘀，瘀滞不行，脉道不通，经血不下，治当疏肝理气，化瘀通经。鸡内金味甘性平，生发胃气，养胃阴，生胃津，健脾消食，山药味甘性平，归脾、肺、肾三经，既能补脾肺之气，又能益肺肾之阴，两药参合，山药

补脾，鸡内金益胃，脾胃相合，则气血生化有源，血海按时满盈，月事以时而下。且山药之补得鸡内金之消，使补而不滞，消而不伤，共奏补脾益胃、养血调经之效。同时鸡内金善化瘀血，"能催月信速于下行"，使血海"瘀血坚结者自然融化"，故以其为"通月信最要之药"。全方共奏疏肝理气，化瘀通经之功效。

二、注意事项

日常调护注意：

1. 少吃生冷食物，注意保暖。建议每天用热水泡脚一次，最好用姜水，促进局部的血液循环。

2. 养成良好的生活卫生习惯，保持愉悦的心情，少生气、少熬夜、少焦虑。

3. 保持情绪稳定，切忌紧张焦躁。

4. 养成良好的饮食习惯，尽量少吃辛辣刺激性食物，多吃一些偏温的新鲜水果蔬菜。

尤氏多囊卵巢综合征药膳

多囊卵巢综合征 (polycystic ovary syndrome，PCOS) 是指青春期前后发病，卵巢泡膜细胞良性增生引起的雄激素生成过多，造成月经紊乱、持续排卵障碍、高雄激素血症、卵巢多囊性变等一系列表现。异常月经以月经稀发最常见，继发闭经及功能失调性子宫出血次之，偶见原发性闭经及有规律的无排卵月经。多囊卵巢综合征病因病机多为肾、肝、脾三脏功能失调，痰湿、瘀血等病理产物侵袭，二者互为因果作用于机体，使肾 – 天癸 – 冲任 – 胞宫轴功能紊乱致病，临床以虚实夹杂证常见。尤昭玲教授认为多囊卵巢综合征的基本病机为肾虚、肝郁、痰湿、血瘀。临床多胖型和瘦型。胖型，中医辨证为脾肾阳虚，痰瘀互结。尤昭玲教授认为本病脏腑辨证定位在脾、心两脏，以补肾健脾，理气活血，利湿化痰为治则。瘦型，中医辨证为肝郁气滞证，肝郁化火证，肾阴虚火旺证，针对该证型，尤昭玲教授提出从肝、心两脏论治。

一、临证指南

（一）辨证要点

对多囊卵巢综合征辨证应以全身症状为依据，结合病史及舌脉，分清虚实。瘦型患者以月经失调为主症，常伴见眩晕耳鸣，失眠多梦，手足心热，咽干颧红，腰膝酸软，小便短赤，大便干结，烦躁易怒，胸胁胀痛，口干口苦，或面部痤疮丛生，舌红少津苔黄，脉弦数。辨证为肝郁气滞证，肝郁化火证，肾阴虚火旺证，针对该证型，尤昭玲教授提出从肝、心两脏论治。治疗上疏肝解郁、滋阴清热。

胖型患者以月经失调为主症，常伴见周期延后，量少，色黯淡，质清稀，或带下清稀，腰膝酸软，头晕耳鸣，面色晦暗，舌淡黯，苔薄白，脉沉细。辨证以脾肾阳虚为本，痰瘀互结为标。治疗需以补肾健脾、化痰祛瘀利湿为法，且补肾是其最关键的一步。

（二）分型论治

1. 瘦型

枸杞菊花茶

［治法］滋阴清热，开郁调经。

［组成］枸杞子 10 g，胎菊花 10 g，冰糖适量。

［制作与服法］枸杞子先煮 30 分钟，加入菊花后再煮 3 分钟，加入冰糖调味，可作茶饮。

［解析］瘦型辨证为肝郁气滞证，肝郁化火证，肾阴虚火旺证，针对该证型，尤昭玲教授提出从肝、心两脏论治。肝藏血，肾藏精，精血互化，肝肾同源，同时肾主封藏，肝主疏泄，构成动静结合、相辅相成之势，有利于冲任气血之畅达，气机升降有序，子宫藏泄有度。又肝主疏泄气机，冲任得其所助，血脉流行通畅，不仅维持周期性的阴阳消长转化，也使卵子顺利生长排出。肝气不舒，气有余便是火，火热灼津耗液而伤及阴分。治疗上疏肝解郁、滋阴清热。方中枸杞子补肾益精，养肝明目，补血安神，生津止渴，润肺止咳。治肝肾阴亏，腰膝酸软。胎菊又称甘菊，性微寒；味辛甘苦，能疏散风热、平肝明目、清热解毒。用胎菊泡的茶，味纯正，浓烈，色泽金黄，含有花蜜的清香，而且泡久了也

不会散开。

2. 胖型

健脾糕

［治法］健脾祛湿，调经通络。

［组成］山药 200 g，芡实 10 g，扁豆 10 g，薏苡仁 20 g，陈皮 20 g，大枣 20 g。

［制作与服法］芡实、扁豆、薏苡仁磨成粉，陈皮切细丝，大枣切片，上锅蒸熟后备用。新鲜山药洗净，蒸熟后去皮快速捣成泥状，加入上述药末，混合均匀后，使用模具塑形后即可食用。每周 2～3 次，代主食。

［解析］胖型辨证为脾肾阳虚为本，痰瘀互结为标。脾主运化水湿，脾气虚衰，运化失调，水精不能四布，反化为饮，聚而成痰，痰饮黏滞，最易阻滞气机，损伤阳气，痰湿阻滞，气机不畅，冲任不通，生化功能不足，月事不调。尤昭玲教授认为：痰之本，水也，源于肾；痰之动，湿也，主于脾。肾阳者，职司气化，开窍于前后二阴，有调节水液的作用。阳虚气化不利，水液停聚而成痰湿。肾阳偏虚，火不暖土，脾土更虚，不能运化水湿，通调水道，水湿内停，聚液成痰，阻塞胞脉而致不孕，脾肾阳虚是形成痰湿的重要因素，气滞湿阻、痰瘀互结为标。方中芡实、扁豆、薏苡仁、陈皮均有健脾之功效，纤维含量丰富，可降脂、促进肠道蠕动；山药既是一味中药，又是日常佳蔬，可用于脾胃虚弱、肺脾两虚者。

二、注意事项

日常调护注意：

1. 作息规律，饮食卫生，营养均衡，情绪稳定，不纠结、不焦虑、不急躁。

2. 合理控制体重，适量运动，拒绝节食减肥；肥胖者，减肥。瘦弱者，少食煎炸、辛热之品。注意防寒保暖，以免感冒、发热；保持大便通畅，勿结勿稀。

3. 饮食忌宜：补充牛奶和新鲜蔬果类优质蛋白质，多喝水，少食油腻、刺激性食物。

4. 主要为控制饮食，改变生活方式和运动、忌发物、戒酒、戒烟、保持愉悦心情。通过生活方式调整，减轻体重以改善胰岛素抵抗及高雄激素血症，体重降低至正常范围可以阻止 PCOS 长期发展所致的并发症，如糖尿病、高血脂、高血压和心血管疾病等代谢综合征。

尤氏经前期紧张综合征药膳

经前期紧张综合征是指妇女在月经前身体和精神方面反复发生症状，如焦虑、抑郁、紧张以及腹部疼痛等，进而对妇女的正常生活和工作造成严重影响。这种症状在月经来潮或者月经干净之后消失。尤昭玲教授认为妇女在月经前和来潮时冲任、气血以及子宫的变化要比平时急骤，并且血流比较急，气血较急骤，同时月经后和来潮时子宫是由藏而泻，由实而虚，这样就使全身已经比较虚弱的阴血更加不足，进而造成气血亏虚，一定要养好患者的体质和阴阳气血，这是预防发病的关键。中医学认为本病病因病机包括肝郁、脾虚、肾虚、气血虚弱等，其中以肝郁最为常见。尤昭玲教授治疗可以分期论治。在月经前和月经时期，对症论治，在非月经期及经后期，对因论治，起到治本的目的，促使脏腑恢复到正常情况，气血和顺，冲任相资。

一、临证指南

（一）辨证要点

对经前期紧张综合征辨证应以全身症状为依据，结合病史及舌脉，分清虚实。本病常见的病因病机有肝郁、脾虚、肾虚、气血虚弱和血瘀，其中肝郁最为常见。本病的辨证要点在于根据各个经行前后病症的特点，结合月经的期、量、色、质兼证，舌脉及患者的素体情况以辨寒热虚实。本病的治法以调肝、脾、肾及冲任、气血为主，尤以调肝为要。治疗分两步：经前、经期针对主证疏肝解郁，活血祛瘀治其标；平时辨证求因补肾健脾，益气补血治其本。使脏腑功能如常，气血和顺，冲任相资，诸证自除。

（二）分期论治

1. 经前、经期

橘佛茶

［治法］疏肝理气，开郁调经。

［组成］陈皮 3 g，厚朴 3 g，佛手 3 g，红茶 3 g，党参 6 g。

［制作与服法］上述 5 味共制粗末，放入茶杯中用沸水冲泡 10 分钟，代茶饮用，至味淡为止。

［解析］月经前后，经期的生理变化是本病的内在条件。妇女在经前及经期，冲任、气血、子宫变化较平时急骤。气冲而血流急，气血相对比较壅滞。若素体肝郁、脾虚、肾虚或气血素虚，这些内在因素使月经前后机体平衡失常，出现某脏腑、气血功能暂时失调的月经前后诸证。方中陈皮具有理气通络化痰之功；佛手具有疏肝、理气、和中、化痰之功；厚朴既可温中行气降逆，又可健脾燥湿；红茶温中暖胃；党参健脾益胃，取其"知肝传脾，当先实脾"之意。

2. 经后、经间期

枸杞子天冬羹

［治法］滋阴，补肾。

［组成］枸杞子 10 g、天冬 10 g，银耳（干品）15 g，冰糖适量。

［制作与服法］枸杞子去杂质，洗净；天冬用蜂蜜浸泡 1 夜，切片；银耳用温水浸泡，撕去蒂头，除去杂质；冰糖打碎成屑。将银耳放入锅内，加水 600 mL，用大火煮沸，再用小火熬 35 分钟即成银耳汤。冰糖加水 100 mL，熬化。在银耳汤内加入枸杞子、天冬片、冰糖汁，即可装碗，装饰上桌

供食。每周 2～3 次，可作点心食用。

　　［解析］行经期和经后子宫由藏而泻，由实而虚的变化，使全身已偏虚的阴血更加不足而致肝失血养。方中枸杞子滋补肝肾；天冬滋养肾阴、清心除烦；银耳滋补生津、润肺养胃；天冬、银耳为养阴佳品，搭配枸杞子则更添滋补肝肾之功效。秋日咳喘、咽干口燥，可食用这道药膳以滋阴润肺。

　　二、注意事项

　　日常调护注意：

　　1. 作息规律，饮食卫生，营养均衡，情绪稳定，不纠结、不焦虑、不急躁。

　　2. 合理控制体重，适量运动，拒绝节食减肥；注意防寒保暖，以免感冒、发热；保持大便通畅，勿结勿稀。

　　3. 饮食忌宜：补充牛奶和新鲜蔬果类优质蛋白质，多喝水，少食油腻、刺激性食物。

第二节　妇科炎症的药膳辅治

　　妇科炎症的范围较广泛，包括带下病、外阴炎、阴道炎、盆腔炎、宫颈炎等，虽然病情严重者不多，但病程长，易反复，缠绵不断，困扰了很多女性患者，且妇科炎症若没有得到及时有效的控制，还将可能导致各种月经不调、不孕症、腹痛等不良后果。现代医学主要有物理治疗、手术治疗和抗生素治疗。而中医药治疗妇科炎症有明显的优势和特色，包括中药、中成药辨证内服、直肠导入、中医特色治疗，可明显改善临床症状和体征，减少输卵管炎性不孕和异位妊娠的发生。所以中医药治疗妇科炎症受到了广大患者的好评，但是长期服用中药很难坚持，若能将中药加入食物，则有利于增强患者的依从性，也能改善中药的味道。药膳是在中医理论的指导下，将中药与食物配伍，烹饪加工成既具有营养价值，又兼药用价值的膳食。中医理论指导之下的药膳辅治，也成为治疗妇科炎症重要的补充疗法。

尤氏妇科炎症药膳

妇科炎症临床多以腹痛、肛门与腰骶坠胀、白带增多、月经不调、不孕等临床表现为特点。尤昭玲教授认为正气不足是疾病发生的根本原因，尤昭玲教授治疗妇科炎症经验独到，认为其主要病机是本虚标实，本虚者，为正气不足，肝脾肾亏损；标实者，乃瘀、热、寒、湿之邪蓄积体内，虫毒之邪入侵，气血运行不畅、胞络受阻或任带不固，湿热下注。而其中肝郁也是个不可忽视的致病因素。尤昭玲教授根据其病因病机，结合现代医学及中医对女性生殖系统的认识，强调在清热利湿、活血通络的基础上，加以理气疏肝、益气健脾之药，临床多获良效。

一、临证指南

（一）辨证要点

辨正气强弱与寒湿热瘀毒。尤昭玲教授认为正气在疾病的发展变化及转归中起主导作用，而人体正气的盛衰又与脾肾强弱有关，故治疗时须重视脾肾的调理，治疗上应辨证与辨病相结合，若以带下为主要表现则扶正固本、益气健脾治其本，除湿止带、杀虫止痒治其标；若以腹痛、月经不调、不孕为主要表现则首分虚实，在清热利湿、活血通络的基础上，辅之理气疏肝、益气健脾。据此，尤昭玲教授从女性炎症的不同疾病出发，以中医角度辨证施治，选膳组方，有效缓解女性患者的各类炎症问题。

兹分期介绍尤氏妇炎药膳如下：

（二）分病论治

1. 带下病

（1）湿热下注型：

蒲公英薏米猪肉汤

［治法］清热解毒，祛湿止带。

［组成］猪瘦肉 250 g，蒲公英 20 g，薏苡仁 30 g，生姜 3 片，盐适量。

［制作与服法］蒲公英、生薏苡仁、生姜、猪瘦肉洗净，

一齐放入锅内，加清水适量，武火煮沸后，改文火煲 1～2 小时，加盐调味食用。

[解析] 蒲公英苦、甘，寒，归肝、胃经，清热解毒，消肿散结，利尿通淋。治疗疮肿毒，乳痈，瘰疬，目赤，咽痛，肺痈，肠痈，湿热黄疸，热淋涩痛，此处起清热解毒之效；薏苡仁味甘、淡，性凉，归脾、胃、肺经，有利水渗透湿，健脾止泻，除痹，排脓，解毒散结的作用。《本草新编》："最善利水，不至损耗真阴之气，凡湿盛在下身者，最适用之。"《本草求真》："蒲公英，入阳明胃、厥阴肝，凉血解热，故乳痈、乳岩为首重焉。缘乳头属肝，乳房属胃，乳痈、乳岩，多因热盛血滞，用此直入二经，外敷散肿臻效，内消须同夏枯、贝母、连翘、白芷等药同治。"蒲公英、薏苡仁二者合用，则既能清热解毒，又能利下焦湿热，凡湿热之邪所致带下过多、外阴瘙痒、肿痛之症皆可运用。

（2）脾虚湿盛型：

党参茯苓果仁粥

[治法] 健脾益气，除湿止带。

[组成] 党参 20 g，茯苓 20 g，白果仁 15 g，大米 60 g，红糖适量。

[制作与服法] 先将党参、茯苓冲洗干净，放锅中加适量水煎熬 30 分钟，去渣留汁；再将白果仁、大米淘洗干净，放上述药汁中，用大火煮沸后，改用小火熬粥（若药汁不足

可加沸水)，熬至粥稠白果仁熟透时，加入红糖煮化即可。

[解析]党参甘，平，归脾、肺经，补中，益气，生津。治脾胃虚弱，气血两亏，体倦无力，食少，口渴，久泻，脱肛，此处起健脾益气之效；茯苓性平，味甘、淡，归心经、肺经、脾经、肾经；利水渗湿、健脾宁心，用于水肿尿少，痰饮眩悸，脾虚食少，便溏泄泻，心神不安，惊悸失眠。《本草正》："能利窍去湿，利窍则开心益智，导浊生津；去湿则逐水燥脾，补中健胃；祛惊痫，厚肠脏，治痰之本，助药之降。以其味有微甘，故曰补阳。但补少利多。"茯苓与党参合用，则既能利水渗湿，又能健脾益气，故脾虚所致带下过多较为适宜。

2. 盆腔炎

（1）湿热型：

薏米茯苓冬瓜汁

[治法]清热利湿。

[组成]薏苡仁 20 g，土茯苓 30 g，扁豆 20 g，赤小豆 30 g，茅根 20 g，木棉花 15 g，槐花 15 g，冬瓜、木瓜各适量。

[制作与服法]洗净上述药物，加水煎煮 30 分钟，去渣取汁约 400 mL。

[解析]湿热型盆腔炎乃临床中最常见的一种证型。薏苡仁味甘、淡，性凉，归脾、胃、肺经。有利水渗透湿，健脾止泻，除痹，排脓，解毒散结的作用；土茯苓甘、淡、平，

归肝、胃经，解毒，除湿，通利关节；扁豆归脾、胃经，健脾利湿；赤小豆利水渗湿；茅根清热解毒；木棉花清热利湿；槐花清肝泻火。全方合用，既能清热解毒，又能利水渗湿，且不伤脾胃，再加冬瓜、木瓜，更能辅助利湿之效。

（2）气滞血瘀型：

益母草汁

［治法］理气行滞，化瘀止痛。

［组成］鲜益母草 60 g（或干益母草 30 g），桃仁 12 g，丹参 12 g，陈皮 6 g，橘核 15 g，荔枝核 15 g，红糖适量。

［制作与服法］洗净上述药物，加入水适量，煎煮 30 分钟，去渣取汁约 400 mL，加入红糖适量冲服。

［解析］妇女常易肝郁，久之肝经受损而疏泄失常，气郁则血瘀，血行不畅，不通则痛，瘀久化热。方中重用益母草，苦、辛，微寒，归肝、心包、膀胱经，既能活血调经，还能清热解毒；桃仁、丹参活血祛瘀止痛；陈皮、橘核理气行滞，行血中之滞。诸药合用，则气行血畅，诸症可消。

3. 外阴炎

（1）湿热下注型：

栀子柴胡汁

［治法］清肝利湿。

［组成］栀子 6 g、木通 6 g，柴胡 10 g，白糖适量。

［制作与服法］诸药加水煎 20 分钟，去渣取汁，调入白

糖适量煮沸。每天1剂，分2次服，5~7天为1个疗程。

［解析］栀子性苦、寒。泻火除烦，清热利湿，凉血解毒；外用消肿止痛。治疗用于热病心烦，湿热黄疸，淋证涩痛，血热吐衄，目赤肿痛，火毒疮疡，外治扭挫伤痛，此处起清热利湿之效。《本草经疏》："此药味苦气寒，泻一切有余之火。"木通味苦，性寒，归心、小肠、膀胱经，有利尿通淋，清心除烦，通经下乳的功效。《别录》："散痈肿诸结不消，及金疮、恶疮、鼠瘘、蹉折、齆鼻息肉，堕胎，去三虫。"柴胡，性味苦、微寒，归肝、胆经。有和解表里，疏肝升阳之功效，此处起到引药入肝经之效。栀子、木通、柴胡三者合用，则既能清肝利湿，又能泻火解毒，凡湿热下注所致外阴肿痛、痒，口干口苦之症皆可运用。

（2）脾虚湿盛型：

薏苡仁山药羹

［治法］健脾祛湿。

［组成］薏苡仁30 g，山药30 g，莲子30 g，调料适量。

［制作与服法］将薏苡仁、山药、莲子同入锅，加清水适量，武火煮沸后改文火煮1~2小时，煮成羹后调味食。

［解析］山药，甘、平，归肺、脾、肾经。健脾，补肺，固肾，益精。主治脾虚泄泻，久痢，虚劳咳嗽，消渴，遗精、带下，小便频数。《本草正》："山药，能健脾补虚，滋精固肾，治诸虚百损，疗五劳七伤。第其气轻性缓，非堪专任，

故补脾肺必主参、术，补肾水必君茱、地，涩带浊须破故同研，固遗泄仗菟丝相济。诸丸固本丸药，亦宜捣末为糊。总之性味柔弱，但可用力佐使。"莲子，味甘、涩，性平，归脾、肾、心经。有补脾止泻，止带，益肾涩精，养心安神的功效，主治脾虚泄泻，带下，遗精，心悸失眠。《本草纲目》："莲之味甘，气温而性涩，禀清芳之气，得稼穑之味，乃脾之果也。土为元气之母，母气既和，津液相成，神乃自生，久视耐老，以其权舆也。昔人治心肾不交，劳伤白浊，有清心莲子饮；补心肾，益精血，有瑞莲丸，皆得此理。"薏苡仁，味甘、淡，性凉，归脾、胃、肺经。有利水渗湿，健脾止泻，除痹，排脓，解毒散结的作用。《本草新编》："最善利水，不至损耗真阴之气，凡湿盛在下身者，最适用之。"山药、莲子合用，补益脾胃，弥补单用之药效，使得脾土健运，加之薏苡仁利水渗湿，兼顾补脾，共用则达到健脾祛湿之良效。适用于脾虚湿胜症见外阴肿痛，食欲不佳，脘闷不适，带下量多，不欲饮水。

4. 阴道炎

（1）湿热下注型：

山药茯苓猪肉汤

[治法] 清热解毒，祛湿止带。

[组成] 山药 100 g，土茯苓 15 g，白花蛇舌草 15 g，猪瘦肉 250 g，盐适量。

［制作与服法］先将白花蛇舌草洗净，加适量水煎好药汁备用，山药、土茯苓、猪瘦肉洗净，一齐放入锅内，加清水适量，武火煮沸后，改文火煲1～2小时，再加入备好的药汁，加盐调味食用。

［解析］土茯苓，甘、淡、平，归肝、胃经。具有解毒，除湿，通利关节的功效，能治疗湿热淋浊、带下、痈肿、瘰疬、疥癣。《本草正义》："土茯苓，利湿去热，能入络，搜剔湿热之蕴毒。"白花蛇舌草，其成药味苦、淡，性寒。主要功效是清热解毒、消痈散结、利尿除湿，尤善治疗各种类型炎症。《闽南民间草药》："清热解毒，消炎止痛。"山药，甘、平，入肺、脾、肾经。健脾，补肺，固肾，益精。主治脾虚泄泻，久痢，虚劳咳嗽，消渴，遗精、带下，小便频数。土茯苓、白花蛇舌草合用既能清热解毒，又能利湿，再配合山药健脾固土，扶助正气，使得邪不可干。

（2）脾虚湿盛型：

白果莲子羹

［治法］健脾益气，除湿止带。

［组成］白果8粒，莲子30 g，冬瓜子40 g，大米60 g，红糖适量。

［制作与服法］将白果去壳，莲子去心，与洗净的冬瓜子和大米同入锅中，加适量水，用小火炖30分钟，至莲子熟烂后加入红糖即成。上午、下午分服。

〔解析〕莲子，味甘、涩，性平，归脾、肾、心经。有补脾止泻，止带，益肾涩精，养心安神的功效，主治脾虚泄泻，带下，遗精，心悸失眠。《本草纲目》："莲之味甘，气温而性涩，禀清芳之气，得稼穑之味，乃脾之果也。土为元气之母，母气既和，津液相成，神乃自生，久视耐老，以其权舆也。昔人治心肾不交，劳伤白浊，有清心莲子饮；补心肾，益精血，有瑞莲丸，皆得此理。"白果，甘苦涩、平，有毒。具有敛肺气，定喘嗽，止带浊，缩小便之功效。能治哮喘，痰嗽，白带，白浊，遗精，淋病，小便频数。《本草纲目》："熟食温肺益气，定喘嗽，缩小便，止白浊；生食降痰，消毒杀虫；捣涂鼻面手足，去泡，黯，皱疱及疥癣疳匿、阴虱。"冬瓜子能利水除湿，三者合用，既能健脾益气，又能利水除湿，兼顾收涩止带，故脾虚所致阴道炎较为适宜。

（3）肾虚型：

韭菜白芷粥

〔治法〕补肾助阳，除湿止带。

〔组成〕韭菜子 10 g，白芷 9 g，米适量。

〔制作与服法〕韭菜子、白芷洗净后先煮，去渣留汁，再加米煮粥食之。

〔解析〕韭菜又有不同的叫法，如扁菜、草钟乳、懒人菜、起阳草等，如今还有人称韭菜为蔬菜中的"伟哥"，韭菜子具有温补肝肾，壮阳固精，暖腰膝的功效。白芷，味辛，性温，具有燥湿止带，消肿排脓的功效。《本草正义》："白芷，气味辛温，芳香特甚，最能燥湿。"韭菜子、白芷合用，既能补肾助阳，升提阳气，又能燥湿止带，故肾虚所致阴道炎较为适宜。

5. 宫颈炎

（1）湿热下注型：

马齿苋猪肉汤

［治法］清热解毒，祛湿止带。

［组成］马齿苋 30 g、芡实 30 g，猪瘦肉 250 g。

［制作与服法］将马齿苋、芡实、猪瘦肉洗净，一起放入锅，加清水适量，大火煮沸后，改小火煲 2 小时，调味供用，佐餐食用。

［解析］马齿苋，酸，寒，归肝、大肠经。具有清热利湿、解毒消肿、消炎、止渴、利尿作用。《本草正义》："马齿苋，最善解痈肿热毒。"苏颂谓其治女人赤白带下，则此症多由湿热凝滞，寒滑以利导之，而湿热可泄，又兼能入血破瘀，故亦治赤带。芡实，味甘、涩，性平。归脾、肾经。具有益肾固精，补脾止泻，除湿止带之功效。《本草经百种录》："鸡头实，甘淡，得土之正味，乃脾肾之药也。脾恶湿而肾恶燥，鸡头实淡渗甘香，则不伤于湿，质黏味涩，而又滑泽肥润，则不伤干燥，凡脾肾之药，往往相反，而此则相成，故尤足贵也。"《本草求真》："芡实味甘补脾，故能利湿；惟其味涩

固肾，故能闭气，而使遗、带、小便不禁皆愈。"马齿苋、芡实二者合用，则既能清热解毒，又能利下焦湿热，兼能收涩止带，凡湿热之邪所致宫颈炎表现为带下过多之证皆可运用。

（2）脾肾亏虚型：

莲肉白果炖乌骨鸡汤

［治法］健脾补肾，收涩止带。

［组成］雄乌骨鸡1只，莲子15 g、白果15 g、粳米15 g，胡椒30 g。

［制作与服法］将乌骨鸡洗净，再将上药放入鸡腹内，放砂锅内煮烂熟后空腹食用。

［解析］莲子，味甘、涩，性平，归脾、肾、心经。有补脾止泻，止带，益肾涩精，养心安神的功效，主治脾虚泄泻，带下，遗精，心悸失眠。《本草纲目》："莲之味甘，气温而性涩，禀清芳之气，得稼穑之味，乃脾之果也。土为元气之母，母气既和，津液相成，神乃自生，久视耐老，以其权舆也。昔人治心肾不交，劳伤白浊，有清心莲子饮；补心肾，益精血，有瑞莲丸，皆得此理。"白果，甘苦涩、平，有毒。具有敛肺气，定喘嗽，止带浊，缩小便之功效。能治哮喘，痰嗽，白带，白浊，遗精，淋病，小便频数。《本草纲目》："熟食温肺益气，定喘嗽，缩小便，止白浊；生食降痰，消毒杀虫；捣涂鼻面手足，去泡，黯，皯皱及疥癣疳匿、阴虱。"莲子、白果，则既能利水渗湿，又能健脾益气，故脾虚

所致带下较为适宜。乌骨鸡则具有补肝益肾、健脾止泻等作用，与莲子、白果合用，三者既能健脾补肾，脾气健运则水湿易除，又能收涩止带，带下自止。凡脾肾亏虚所致宫颈炎表现为带下过多之证皆可运用。

二、注意事项

1. 注意事项　治疗期间若症状加重应及时至医院就诊。

2. 生活起居

（1）注意休息。

（2）进行适当的运动，如体操、太极拳、散步或慢跑，以增强体质，但不要过度劳累。

（3）治疗期间应严格避孕。

3. 饮食忌宜　湿热型患者饮食宜清淡，不宜吃肥腻、甘甜、辛辣刺激性食物；脾虚型患者则忌生冷、寒凉、难消化的食物。

第三节　妊娠病的药膳辅治

尤氏妊娠呕吐药膳

妊娠早期，出现严重的恶心呕吐，头晕厌食，甚则食入即吐者，称为妊娠恶阻，又称"妊娠呕吐""子病""病儿""阻病"等。本病是妊娠早期常见病症之一，以恶心呕吐，头重眩晕，厌食为特点。治疗及时，护理得法，多数患者可迅速康复，预后大多良好。若仅见恶心择食，偶有吐涎等，不作病论。

中医学认为本病主要是由冲气上逆，胃失和降所引起，治疗上以调气和中，降逆止呕为主。本病最早见于《金匮要略·妇人妊娠病脉证并治》："妇人得平脉，阴脉小弱，其人渴，不能食，无寒热，名妊娠，桂枝汤主之。"妊娠呕吐，除采用部分药物外，一些食疗药膳也有较好的效果。

一、临证指南

（一）胃虚证

形成原因：胃气素虚，孕后经血停闭，血聚冲任养胎，冲脉气盛，夹胃气上逆，胃失和降，而致恶心呕吐。

日常表现：妊娠早期，恶心呕吐，食入即吐，脘腹胀闷，不思饮食，头晕体倦，怠惰思睡。

白术鲫鱼粥

［治法］健胃和中，降逆止呕。

［组成］白术 10 g，鲫鱼 2 条（约 150 g），粳米 50 g，精盐（或白糖）适量。

［制作与服法］把鲫鱼去鱼鳞，抠鳃，剖腹去内脏，洗净血污；粳米淘洗净；白术切小片，加入适量水入锅中，上

火，煎药汁约 150 g。另锅入适量水上火，放入鲫鱼，开锅后撇去浮沫，下入粳米煮成粥，再加入药汁稍煮即可，可根据患者口味加入适量精盐或糖调味。

［解析］白术甘补渗利，苦温而燥，归脾、胃经，可健脾养胃，益气和中，燥湿利水，止汗安胎；鲫鱼，性味甘温，具有补虚赢损，通脉下乳功效；粳米可补中益气，健脾和胃，临床中尤宜于脾胃虚弱、食少纳呆、倦怠乏力者食用。

（二）肝热证

形成原因：平素性躁多怒，郁怒伤肝，肝郁化热，孕后血聚冲任养胎，肝血益虚，肝火愈旺，加之冲脉气盛，冲气、肝火上逆犯胃，胃失和降，遂致恶心呕吐。

日常表现：妊娠早期，呕吐酸水或苦水；胸胁满闷，嗳气叹息，头晕目眩，口苦咽干，渴喜冷饮，便秘溲赤。

生芦根粥

［治法］清肝和胃，降逆止呕。

［组成］鲜芦根 150 g，竹茹 15 g，粳米 75 g，生姜末 10 g。

［制作与服法］将鲜芦根洗净，切成小段，与洗净的竹茹加适量水入锅中上火，煎汁液，去渣，下入粳米、姜末，小火煮成稀粥状即可。

［解析］鲜芦根性寒、味甘，清香宜人，具有生津止渴、清热除烦、止呕降逆等功能；竹茹味甘、性凉，具有清肺化

痰、止呕清胃、清热凉血、开郁化痰等功能。二者相配伍，加入粳米煮粥，不仅相得益彰，增强疗效，而且还使药粥更为碧绿清香，诱人食欲。但胃寒呕吐患者不宜服用。

（三）痰滞证

形成原因：脾阳素虚，水湿不化，痰饮内停，孕后血聚冲任养胎，冲脉气虚，冲气夹痰饮上逆，以致恶心呕吐。

日常表现：妊娠早期，呕吐痰涎；胸膈满闷，不思饮食，口中淡腻，头晕目眩，心悸气短。

鲜竹茹粥

［治法］化痰除湿，降逆止呕。

［组成］鲜竹茹 50 g，糯米 75 g。

［制作与服法］鲜竹茹洗净，入适量水锅中上火，用小火煎汁后去渣，下入洗净的糯米，煮成稀粥状即可。每天2~4次，温服。

［解析］竹茹属性寒凉，具有清热化痰、除烦止呕功效，糯米性温，可健脾养胃。竹茹加入糯米煮粥，可在健脾暖胃的同时清热化痰止呕。

二、注意事项

1. 保持心情平和，避免剧烈运动。

2. 清淡易消化营养饮食，忌食辛辣刺激油腻食物。

3. 少吃多餐，少吃豆类、奶类等不易消化的食物。

4. 适当食用平性水果，忌食寒凉食物。

5. 需在医生的指导下进行膳食治疗。

尤氏流产药膳

妊娠28周以前，由于某些原因而发生妊娠中断现象，称为流产。妊娠早期的先兆流产属于中医学"胎漏""胎动不安"范畴。妊娠期阴道少量流血，时出时止，或淋漓不断，而无腰酸、腹痛、小腹坠胀者，称为胎漏；妊娠期出现腰酸、腹痛、小腹下坠，或伴有阴道少量流血者，称为胎动不安。其主要发病机制是冲任气血失调，胎元不固。以"补肾固冲"为治疗大法。

如果阴道流血不多，下腹部疼痛程度不重，若能及时进行安胎治疗，仍有希望继续妊娠达到足月分娩。先兆流产除了注意休息、服药之外，适当的药膳调理可起到辅助治疗作用。

一、临证指南

（一）肾虚证

形成原因：素禀肾气不足，或房劳多产，或久病及肾，或孕后房事不节，损伤肾气，肾虚冲任不固，胎失所系，以致胎动不安，气不固摄，发为胎漏。

日常表现：妊娠期腰膝酸软，腹痛下坠，或伴阴道少量流血，色淡暗，或曾屡孕屡堕，或伴头晕耳鸣，小便频数，夜尿多。

双川安胎蛋

［治法］固肾安胎，佐以益气。

［组成］川杜仲 15 g，川续断 15 g，鸡蛋 2 个。

［制作与服法］鸡蛋洗净，连壳旺火煮熟，去壳，洗净川杜仲、川续断，置瓦罐中旺火煮沸，加去壳鸡蛋；改文火煨 60 分钟。每天 2 次，每次吃 1 个鸡蛋，喝汤。

［解析］方中杜仲味甘性温，善补肝肾，安胎，强筋骨；续断味甘性温，可补肝肾，行血脉，续筋骨；鸡蛋味甘，性平，可滋养阴血，养心安胎，诸味合用，对肾虚引起的先兆流产有辅助治疗作用。

（二）气血虚弱证

形成原因：素体体弱，气血不足；或孕后脾胃虚弱，恶阻较重，化源不足，气血虚弱则冲任血少，筋脉失养，以致胎漏、胎动不安。

日常表现：妊娠期，阴道少量下血，腰酸，小腹空坠而痛，或伴有阴道少量流血，色淡红，质稀薄；或神疲肢倦，面色㿠白，心悸气短。

参归猪腰汤

［治法］益气养血，固冲安胎。

［组成］人参 5 g，当归身 10 g，猪腰（猪肾）2 个。

［制作与服法］猪腰洗净，剖开，去除内膜臊筋，将人

参、当归、猪腰共放入锅钵中，旺火煮开，然后改文火煨 60
分钟。每天清晨空腹喝汤 1 次，熟猪腰切片拌酱油吃，连服
7 次。

［解析］人参大补元气，宁心安胎；当归补血止痛；猪
腰补益肾气。此药膳可用作气血两虚型先兆流产孕妇的辅助
治疗。

（三）血热证

形成原因：素体阳盛，或七情郁结化热，或孕后过食辛
热，或外感邪热，或阴虚生热，热扰冲任；孕后气血下以养
胎，使阴血更虚，热更重，迫血妄行，发为胎漏，损伤胎气，
以致胎动不安。

日常表现：妊娠期腰酸、小腹灼痛，或伴阴道少量流血，
色鲜红或深红，质稠；渴喜冷饮，小便短黄，大便秘结；或
伴心烦不安，五心烦热，咽干少津。

双叶止血安胎蛋

［治法］清热止血，滋阴安胎。

［组成］艾叶 15 g，侧柏叶 15 g，鸡蛋 2 个，葱、生姜末、
细盐、味精各适量。

［制作与服法］将艾叶、侧柏叶装入干净纱布袋中，扎
口，放入瓦罐中水煎，开始用旺火，煎沸后改用小火，再煎
60 分钟，取药汁，置铁锅内，旺火烧沸，打入鸡蛋，加入葱、
细盐、姜末，再煮，蛋熟时加味精，起锅。吃蛋喝汤，每天

早晚各 1 次。

［解析］艾叶味辛，性温，长于温经止血，侧柏叶味苦，性寒，可治血热妄行的胎动不安等；鸡蛋滋养肾阴。三味共伍，不凉不燥，既能止血，还能补肾而安胎。

（四）血瘀证

形成原因：素有癥瘕占据子宫或孕期手术创伤，或孕后不慎跌扑闪挫，均可致瘀阻胞脉，孕后新血不得下达冲任以养胎，反离经而走。

日常表现：孕后常有腰痛，下腹刺痛，阴道不时流血，色暗红，或妊娠不慎跌扑闪挫，或劳力过度，继之腰酸腹痛，胎动下坠或阴道少量流血。

益母草红糖水

［治法］活血化瘀，补肾安胎。

［组成］益母草 30 g，红糖 50 g。

［制作与服法］益母草水煎，先煎 20 分钟，再加红糖，再用小火煲 40 分钟。喝汤，每晚睡前 1 次，服后需漱口。

［解析］益母草性微寒、味辛微苦，具有祛瘀生新，活血调经功能；红糖水可活血祛瘀，补血益气，二者煮汤水，可暖身暖宫，瘀血得温以驱散，达到活血化瘀目的。

二、注意事项

日常调护注意：

1. 夫妻双方应达成求孕共识，营造和谐的夫妻关系和家庭氛围，保持平和心态，遇到问题积极沟通，携手面对。

2. 作息规律，饮食卫生，营养均衡，情绪稳定，不纠结、不焦虑、不急躁。

3. 合理控制体重，适量运动，拒绝节食减肥；注意防寒保暖，以免感冒、发热；保持大便通畅，勿结勿稀。

4. 勿与宠物亲密接触，防止感染；远离辐射，控制电子产品使用时间；远离噪声；远离有毒有害物品，如指甲油、肉毒杆菌等。

5. 禁止擅自服用保健品或不明成分的其他药物。

6. 为保证精子质量合格，丈夫应主动改变不良生活习惯，如吸烟、饮酒等；不穿紧身裤、牛仔裤；避免接触高温环境，如精液检查异常，请同治。

尤氏异位妊娠药膳

异位妊娠指受精卵在子宫体腔以外着床发育，俗称"宫外孕"。但异位妊娠的含义更广，包括子宫颈妊娠和子宫残角妊娠。异位妊娠是妇产科常见的急腹症，发病率约2%，是孕产妇死亡的主要原因之一。若处理不及时，异位妊娠破裂，引起内出血，导致失血性休克，危及生命。异位妊娠属于中医学"妊娠腹痛""癥瘕"等范畴，患者多表现为情志抑郁，肝失调达，胞脉不通，外感湿毒，气虚血瘀等症状。

异位妊娠临床表现常见阴道不规则流血、停经、腹痛等。其病机与少腹素有瘀滞，冲任不畅，或先天肾气不足或气虚运送无力，孕卵未能及时到达子宫等因素有关。病机的本质在于少腹血瘀实证。

异位妊娠患者应格外注意自身营养，宜高蛋白、高热量、高维生素饮食，适当限制脂肪，补充水分等。忌不易消化、相克、肥甘、辛温燥火食物，以防对身体造成不良影响。

一、临证指南

（一）未破损期

形成原因：胎元不能运达子宫而停于宫外，瘀阻冲任，阻滞气机。

日常表现：停经，或有不规则阴道流血，或有下腹隐痛，B 超检查一侧附件区有包块，血 HCG 阳性，舌暗，苔薄，脉弦滑。

赤芍丹参饮

［治法］活血化瘀。

［组成］赤芍 15 g，丹参 15 g，红糖 50 g。

［制作与服法］先将赤芍、丹参加水 500 mL，煎取汁 300 mL，去渣，加入红糖再煎 2 分钟。每天 2～3 次。

［解析］丹参、赤芍有化瘀之功效。

（二）已破损不稳定型

形成原因：胎元停于宫外并致破损，络伤血崩，气随血脱，阴血亡失，血溢脉外成瘀。

日常表现：腹痛拒按，不规则阴道流血，B 超提示盆腔一侧有混合性包块，舌暗，苔薄，脉细弦。

花粉赤芍丹参粥

［治法］活血化瘀，益气养阴。

［组成］天花粉 15 g，赤芍 15 g，丹参 15 g，粳米 100 g。

［制作与服法］先将 3 味药用干净纱布包好，入锅煮至 20 分钟，去渣取汁 1000 mL，入粳米煮至粥成。每天 1 剂，连服 3～15 天为 1 个疗程。

［解析］赤芍、丹参活血化瘀，天花粉生津止渴，粳米味甘淡，其性平和，煮粥最养人，老幼皆宜，是滋补之物。

（三）已破损稳定型

形成原因：络伤血溢于外成瘀，瘀积日久而成癥，瘀阻冲任，阻滞气机。

日常表现：腹痛减轻或消失，小腹坠胀不适，盆腔一侧有局限的混合性包块，舌暗，苔薄，脉弦细涩。

黄芪当归桃仁鸡

［治法］破瘀消癥，养血益气。

［组成］炙黄芪 25 g，当归 15 g，桃仁 10 g，母鸡 1 只（约 1000 g），葱、盐、生姜适量。

［制作与服法］将干净纱布包紧 3 味药物，与洗净母鸡同放锅中，放入清水淹没鸡，上加葱段，生姜片，后加盖，

煮熟加少量食盐调味即可食用。每天可服2～3次。

［解析］桃仁消癥散结，黄芪、当归补益气血。

二、注意事项

1. 保持心情舒畅，避免剧烈运动。
2. 清淡易消化营养饮食，忌食辛辣刺激油腻食物。
3. 忌食豆类、蜂蜜、阿胶等。
4. 密切注意腹痛情况。

尤氏胎儿生长受限药膳

胎儿生长受限是产科最常见的并发症之一，与胎盘灌注不足、不良妊娠结局及远期不良预后相关。目前定义并不明确，英国皇家妇产科学院认为，经超声评估的胎儿腹围或胎儿体重低于相应孕周正常标准的第10百分位数为胎儿生长受限，低于第3百分位数属于严重胎儿生长受限，与更高的不良结局相关。本病相当于中医学"胎萎不长"，是指妊娠四五个月后，其腹形与子宫体增大明显小于妊娠月份，胎儿存活而生长迟缓者，称为胎萎不长，又称"妊娠胎萎燥""妊娠胎不长"等。

本病主要发病机制是母体先天禀赋虚弱，脏腑血气亏损，或孕后气血不足以荣养其胎，遂致胎萎，也有因父气孱弱，男精不壮，胎气不实而致者。结合病史：有早妊史，或胎漏、胎动不安史，或有妊娠期高血压疾病、慢性肾炎、慢性高血压、心脏病、贫血、营养不良等病史，或孕期有接触致畸药物、毒物及放射线的病史等。临床表现：孕妇腹部增大不明显，小于孕月，胎动弱。

经过精心调治，可继续顺利正常发育、生长，足月分娩。但也有少数患者胎死腹中。

一、临证指南

（一）气血虚弱型

形成原因：气血乃长养胎儿之本，若孕妇素体虚弱，或久患宿疾，脏腑益损，气血虚弱，不足养胎。或因漏胎下血，胎失所养，以致胎萎。

日常表现：妊娠四五个月后，腹形与宫体增大明显小于妊娠月份，胎儿存活，身体羸弱，面色萎黄或㿠白，头昏心悸，气短，少言，舌淡嫩，脉细弱无力。

桂圆桑椹汁

[治法] 补血，益气，养胎。

[组成] 龙眼肉（桂圆肉）1份，桑椹2份，冰糖适量。

[制作与服法] 加水煮至熟烂，去渣留汁，再加适量冰糖，熬至稍稠食用。每天1~2次，连服30天。

[解析] 龙眼肉归心、肝、脾、肾经，性平、味甘，有补心益脾、养血安神等功效。

（二）脾胃不足型

形成原因：素体禀赋脾肾不足，或孕后房事不节，伤及肾气，或劳倦过度，损伤脾气，以致精血化源不足，胎失所养，以致胎萎不长。

日常表现：腹形与子宫体增大明显小于妊娠月份，胎儿存活，腰膝酸软，纳少便溏，或形寒胃冷，手足不温，舌质淡，苔白，脉沉迟。

枸杞大枣粥

［治法］补益脾肾，养胎长胎。

［组成］大枣 15 枚，枸杞子 10 g，粳米 50 g。

［制作与服法］共熬为粥。每天 3~4 次，连服 30 天。

［解析］粳米味甘淡，其性平和，煮粥最养人，老幼皆宜，是滋补之物。

（三）血寒宫冷型

形成原因：素体阳气不足，或孕后过食寒凉生冷之品，或大病久病，损伤肾阳，寒自内生，生化之机被遏，致血寒宫冷，胎失温养，以致胎萎不长。

日常表现：腹形与子宫体增大明显小于妊娠月份，胎儿存活，形寒怕冷，四肢不温，舌淡苔白，脉沉迟滑。

当归生姜羊肉汤

［治法］温肾补阳，养血育胎。

［组成］当归 15 g、生姜 15 g，羊肉 250 g，山药

30 g，调料适量。

　　［制作与服法］先将羊肉洗净切块，当归用纱布包好，再将山药、姜片放砂锅内，加水适量，共炖汤，烂熟后放调味品，饮汤食肉。每周 3 ~ 4 次，连用 20 天。

　　［解析］羊肉味重，若妊娠恶阻重者，饮汤即可。

尤氏妊娠期高血压疾病药膳

　　妊娠期高血压疾病是指妊娠与高血压并存的一组疾病。妊娠期高血压疾病受年龄、遗传等多种因素影响，可增加胎盘早剥、弥散性血管内凝血、胎儿生长受限、死产等风险，是孕产妇和胎儿死亡的重要原因。妊娠期高血压疾病按照血压升高的程度可分为：轻度（140~159）/（90~109）mmHg；重度 ≥ 160/110 mmHg。一旦确诊需要启动慢性高血压患者管理办法，严格限制食盐摄入量，必要时采用抗高血压药，但需保证子宫 – 胎盘血流灌注量，孕晚期的孕妇评估风险和获益后可以选择及时终止妊娠。

　　临床表现主要有血压升高、蛋白尿、低蛋白血症等。子痫发作前期，有以头痛或视力障碍为首发表现者，也有仅表现为上腹部疼痛者，有反射亢进表现者，有头痛或视力障碍与上腹部疼痛都存在者。本病属于中医学"子痫"范畴，可根据辨证施药有效缓解症状。

一、临证指南

（一）肝风内动证

形成原因：素体肝肾阴虚，孕后血聚冲任养胎，阴血更虚，肝阳益亢，故头痛眩晕；甚则肝风内动，筋脉拘急，以致两目上吊，牙关紧闭，四肢抽搐，腰背反张，息粗；风火相煽，扰犯神明，以致昏仆不知人；阴虚内热，则手足心热，颧赤。

日常表现：妊娠晚期、临产时及新产后，头痛眩晕，突然昏仆不识人，两目上吊，牙关紧闭，四肢抽搐，时作时止，或良久不醒。舌红或绛，苔无或花剥，脉弦细而数或弦紧。

天麻蒸乳鸽

［治法］滋阴清热，平肝息风。

［组成］天麻 12 g，乳鸽 1 只，姜 5 g，盐 5 g，酱油 10 g，鸡汤 300 mL，葱段少量。

［制作与服法］把天麻用淘米水浸泡 3 小时、切片，乳鸽宰杀后，除去毛、内脏及爪，姜切片、葱切花。把酱油、盐抹在乳鸽上，将乳鸽放入炖盅内，加入鸡汤，放姜葱和天麻片。用武火大气蒸约 1 小时即成。

［解析］天麻味甘，性平，具有平肝息风止痉功效，鸽肉味咸、性平，具有滋肾益气功效，可以治疗子宫脱垂、闭经等疾病。

（二）痰火上扰证

形成原因：脾虚生湿，湿久酿痰，痰火内蕴，则伴有胸闷；痰火上蒙清窍，则头痛，晕仆不知人；肝阳偏亢，火盛风动，则两目上视，牙关紧闭，四肢抽搐，腰背反张；痰湿内盛，则口流涎沫，息粗痰鸣；湿浊泛溢肌肤，则面浮肢肿。

日常表现：妊娠晚期、临产时及新产后，头痛胸闷，突然昏仆不识人，两目上吊，牙关紧闭，口流涎沫，面浮肢肿，息粗痰鸣，四肢抽搐，腰背反张，时作时止。舌红，苔黄腻，脉弦滑而数。

土茯苓煲脊骨汤

［治法］祛湿解毒，通利关节。

［组成］猪脊骨 600 g，生地黄 60 g，土茯苓 60 g，蜂蜜 20 g，食盐适量。

［制作与服法］食材加入炖锅中慢熬 2 小时，出锅前加入少量食盐。

芦根藕片粥

［治法］健脾渗湿，清热利尿。

［组成］鲜芦根 200 g，鲜藕 200 g，薏苡仁 15 g，粳米 100 g，盐适量。

［制作与服法］将芦根熬汁去渣后加水适量，同三味材料煲成粥，加少许盐调味即可。

薏苡仁赤小豆粥

［治法］利湿祛浊，利尿消肿。

〔组成〕薏苡仁 30 g，赤小豆 15 g，玉米须 15 g，调味品少量。

〔制作与服法〕以上食材加入砂锅中，文火熬粥半小时。

二、注意事项

1. 保持心情舒畅，避免剧烈运动。

2. 低盐低脂、清淡易消化营养饮食，忌食辛辣刺激油腻食物。

3. 密切注意血压情况。

第四节　妊娠合并症的药膳辅治

尤氏妊娠合并心脏病药膳

妊娠合并心脏病是严重威胁孕产妇生命安全的一种较为严重的妊娠并发症，是导致孕产妇死亡的四大原因之一，发病率为 1.08%。病情较轻者，一般无明显症状，但随着孕周增大，心脏负荷加重，可能会出现心悸气促、呼吸困难等，甚至出现心力衰竭、心律失常等而死亡；心功能恶化的同时，可能出现流产、早产、死胎、胎儿生长受限、胎儿窘迫、新生儿窒息、新生儿死亡等不良妊娠结局。所以妊娠前已有的心脏病应在专科医师指导下妊娠，且不管哪种心脏病，妊娠后都必须由专科医师定期评估是否能继续妊娠。随身备有急救药，一旦发作，随时服用。同时可配合药膳长期调理，改善心功能及心肌耐受力。

一、临证指南

（一）辨证要点

本病中医无此病名，根据其症状，可将其归纳至"心悸""怔忡""胸痹"等范畴。心悸的病名首见于《伤寒论》和《金匮要略》，原文中记载："发汗过多，其人叉手自冒心，心下悸欲得按者，桂枝甘草汤主之"。"伤寒脉结代，心动悸，炙甘草汤主之。"表明心悸多以虚证居多。心为五脏六腑之大主，为阳中之阳，心之阳气尤为重要。心主心脉，孕后气血下聚养胎，一旦心阳不足，无力运血，血行受阻，不能濡养全身，且心脉痹阻不通。心悸多由心阳不足，心脉痹阻所致。所以尤昭玲教授临证辨证施膳时注意温通心阳，气能行血，血流周身，周身得以濡养。中医学认为本病是因为先天禀赋不足或后天失养，或大病久病之后，脏腑功能受损，心之气血、阴阳失调是本病病理生理基础。妊娠后，阴血聚以养胎，心之气血更虚，心所主血脉不利，故发生心系疾病。以阳虚为本，水饮、瘀血为标，久病之后，阳损及阴，并可见气阴两虚或阴阳两虚之候。

（二）辨证论治

小麦红枣粥

［治法］养心益肾，清热止汗，补益脾胃，除烦止渴。

［组成］小麦 50 g，糯米 100 g，大枣 5 枚，龙眼肉 15 g，白糖 20 g。

［制作与服法］小麦加热水浸胀，入锅煮熟取汁，汁中加糯米、去核红枣、龙眼肉共煮成粥。起锅时入白糖。每天 2~3 次，连用 4~5 天为 1 个疗程，趁热食。

［解析］本方适用于妊娠合并心脏病，症见心悸心慌，烦躁失眠，劳累后易疲乏，自汗盗汗。小麦性凉，味甘，具有清热除烦、养心安神、益肾、补虚损、厚肠胃、强气力等功效，适用于失眠、躁动、骨蒸潮热、盗汗、咽干舌燥、小便不利等症；龙眼肉甘温，归心、脾经，健脾益气，养血安神；大枣、白糖既补养气血，又温经活血。诸药相合，以养心益肾，清热止汗，补益脾胃，除烦止渴。

龙眼煮鸡蛋

［治法］培补气血，定惊安神。

［组成］龙眼肉 10 个，鸡蛋 2 枚，白糖适量。

［制作与服法］龙眼肉加水煮 10 分钟，磕入鸡蛋煮熟，调适量白糖。空腹食，每天 2 次。

［解析］本方适用于心血不足型妊娠合并心脏病。龙眼作为营养价值极高的水果，归心、脾经，可以补血养神，《得配本草》中云龙眼肉可"益脾胃，补心血，润五脏，治怔忡"，对神经性的心悸有很好的治疗效果；鸡蛋能镇心

安神、宁心定惊。孕后血聚冲任养胎，阴血愈虚，而两者相合，既能培补气血，又能定惊安神，为妊娠合并心脏病之良品。

羊肉山药汤

[治法] 温阳，健脾，益肾。

[组成] 羊肉 50 g，山药、红糖各 30 g。

[制作与服法] 上味共加水 1 L 同煮。饮汤食肉，每天 1～2 次。

[解析] 本方适用于心阳虚型妊娠合并心脏病。方中羊肉有补气养血，温中散寒，暖肾助阳之功。《本草纲目》："羊肉补中益气，性甘，大热。"山药味甘性平而涩，补脾益肾，收敛固涩；药食配合，温补脾肾之功倍增。本方不仅疗效肯定，而且味道鲜美，凡妊娠合并心脏病属阳虚证均可应用。

枸杞子煮鸡蛋

[治法] 调补气血。

[组成] 枸杞子 20 g，大枣 6 枚，鸡蛋 2 枚。

[制作与服法] 枸杞子、大枣、鸡蛋加水同煮至蛋熟，去蛋壳，入锅再煮 3 分钟。食蛋，每天 1 次。

[解析] 本方适用于气血两虚型妊娠合并心脏病，症见头晕眼花、心悸健忘、懒动、小便夜多。方中枸杞子为滋补肝肾之良药，味甘性平，归肝肾经，有补肝肾，益精血之功。《本草经集注》称其"补益精气，强盛阴道"；鸡蛋能镇心安神、

宁心定惊；酌加大枣，则更增健脾养胃之功，亦使口感更佳。

参芪当归羊肉汤

［治法］温通心阳，化瘀通脉。

［组成］人参 30 g，黄芪 30 g，当归 12 g，羊肉 250 g，葱姜适量。

［制作与服法］人参、黄芪、当归分别洗净后切成条块状，一起装入纱布袋，与羊肉、葱、姜等调料同入锅内，加水适量炖至羊肉熟烂，食肉饮汤。

［解析］黄芪味甘微温，能升阳举陷，为补益脾气之要药；人参味甘缓急，归心经，能大补元气；当归味甘辛温，归心、肝经，为补血圣药，既长于补血，又能活血；黄芪、人参为相须为用，气旺则能行血，气血周流全身，得以濡养全身。

二、注意事项

日常调护注意：

1. 饮食卫生，营养均衡，避免疲劳，睡眠时宜采取左侧卧位或半卧位。

2. 情绪稳定，不紧张、不纠结、不焦虑、不急躁。

3. 加强营养，进糖类及高维生素饮食，多吃水果、淡盐饮食，贫血的孕妇应注意蛋白质的补充。

4. 加强妊娠期保健，定期产前检查或家庭访视，检查的次数和时间可按心脏功能的具体情况而定。

5. 严密监护孕妇的心肺情况、体重和血压的测定变化，并指导孕妇及家庭成员掌握自我监护技巧。

尤氏妊娠合并糖尿病药膳

糖尿病是因胰岛素绝对或相对不足引起的一种代谢性内分泌疾病，由于糖类、蛋白质、脂肪代谢紊乱，出现高血糖、水、电解质丢失以及急、慢性并发症等一系列临床表现。妊娠合并糖尿病包括糖尿病合并妊娠和妊娠期糖尿病。其中妊娠期糖尿病占90%。妊娠期糖尿病因妊娠中晚期孕妇对胰岛素的敏感性下降，胰岛素代偿性分泌不足而发病。而孕期血糖控制欠佳易导致胎儿畸形、胎儿生长受限、巨大儿、流产或早产、胎肺延迟成熟等不良妊娠结局。药膳是饮食疗法进一步发展、优化的产物，可以防病、治病、抗老强身等，在中医基础理论和饮食文化理论指导下，将药物和食物相配伍，通过烹调加工成一种既有药物功效，又有食品美味，用以防病治病、强身益寿的特殊食品。

一、临证指南

（一）辨证要点

本病中医诊断为"妊娠消渴"，亦可归属于"消渴"范畴。系原有消渴（糖尿病）而合并妊娠，或孕前原有隐性糖尿病于妊娠后发展为糖尿病。本病多从阴虚燥热论治。妊娠合并糖尿病的临床过程较复杂，易导致孕妇出现低血糖及酮症酸中毒，可引起流产、妊娠期高血压疾病、羊水过多、巨大儿、产后出血、缝合感染等妊娠期并发症，易造成胎儿畸形、新生儿呼吸窘迫综合征、新生儿低血糖等危害。未经治疗的孕妇及胎婴死亡率较高，必须引起重视。

（二）分型论治

清茶蒸鲫鱼

[治法] 健脾祛湿，清热利尿。

[组成] 鲫鱼 500 g，绿茶适量。

[制作与服法] 鲫鱼去鳃、内脏，保留鱼鲜，鱼腹内填满绿茶，放盘中，上锅蒸至鱼熟透。淡食鱼肉，不加作料。

[解析] 本方适用于气阴两虚型妊娠期糖尿病，症见口渴不已、小便多、口淡。方中绿茶在我国被誉为"国饮"，现代科学大量研究证实，茶叶确实含有与人体健康密切相关的生化成分，茶叶不仅具有提神清心、清热解暑、消食化痰、清心除烦、解毒醒酒、生津止渴、降火明目、止痢除湿等药理作用，还对现代疾病如心脑血管病有一定的药理功效；鲫鱼味甘性平，归脾、胃、大肠经，可健脾和胃，利水消肿。两者合用，理气祛湿而不耗气，对妊娠期糖尿病较为适宜。

菠菜根粥

[治法] 止渴，润燥，养胃。

[组成] 鲜菠菜根 250 g，鸡内金 10 g，大米 50 g。

［制作与服法］鲜菠菜根切碎，加水与鸡内金共煎30～40分钟，然后下大米煮成烂粥。以上为1天量，分2次服，连菜与粥食。

［解析］本方适用于妊娠期糖尿病，症见口渴、多食、大汗。方中菠菜根属于红色食品一类，具有很好的食疗作用，其营养丰富，含有维生素、纤维素和众多矿物质，可利五脏，止渴润肠，适合糖尿病患者服用；鸡内金性平味甘、涩，归脾、胃、膀胱经，可消食健脾。本膳可作为妊娠期糖尿病患者的常用菜品。

银耳玉竹汤

［治法］滋阴清热。

［组成］白木耳15 g、玉竹25 g、冰糖25 g。

［制作与服法］白木耳水发，与玉竹、冰糖同入砂锅加水煮。饮汤，每天2次。

［解析］本方适用于胃阴不足型妊娠期糖尿病，症见口干口渴。银耳性平，味甘，归肺、胃、肾经，具有补气和血、滋肾强肾之功。现代医学证明，银耳主要的药理有效成分是多糖，银耳多糖是银耳最重要的组成成分，占其干重60%～70%，同时银耳多糖还是一种重要的生物活性物质，能够增强人体免疫功能，起到扶正固本作用；玉竹养阴润燥，生津止渴，《本草便读》谓其"甘平滋润，虽补而不碍邪，故古人立方有取乎此也"。两者合用，食助药力，药借食味，相

辅相成，滋阴清热作用大增。

煮玉米粒

［治法］清热利尿，降血糖。

［组成］玉米粒500 g。

［制作与服法］玉米粒加水煮至开花。

［解析］本方适用于妊娠期糖尿病，症见尿带甜味，身体浮肿、尿量增多。玉米甘，淡，微寒，归手、足阳明经。《本草推陈》云玉米"为健胃剂，煎服亦有利尿之功"。玉米中的黄色成分隐黄素、玉米黄质和叶黄素，全都具有很强的抗氧化效果，其中玉米黄质又有保护视网膜的作用。另外，玉米中还含有丰富的膳食纤维，可以抑制脂肪的吸收，刺激肠道蠕动。本方制作简单，营养丰富，是改善妊娠期糖尿病之佳品。

枸杞炖兔肉

［治法］调补阴阳。

［组成］枸杞子15 g，兔肉250 g，蔬菜、油、盐各适量。

［制作与服法］枸杞子、兔肉分别洗净，加水250 mL炖熟，加蔬菜、油、盐调味。饮汤吃肉，1～2天1次，常服。

［解析］枸杞子甘平，归肝、肾经，为平补肾精肝血之品，《本草经疏》谓其"为肝肾真阴不足，劳乏内热补益之要药"；兔肉健脾生津润肠。二药合用共达调补阴阳之效。

二、注意事项

日常调护注意：

1. 严密监测糖尿病孕妇的血压，肝、肾、心功能，视网膜病变及胎儿健康情况。

2. 健康宣教。向孕妇讲解糖尿病相关知识和控制血糖方法与母儿预后，减少其焦虑情绪。

3. 预防感染，注意个人卫生，保持外阴皮肤清洁。

4. 饮食卫生，营养均衡，饭菜品种要杂，荤素混合食用，并且容易消化。蛋类、猪肝、猪血、鱼类、菠菜、油菜、黑木耳、米苋、红枣等食品既富含高蛋白，又含有大量铁质和微量元素，混合食用可互补长短。

5. 产后应控制饮食，调整饮食结构，参加积极有益的运动，控制体重。

6. 有活血刺激作用的山楂、桃子、蟹、酒、酒酿、辛辣食品等不宜食用，出血多者禁忌的食品有肉桂、花椒、丁香、胡椒、辣椒、蕨菜、黑木耳、兔肉、火麻仁等。

7. 鼓励坚持母乳喂养，加强产褥期保健，合理安排饮食，加强产后随访。

尤氏妊娠合并急性肾盂肾炎药膳

急性肾盂肾炎是妊娠期常见的合并症，其发病率为 4%~10.2%。发病率较高，其发生与孕妇泌尿道的形态和功能发生变化有关。孕妇体内雌激素水平增高，使输尿管增粗、变长，也使肾盂、肾盏和膀胱的平滑肌增厚。而高孕激素状态使得平滑肌松弛，蠕动减慢、减弱，导致两侧肾盂、输尿管中有尿液积留。妊娠中期，子宫不仅增大，而且向右旋转，从而压迫输尿管，这不仅会使尿液的潴留增多，而且增大的子宫还会将膀胱向上推移，引起排尿困难。同时，孕妇尿液中含营养物质较多，有利于细菌生长；加之女性的尿道短，尿道口和肛门容易引起感染。孕妇尿道口感染致病菌以后，易致上行感染，使孕妇发生急性肾盂肾炎。控制感染是其主要治疗方式。中医药治疗具有自身独特的优势，在治疗诸多急症中也取得了良好的疗效，如痛经等。中医学认为"药食同源，隐药于食"，中医药膳在中医理论指导下合理配伍，以发挥其治病及防病等优势。

一、临证指南

（一）辨证要点

妊娠合并急性肾盂肾炎常起病急骤，妊娠期出现寒战、高热、尿频、腰酸等为主要表现。多发生于妊娠晚期及产褥早期，多因膀胱感染上行所致，若不彻底治疗，可反复发作而成为慢性肾盂肾炎，甚至发展为肾衰竭，并可因高热引起早产或胎死宫内。发生于早期妊娠时可能导致胎儿发育异常。孕妇较非孕妇更容易遭受细菌内毒素的损害而发生中毒性休克及成人呼吸窘迫综合征，威胁母胎的生命安全。

本病中医诊断为"子淋""妊娠小便淋痛"。多因湿热或阴虚，膀胱气化失常所致，以妊娠期出现尿频、尿急、淋漓涩痛为主要表现。《医宗金鉴·妇科心法要诀》："孕妇小便频数窘涩，点滴疼痛，名曰子淋。"本病多从湿热下注、心火偏亢、阴虚火旺论治。

（二）辨证论治

鲤鱼赤小豆汤

［治法］利水消肿。适用于心火偏亢证。

［组成］鲤鱼 1 条，赤小豆 60 g，姜、醋各适量。

［制作与服法］鲤鱼去肠杂，不去鳞，加赤小豆、姜、醋少许，煮汤。食鱼饮汤。

［解析］本方适用于心火偏亢证。赤小豆味甘酸，性平，善于利水渗湿。《本草再新》云其"利水通经，宽肠理气"；鲤鱼为血肉有情之品，具有健脾和胃、利水消肿、安胎之效，对妊娠胎动不安、妊娠水肿有很好的食疗效果。二者药食结合，共奏清热安胎，利水消肿之效。

黄豆炖猪肝

［治法］滋阴润燥，行气利水。适用于阴虚火旺证。

［组成］黄豆 100 g，猪肝 500 g，车前子（布包）15 g，茴香 0.5 g，酱油、食盐、味精各适量。

［制作与服法］猪肝切片后用沸水冲淋一下，加食盐腌片刻；黄豆加水煮至八成熟，放猪肝片、车前子、茴香及各

种调料，炖 30 分钟即可。连汤随量食用。

[解析] 本方适用于阴虚火旺证。猪肝甘苦而温，补肝明目，养血滋阴；黄豆甘微温，归脾、胃经，可补脾和中，兼以化湿；二者相伍，寒热平调，润而不腻。

小蓟汤

[治法] 清热利温，通淋止血。适用于妊娠合并急性肾盂肾炎、膀胱炎属湿热型者，症见血尿。

[组成] 小蓟 15 g，马兰根 15 g。

[制作与服法] 上药同加水 1000 mL 煎服。

[解析] 本方适用于湿热之证。小蓟甘苦凉，善清血分之热而凉血止血，且能散瘀，可使血止不留瘀；马兰根气味辛凉，为散结清热之良品，入阳明血分，有和营清化之效。该膳制作简单，共奏滋阴清热，凉血止血之功。

车前草粥

[治法] 清热利尿。适用于妊娠期泌尿系统感染，症见小便不通，淋漓涩痛，或尿血、尿频尿急，小便黄赤，食欲不佳。

[组成] 鲜车前草叶 40 g，葱白 1 根，粳米 50 g。

[制作与服法] 鲜车前草叶切碎，与葱白煮汁后去渣，入粳米同煮粥。每天 3 次。

[解析] 本方适用于湿热之证。车前草性寒味甘，清热解毒，利尿渗湿；粳米、葱白补中益气，健脾和胃，制约车

前草之苦味。药食相合，性质平和，清热利尿而不伤胎气。

冬瓜瘦肉汤

[治法]清暑祛湿，通利小便。适用于产后尿潴留、妊娠后泌尿系统感染，症见产后小便难解，或妊娠期小便短赤而痛，伴口干口渴，大便干。

[组成]鲜荷叶 2 张，冬瓜 500 g，瘦猪肉 200 g，食盐适量。

[制作与服法]鲜荷叶、冬瓜（连皮切块）、瘦猪肉块同入汤煲，加 1000 mL 清水煲 2 小时，加盐调味食。每天 1 剂，连服 3～5 天。

[解析]本方适用于湿热之证。冬瓜味甘淡，性寒，因其滋润生液，水分含量较多，故能清热利尿消肿。冬瓜不含脂肪，热量不高，维生素 C 和钾盐含量较高，含糖量和含钠盐量亦极低，利尿消肿而不伤正。瘦肉为血肉有情之品，能滋补脾胃，亦使口感更佳。

地胆草煮肉

[治法]清热祛湿。适用于妊娠合并急性肾盂肾炎、膀胱炎属湿热型者。

[组成]鲜地胆草 150 g，瘦猪肉 200 g。

[制作与服法]鲜地胆草、瘦猪肉同加水 1000 mL，煮至肉熟。食肉喝汤，1 天服完，每天 1 剂。

[解析]本方适用于湿热之证。地胆草味苦、性寒，具

有清热解毒、消肿利尿的功效，现代药理证明其具有抑菌、消炎作用。伍以血肉有情之猪瘦肉，滋补脾胃，使口感、风味俱佳。

荷叶莲藕炒豆芽

［治法］清热利湿，健脾利尿。

［组成］莲子（水发）50 g，鲜荷叶 200 g，鲜藕节 100 g，绿豆芽 150 g，素油、食盐、味精各适量。

［制作与服法］水发莲子与鲜荷叶加水熬汤。素油烧热，入鲜藕节（切丝）煸炒至七成熟，投莲子、绿豆芽，入荷叶、莲子汤适量，调盐、味精至熟食。

［解析］本方适用于妊娠期肾盂肾炎、膀胱炎属脾肾两虚、湿热型者，症见下肢肿胀，小便不利。素体肥胖者效更佳。荷叶性平，味苦，归肝、脾、胃经，具有清热解暑、升发清阳的功效。莲藕性寒，味甘，归心、脾、胃经，具有补脾益血、健脾开胃的功效。《医林纂要》云"荷叶，功略同于藕及莲心，而多入肝分，平热、去湿，以行清气，以青入肝也。然苦涩之味，实以泻心肝而清金固水，故能去瘀、保精、除妄热、平气血也"，因此尤适宜孕妇食用。荷叶莲藕炒豆芽具有补脾肾、渗水湿、消肥胖等功效，对时有低热、下肢肿胀、小便不利的孕妇疗效显著。

绿豆芽蛤蜊汤

［治法］滋阴清热，润燥通淋。

［组成］冬瓜皮 1000 g，蛤蜊肉 250 g，绿豆芽 500 g，豆腐 6 块，调料适量。

［制作与服法］冬瓜皮、蛤蜊肉入锅，加清水适量，武火煮沸后改文火煲 30 分钟。豆腐下油锅略煎香，与绿豆芽同入冬瓜汤略煮沸，调味食用。

［解析］蛤蜊性寒味咸，能滋阴润燥，利尿通淋；冬瓜皮清热利尿通淋；绿豆芽清热解毒；豆腐润燥，共达滋阴清热，润燥通淋之功。

二、注意事项

日常调护注意：

1. 养成良好的饮食习惯，尽量少吃辛辣刺激性食物，宜清淡为主，注意卫生，合理搭配膳食。

2. 养成良好的生活卫生习惯，加强妊娠期保健，提高健康水平。

3. 注意外阴清洁，排便后手纸应自前方向后擦，每晚清洗外阴部。

4. 保持愉悦的心情，少生气、少熬夜、少焦虑。

5. 保持情绪稳定，切忌紧张焦躁。

6. 不要盲目地口服消炎药，病情反复应去医院做相应的检查，进行针对性治疗。

尤氏妊娠合并缺铁性贫血药膳

贫血是妊娠期最常见的合并症。当妊娠期红细胞计数 $< 3.5 \times 10^{12}/L$，血红蛋白 $\leq 100\ g/L$，血细胞比容 < 0.30 时即为妊娠合并贫血。50%~70%的孕妇患各种原因引起的贫血，其中由于体内缺铁，影响血红蛋白合成所引起的缺快性贫血最常见，约占妊娠贫血的90%。多发生在妊娠4个月后，铁需要量逐渐增加，孕妇铁摄入不足或吸收不良时。贫血较轻时常无明显症状，严重者表现为头晕、乏力、心悸、气短、食欲缺乏、腹胀腹泻、皮肤黏膜苍白等。铁剂为纠正缺铁性贫血的特效药，常因严重的胃肠道反应缺乏依从性，尤其合并妊娠剧吐者，甚至出现症状加重导致停药。中医历来讲究"药食同源"，中医药膳通过其特有的理论配伍，以发挥其治病及预防等特有优势，既可以改善贫血，同时安全有效。

一、临证指南

（一）辨证要点

本病中医诊断为"妊娠贫血"，亦属"血虚""黄胖"等病范畴。中医学认为，本病的形成多由饮食失调，脾胃虚弱，或劳累过度，暗耗精血，出现气血亏虚之象。"血者水谷之精也，生化于脾"，脾为后天之本，胃乃水谷之海，脾胃为气血生化之源；肝藏血，肾藏精，精血同源互化，故与脾胃关系密切，不离肝肾。尤昭玲教授认为主要病机为脾胃虚弱、肝血不足、脾肾不足,在临证中常常结合药膳调治,使脾健胃强,气血有源,精血互化。常从气血虚弱、脾胃虚弱、肝肾不足、脾肾阳虚等脏腑气血辨证,以养血、健脾、调肝、补肾为治疗原则。

(二)辨证论治

猪髓枸杞汤

[治法]补精填髓,养血益气。适用于血虚之妊娠贫血。

[组成]生猪骨250 g,枸杞子15 g,黑豆30 g,大枣10枚,调料适量。

[制作与服法]将骨头洗净剁块,加适量水、枸杞子、黑豆、大枣同煮至熟烂,再加调料而成,饮汤,食枸杞子、大枣、黑豆、猪骨髓。佐餐食用或随时取食。

[解析]本方主治血虚之妊娠贫血。枸杞子补益肝肾,滋养精血;黑豆甘平,归脾、肾经,可健脾益肾,利水而不伤血;猪髓入肾经,补肾虚,益精髓。三者合用,利水而不伤阴,滋阴而不留邪。

枸杞西瓜鸡

[治法]补肝滋肾,健脾益气。适用于血虚之妊娠贫血。

[组成]西瓜1个,枸杞子20 g,小母鸡1只,生姜、葱、味精、料酒、菜油、精盐各适量。

[制作与服法]西瓜在近蒂部挖一小洞,瓜皮留下作盖:

挖尽西瓜内的籽瓤，使其也成为瓜盅，用沸水汆烫一下，备用；枸杞子去杂质洗净，小母鸡宰杀后去毛、内脏，在沸水中烫 2 分钟，捞起，待凉切成块。热锅大火，放菜油，油热至八成时，下鸡块、姜末、葱花，略炒后加水 1000 mL，大火煮开，去浮沫，改小火炖 20 分钟后将鸡块、汤都倒入西瓜盅内。加进枸杞子、料酒、精盐，盖上瓜皮，以大火煮 15 分钟，食前调入味精。吃肉、嚼枸杞子、喝汤，分次佐餐或单食。

　　［解析］本方主治血虚之妊娠贫血。枸杞子甘平，归肝、肾经，有补肝肾，益精血之功。《本草经集注》云其"补益精气，强盛阴道"。专于补肝肾，益精血；鸡为血肉有情之品，味甘性平，具有补肝肾、益气血之功效；西瓜味甘，性寒，归心、胃、膀胱，可除烦止渴，补充津液。

　　山药羊肉汤

　　［治法］温补脾肾。适用于阳虚之妊娠贫血。

　　［组成］羊肉 500 g，山药 50 g，生姜 15 g，葱白 30 g，胡椒 6 g，精盐 3 g。

　　［制作与服法］将羊肉别去筋膜，略划几刀，再入沸水锅内除去血水。山药用清水闷透后，切成厚 0.2 cm 的片，与羊肉一起放入锅中，加入清水适量，投入生姜、葱白、胡椒、先用武火烧沸后，除去浮沫，移小火上炖至酥烂，捞出羊肉晾凉。将羊肉切片，装于碗中，再将原汤中生姜、葱白除去，

略加精盐，连山药一起倒入羊肉碗内即成。

[解析] 本方主治阳虚之妊娠贫血。方中羊肉具有补气养血，温中散寒，暖肾助阳之功。《本草纲目》："羊肉补中益气，性甘，大热。"山药味甘性平而涩，补脾益肾，收敛固涩。药食配合，食挟药力，药借食味，温补脾肾之功倍增。

虾仁蘑菇奶

[治法] 补益五脏，强身健体安胎。适用于阳虚之妊娠贫血。

[组成] 虾仁 250 g，鲜蘑菇 50 g，青豆 15 g，牛奶 100 g，蛋清 1 个，水淀粉、植物油、白糖、味精、精盐各适量。

[制作与服法] 虾仁用淡盐水洗净，沥干水分后对半切开，蛋清、水淀粉、精盐，用温油滑熟捞起沥油。牛奶入锅中，下蘑菇、青豆，煮沸，倒进炸虾仁，放入白糖、味精即可。分次服食。喝牛奶，吃虾、蘑菇、青豆。

[解析] 本方适用于阳虚之妊娠贫血。虾仁性温，味甘、咸。归脾、肾经，可补肾阳，健脾胃；蘑菇味甘，平，归肠、胃、肺经，蘑菇中蛋白含量高，人体吸收率高，能开胃理气。二者合用，色、香俱全，既奏补益之效，又可增加孕妇食欲。

猪肝蔬菜汤

[治法] 补血滋阴安胎。适用于阴虚之妊娠贫血。

[组成] 猪肝 150 g，菠菜 75 g，生姜、味精、精盐各

适量。

［制作与服法］猪肝切成薄片，加精盐适量渍片刻；菠菜洗净切段，用沸水略焯，捞起备用；水沸下猪肝片，加姜片、沸水煮 3 分钟，去浮沫，放入菠菜段，大火煮沸，调味即可。食肝、菜，喝汤。常食。

［解析］本方适用于阴虚之妊娠贫血。猪肝甘苦而温，补肝明目，养血滋阴；蔬菜富含维生素、矿物质、水、酶等营养物质，与猪肝合用，既补血滋阴，又可补充妊娠期所需的营养物质以安胎。

二、注意事项

日常调护注意：

1. 加强营养，鼓励孕妇进高蛋白及含铁丰富的食物。

2. 妊娠期适当休息，积极预防早产。

3. 指导孕产妇改变不良的饮食习惯，避免偏食、挑食。

4. 妊娠期应保持愉悦的心情，少生气、少熬夜、少焦虑。

5. 注意摄取含铁丰富的食物，如瘦肉、动物肝脏、黑芝麻、黄豆、樱桃、荠菜、菠菜、芹菜、油菜等。

6. 注意食用富含维生素 A、维生素 C 的蔬菜、水果和其他食品，如胡萝卜、西瓜、草莓、鲜枣、牛奶、蛋黄、鸡肝、猪肝、橘子等。

7. 多吃优质蛋白食物，如牛奶、鱼类、豆类及其制品、瘦肉等。

8. 多食富含叶酸及维生素 B_{12} 的食物，如瘦肉、动物肝脏、肾脏、蛋类以及菠菜、菜花、芹菜、大豆、梨、硬壳果类等。

9. 不宜饮茶，尤其是浓茶，茶中的鞣酸会与食物中的铁质合成鞣酸铁盐类，属于不溶性物质，且不易吸收，导致缺铁性贫血加重。

第五节　妇科良恶性肿瘤药膳辅治

妇女下腹胞中结块，伴有或胀、或痛、或满、或阴道异常出血者，称为癥瘕。癥者，坚硬成块，固定不移，推揉不散，痛有定处，病属血分；瘕者，痞满无形，时聚时散，推揉转动，痛无定处，病属气分。癥瘕有良性和恶性之分，对应着西医里面的子宫肌瘤、子宫内膜异位症、子宫内膜息肉、宫颈息肉、卵巢囊肿、卵巢癌、宫颈癌等各类疾病。临证以胞中结块为主症，可表现为下腹胀满，或伴有带下增多、月经不调、痛经，或伴有不孕、贫血、压迫症状如尿频、尿急、大便改变等。注意辨清楚具体病种，结合实验室检查，分清善恶，明确预后。对于有明确的手术指征者，需要尽快手术，明确诊断，完善治疗，避免延误患者病情。

中医治疗良性肿瘤有一定优势，经过治疗后，可改善症状，控制其肿块增长。而中医药治疗妇科肿瘤有明显的优势和特色，包括中药、中成药辨证内服、中药外敷、中医特色治疗，可明显改善临床症状和体征，减少患者并发症，预防复发等，因此受到了广大患者的好评，但是长期服用中药很难坚持，若能将中药加入食物，则有利于增强患者的依从性，也能改善中药的苦味。药膳是在中医理论的指导下，将中药与食物配伍，烹饪加工成既具有营养价值，又兼具药用价值的膳食。中医理论指导之下的药膳辅治，也成为治疗妇科良恶性肿瘤重要的补充疗法。

尤氏肿瘤相关药膳

尤昭玲教授认为正气太弱，气血失调是疾病发生的根本原因，其治疗妇科肿瘤经验独到，认为其主要病机是本虚标实。本虚者，为正气不足，肝脾肾亏损；标实者，乃瘀、热、寒、湿之邪蓄积体内，虫毒之邪入侵，气血运行不畅、胞络受阻或任带不固，湿热下注。而其中肝郁也是个不可忽视的致病因素。尤昭玲教授根据其病因病机，结合现代医学及中医对女性生殖系统的认识，强调在健脾补肾、益气化瘀的基础上，加以理气疏肝、缓消癥块之药，临床多获良效。

一、临证指南

（一）辨证要点

辨正气强弱与气机不畅。尤昭玲教授认为正气不足是疾病发生的根本原因，尤昭玲教授治疗妇科肿瘤经验独到，认为其主要病机是本虚标实，本虚者，为正气不足，肝脾肾亏损；标实者，乃瘀、热、寒、痰湿之邪蓄积体内，阻碍气机，致气血运行不畅、胞络受阻，瘀血阻滞，日久成"癥瘕"。而其中肝郁也是个不可忽视的致病因素。尤昭玲教授根据其病因病机，结合现代医学及中医对女性生殖系统的认识，强调在健脾补肾、益气化瘀的基础上，加以理气疏肝、缓消癥块之药。

（二）分证论治

1. 气滞血瘀证

形成原因：平素心情不顺遂，容易生闷气，导致肝气郁结，血流不畅，日久则淤血在局部积聚停留，最终形成了包块囊肿。

日常表现：下腹可扪及包块，经前乳房胀痛，月经期或者平时容易出现小腹部针刺样疼痛。

橘红麦芽汁

［治法］行气散结，化瘀消瘤。

［组成］山楂 15 g，麦芽 15 g，橘红 10 g，红糖适量。

［制作与服法］共煎煮 30 分钟，去渣取汁，兑入适当红

糖拌匀。每天2次，代茶饮。

[解析] 橘红辛苦温燥，可理气行滞，燥湿化痰，有"治痰先治气，气顺则痰消"之意；山楂，味酸、甘、微温，行气祛瘀，可预防心脑血管疾病；麦芽疏肝解郁，而对于授乳期妇女则不宜用。

2. 寒凝血瘀证

形成原因：感受寒邪，或过食生冷，致寒客冲任，与血相搏，寒性收引凝滞，使气血凝滞不畅，日久成瘀，形成包块囊肿。

日常表现：下腹包块质硬，小腹冷痛，温热小腹则症状缓解，平时月经推后，量少，容易痛经，有血块，手脚冰凉。

桂枝茯苓粥

[治法] 温经活血，通脉消癥。

[组成] 桂枝5 g，牡丹皮10 g、桃仁10 g，茯苓20 g，小米适量。

[制作与服法] 前4味共研细面，小米煮成稠粥。每天3次，每次1碗。

[解析] 桂枝，味辛、甘、温，可温通经脉、助阳化气；牡丹皮、桃仁活血化瘀；辅以茯苓健脾补中。

3. 痰湿内盛证

形成原因：平素喜生冷，或长期居于潮湿的地方，导致痰湿内结，阻滞气机，气血的运行不畅，加上痰湿淤积，包块就形成了。

日常表现：下腹包块按之不坚，平时身体困重，体形肥胖，胸口闷，肢体困倦，带下量多，色白质黏稠，大便黏滞不成形。

海带薏苡仁蛋汤

［治法］化痰除湿，活血消癥。

［组成］海带 30 g，薏苡仁 30 g，鸡蛋 1 枚，胡椒粉、猪油、食盐各适量。

［制作与服法］将海带洗净，切成条状；薏苡仁洗净，共放入高压锅内炖至极烂，备用。锅置旺火上，放猪油适量，将打匀的鸡蛋炒熟，随即将海带、薏苡仁倒入，加水煮开，加入食盐、胡椒粉即成。每天 1 剂，分早晚服，佐餐服用。

［解析］临床上应用的薏苡仁，有生薏苡仁和炒薏苡仁两种。其中生薏苡仁的性味偏于寒凉，有利水渗湿、健脾、除痹、清热排脓的功效，利湿作用较强，炒薏苡仁以健脾为主。近年来研究发现，海带、海藻、紫菜等海藻类食物，有抗癌、防癌的功效。

4. 气虚血瘀证

形成原因：素来体质虚弱，易患感冒，或久病伤气，气虚无力推动血液运行，导致血液停聚成瘀，形成包块。

日常表现：下腹部有结块，有下坠感，月经量多，或经期延长，月经色淡红，有血块，月经后容易小腹疼痛，面色萎黄，气短无力。

制首乌汤

［治法］补气活血，化瘀消癥。

［组成］制何首乌 6 g，当归 6 g，白术 6 g，茯苓 6 g，生姜 3 片，猪瘦肉 100 g，酒、食盐各少许。

［制作与服法］用诸药煎汤，去渣取汁，炖猪肉至烂熟，加食盐及酒即可。每天 1 次，连服 20～30 天。

［解析］何首乌苦、甘、涩，温，既可解毒消痈，又可补肝肾、益精血；白术、茯苓健脾和胃，当归补血活血。诸药合用可补气活血、化瘀消癥。

5. 肾虚血瘀证

形成原因：素来肾气不足，或房劳多产，耗伤肾气，肾虚无力推动气血运行，气血运行不畅，淤血停聚在局部，形成包块。

日常表现：下腹部积块，月经一般推后，量或多或少，经色紫暗，有血块，受孕困难，平时容易腰膝酸软，月经期可加重，小便清长，夜尿多。

山楂核桃茶

［治法］补肾活血，润肠止痛。

［组成］核桃仁 150 g，山楂 50 g，白糖适量。

［制作与服法］取核桃仁洗净，用水略泡，磨成浆状。

山楂用水洗净后浓煎，去渣取汁，兑入白糖及核桃浆，继续煮沸，出锅晾凉。代茶饮。

［解析］核桃仁甘、温，补肾，可用于肾阳不足出现的各种症状，山楂酸甘、微温，可行气散瘀，均为常见的药食同源之品。

6. 湿热瘀阻证

形成原因：素来体质湿热，或经期、生产后感受湿热之邪，或过食肥甘厚味，导致湿热之邪留于体内，阻滞气机，气血运行不畅，湿热跟气血淤积在一起，形成包块。

日常表现：下腹部有包块，少腹胀痛，平时带下量多，色黄，心烦，口臭，舌苔黄厚腻。

车前草饮

［治法］清热利湿，消癥散结。

［组成］车前草15g，白花蛇舌草20g，白糖适量。

［制作与服法］前两味加水煎汤，去渣取汁，加白糖适量调味即可。每天1次，代茶饮，连服10天为1个疗程。

［解析］车前草、白花蛇舌草均能清热解毒、利尿通淋，白花蛇舌草还有活血止痛等功效。研究表明，白花蛇舌草是常用的抗癌草药之一，具有抗癌防癌的功效。

若属于恶性肿瘤，或发生恶性改变，早期发现并及时手术治疗，或配合放疗、化疗和中医治疗，亦有较好的疗效。对于体质较差者，中医药膳调理可改善患者某些症状。

7. 阴虚证

形成原因：放射线是一种火热毒邪，治疗中所出现的副反应症候群以热象较重，肿瘤患者素体正气亏虚，加之久病多瘀，复受放射线之热毒侵袭，更易耗气伤阴，而致阴津亏损。化疗药物其性多属"火毒"，热毒之气耗伤津液，易致阴液更亏；同时化疗所导致的剧烈呕吐、食欲不振以及大剂量利尿剂的使用，亦可导致阴液丢失，津血不足，进一步导致阴伤。

日常表现：腰膝酸软，头晕耳鸣，乏力肤燥，烦躁易怒，自觉手脚心发热，睡眠差。

百合生地鲜淮山炖乌龟

［治法］滋养肾阴，佐以潜阳。

［组成］百合 15 g，生地黄 20 g，鲜山药 100 g，乌龟 1 只（约 250 g），盐、生姜、胡椒碎粒各适量。

［制作与服法］乌龟宰杀后去肠脏，加水约 500 mL，与药物一起文火炖约 2 小时，加盐、生姜、胡椒碎粒调味即可。每周可服食 1~2 次，吃肉喝汤，以晚餐服用较好。

［解析］百合甘、寒，养阴润肺、清心安神，可用于阴虚燥咳、虚烦惊悸、失眠多梦等情况；山药既能补肺脾肾之气，又具有润滑、滋润的作用，故可养肺阴，补脾阴，非常适合气阴两虚的人食用；而且两药均为药食两用的药材；生地黄甘、寒，清热凉血、养阴生津；乌龟具有益阴补血的功

效，可治疗肾虚腰痛、心悸失眠等疾病。

8. 气血亏虚证

形成原因：平素饮食不节，嗜食肥甘或生冷之品，使得脾失健运，且肿瘤患者手术后，往往元气受损，气血不足，脾胃两虚。

日常表现：神疲乏力、消瘦纳呆、少气懒言，面色萎黄，食欲不振、胃脘胀满。

参芪菌鸡汤

[治法] 益气养血，健脾和胃。

[组成] 人参 6 g，生黄芪 20 g，羊肚菌 (干计)30 g，鸡肉 300 g。

[制作与服法] 将羊肚菌洗净，用温水浸泡一小时后，把羊肚菌捞起，泡羊肚菌的水用布过滤，备用。人参、黄芪、羊肚菌、鸡肉加入泡羊肚菌的水，煮 1 小时左右即可。每天 1～2 次，吃肉喝汤，佐餐或单独服用均可。

[解析] 人参因其"根如人形，有神"故称，为补气第一要药，是民间大家最为熟悉的药物之一，可大补元气、生津养血；生晒参平和，多用于气阴不足者；红参偏温，多用于阳气虚弱者；"耆者长也，黄者色黄，为补者之长"故名黄芪，其甘温，可入脾经，为补益脾气之要药；羊肚菌可增强免疫力，具有抗疲劳、抑制肿瘤等作用。

二、注意事项

1. 注意事项　治疗期间若症状加重应及时至医院就诊。

2. 生活起居

（1）注意休息。

（2）进行适当的运动，如体操、太极拳、散步或慢跑，以增强体质，但不要过度劳累。

（3）治疗期间应调整心态，保持乐观的情绪和平和的心境。

3. 饮食忌宜　患者宜清淡饮食，不宜吃肥腻、甘甜、辛辣刺激性食物；脾虚型患者则不宜生冷、寒凉、难消化的食物。恶性肿瘤患者不宜过补，过犹不及，以免犯虚虚实实之戒。

第六节　更年期的药膳辅治

更年期是传统名称，学名围绝经期，是绝经前期、绝经和绝经后期的总和，是从生殖期过渡到老年期的一个特殊生理阶段，一般发生在45～55岁。更年期综合征是指妇女在围绝经期出现的一系列症状，主要因卵巢功能降低，激素水平紊乱引起，不同患者可能有不同的表现及程度，主要症状包括月经紊乱、血管舒张相关症状如潮热盗汗等，自主神经失调症状如心悸、头痛、头晕、失眠等，精神及神经症状如易激动、焦虑、抑郁等，西医治疗以激素替代治疗为主，然而激素替代治疗有较多局限且副作用较多，更多患者倾向于中医辨证治疗，然而更年期可能持续较长时间，长期服用中药很难坚持，中医理论指导下的药膳辅治成为调理更年期症状的重要补充手段。

尤氏更年期药膳

《黄帝内经》："七七任脉虚，太冲脉衰少，天癸竭，地道不通，故形坏而无子也。"中医称更年期综合征为"经断前后诸证"，即围绕"七七"发生的一系列症状。尤昭玲教授认为妇女七七之年，肾气渐衰，冲任虚损，肾中阴阳平衡失调故而发病，而女子一生数伤于血，气有余而血不足，则气易郁结，故治疗时注重平衡肾之阴阳的同时，注意疏肝理气，固护阴血，且以后天健脾补先天肾之虚损，整体调治，临床多获良效。

一、临证指南

（一）辨证要点

辨证施膳、辨症施膳。尤昭玲教授认为"肾为先天之本"，又"五脏相移，穷必及肾"，故辨证以肾阴阳之虚为主，兼顾累及脏器，如肾水不足不能上济心火致心肾不交，又如肾水不能涵木致肝肾阴虚等，或肾阳虚不能温运脾土致脾肾阳虚等，治疗时应根据疾病本质辨证施膳，具体分析，法于阴阳的同时注意肝脾心等其他脏器的调理；又因"经断前后诸证"因人而异，表现多变，治疗时可根据个人突出症状"辨症施膳"，从而更好地解决实际问题。

（二）辨证施膳

1. 肾阴虚证

［主要表现］经断前后，腰酸腿软，烘热汗出，五心烦热，失眠多梦，月经周期紊乱，经色鲜红。舌红、少苔、脉细数。

［食治原则］滋肾益阴，育阴潜阳。

地黄粥

［治法］滋肾益阴。

［组成］熟地黄 30 g，制黄精 30 g，粳米 30 g。

［制作与服法］先将前 2 味水煎去渣取汁，再用药汁煮粳米为粥。

［解析］熟地黄滋阴养血。《本草从新》："滋肾水，封填骨髓，利血脉，补益真阴，聪耳明目，黑发乌须……一切肝肾阴亏，虚损百病，为壮水之主药。"黄精滋阴力优，具有补气养阴，健脾，润肺，益肾之功效。常用于脾胃气虚，体倦乏力，疲劳、腹胀、纳呆，胃阴不足，口干食少，肺虚燥咳，劳嗽咳血，精血不足，腰膝酸软，须发早白，内热消渴。黄精不仅能够补肾补肝补脾、润肺生津，还对女性有着滋阴补

血的功效，增强体质。《本经逢原》："黄精，宽中益气，使五脏调和，肌肉充盛，骨髓强坚，皆是补阴之功。"粳米健脾补肺，养阴生津，全方共奏滋肾益阴之功。

［使用注意］脾虚有湿、咳嗽痰多、中寒便溏及痞满气滞者不宜服用黄精。

2. 阴虚火旺证

［主要表现］经断前后，阴液亏虚，虚火亢旺，心烦失眠、口燥咽干、盗汗，两颧潮红、小便短黄、大便干结，舌体、口腔溃疡，舌红少津，脉细数。

［食治原则］滋阴清热。

鸭肉扁豆汤

［治法］补虚除热，健脾化湿。

［组成］鸭肉 500 g，白扁豆 25 g，料酒、葱、姜及其他调料各适量。

［制作与服法］鸭肉洗净，切块，放入锅内加水、料酒、葱、姜，煮沸后，加入白扁豆，用小火煮熟烂，调味后即可。

［解析］鸭肉味甘微寒，有大补虚劳、滋阴养血、益胃生津之功效。《本草纲目》云：白扁豆能补五脏，健脾化湿力优，两味同烹，可补虚除热，健脾化湿。

［使用注意］烹饪时应确保扁豆变色熟透。痛风、尿酸高、血钾高的人群不宜食用扁豆。

3. 肾阳虚证

[主要表现]经断前后，腰痛如折，腹冷阴坠，形寒肢冷，甚者冷汗淋漓，月经色淡质稀，精神萎靡，面色晦暗。舌淡，苔白滑，脉沉细。

[食治原则]温肾壮阳，填精养血。

羊肉姜汤

[治法]补肾壮阳。

[组成]干姜30 g，羊肉150 g，盐、生姜、香葱各适量。

[制作与服法]上两味共炖至羊肉熟烂，加盐、生姜、香葱等调味。喝汤吃肉。

[解析]羊肉性温味甘，具有温中暖肾壮阳，益气补虚之功效。干姜味辛，性热，有温中散寒，回阳通脉，温肺化饮之效。《本草纲目》云其能去恶养新，有阳生阴长之意。温通效优且不伤阴血，与羊肉同庖补肾壮阳。

[使用注意]干姜性热，具有易上火等副作用，建议内热者慎用。孕妇也需慎用干姜，以免造成便秘、上火等不良反应或对胎儿造成影响。

（三）辨症施膳

1. 更年期月经紊乱

[主要表现]经断前后，月经周期不规律、经期持续时间长，及经量的增多或减少，甚至出现崩漏。

[食治原则]补肾健脾，调补冲任。

乳鸽养巢煲

[治法] 补肾健脾。

[组成] 山药 15 g，黄精 10 g，巴戟天 10 g，黄芪 15 g，三七花 5 g，黑枸杞子 5 g，石斛 10 g，灵芝 10 g，制何首乌 10 g，乳鸽 200 g，冬虫夏草 1 根，食盐适量。

[制作与服法] 乳鸽洗净剁块，放入砂锅内，上药洗净后同置于锅内，倒入适量开水，盖好盖子，武火煮沸后，文火煲 1~2 小时，加入适量食盐调味后服食。

[解析] 山药性平，味甘。功能补脾养胃、生津益肺、补肾涩精。黄精，又称为老虎姜，味甘、性平、无毒，不仅能够补肾补肝补脾、润肺生津，还有滋阴补血的功效，能增强体质。巴戟天可补肾阳，强筋骨，祛风湿，有提高免疫功能，降低血压和类皮质激素的作用，享有"南国人参"之称。对于女子不孕、男子不育等症，可以用巴戟天与人参、山药、覆盆子等配用以温肾暖宫、填精种子。黄芪有益气固表、敛汗固脱之效。黑枸杞补肾，提高性功能，抵抗衰老，防脱生发，增强免疫。三七花，性味甘凉，具有清热、平肝、降压之功效，在安眠方面也有一定的功效。石斛具有强阴益精之功，《本草纲目拾遗》云其为"滋阴补益珍品"。灵芝可养心安神，养肺益气，理气化瘀、滋肝健脾。主治虚劳体弱，神疲乏力，心悸失眠，头目昏晕，久咳气喘，食欲不振，反应迟钝，呼吸短促等症。制何首乌味苦、甘、涩，微温。归肝、

心、肾经。可补肝肾，益精血，乌须发，强筋骨，化浊降脂。冬虫夏草为平补肺肾之佳品，有补肾固本，补肺益卫之功。乳鸽味咸，性平，具有滋肾、补气、调经止痛的作用。且乳鸽含有丰富的优质蛋白、氨基酸、微量元素及维生素等多种营养成分，是补养身体的佳品，特别适合身体虚弱的人食用，并且可以有效增强人体的自身免疫力，并且可以增强皮肤弹性，改善皮肤状态。全方合用，共奏补肾健脾之效，能改善卵巢功能，从而调经养血。

[使用注意]《景岳全书·妇人规》："妇人于四旬外，经期将断之年，多有渐见阻隔，经期不至者。当此之际，最宜防察。若果气血和平，素无他疾，此固渐止而然，无足虑也。若素多忧郁不调之患，而见此过期阻隔，便有崩决之兆。若隔之浅者，其崩尚轻；隔之久者，其崩必甚，此因隔而崩者也。"经断前后异常流血患者应尽早就诊，排除恶性疾病导致的异常流血；崩漏者应注意贫血、感染等并发症。

2. 更年期失眠

[主要表现]经断前后，睡眠时长、深度和质量减退。

[食治原则]补益肝肾，养心安神。

枣仁山萸肉粥

[治法]补益肝肾，养心安神。

[组成]酸枣仁 15 g，山茱萸 15～20 g，粳米 100 g，白糖适量。

［制作与服法］先将山茱萸洗净去核，再与酸枣仁共煎，取汁去渣，入粳米同煮粥，待粥将熟时，加入白糖稍煮即可。

［解析］酸枣仁性味甘，平，能养肝，宁心，安神，敛汗。治疗虚烦不眠，惊悸怔忡，烦渴，虚汗。《别录》云其主烦心不得眠……虚汗烦渴，补中，益肝气，坚筋骨，助阴气。山茱萸味酸、涩，性微温。能补益肝肾，收涩固脱。配合粳米熬粥健脾补肺，养阴生津，共奏补益肝肾，养心安神之效。

［使用注意］实邪、脾虚患者不宜用酸枣仁；山茱萸不适合与防风、桔梗、防己等药物共同服用，不宜过量服用。

3. 更年期脏躁

［主要表现］经断前后，情志异常，精神忧郁，烦躁不宁，无故悲泣，哭笑无常，喜怒无常，呵欠频作，不能自控者。《金匮要略·妇人杂病》："妇人脏躁，喜悲伤欲哭，像如神灵所作，数欠伸。"

［食治原则］养心安神。

甘麦大枣粥

［治法］益气宁心安神。

［组成］大枣 20 g，甘草 15 g，小麦 100 g，粳米 100 g。

［制作与服法］先煎甘草，去渣，后入小麦及大枣、粳米，煮为粥。

［解析］甘草补脾益气，可调和诸药；小麦可养心，益肾，除热，止渴；大枣能健脾和胃，补中益气。三药合用，

甘润平补，养心调肝，使心气充，阴液足，肝气和，则脏躁诸症自可解除。

［使用注意］心火旺盛、痰湿者不宜食用；糖尿病患者不宜食用。

4. 更年期潮热盗汗

［主要表现］经断前后，五心烦热，两颧潮红，潮热盗汗。

［食治原则］滋肾养阴，收涩止汗。

牡蛎冬笋汤

［治法］滋阴养血，收涩止汗。

［组成］鲜牡蛎肉 500 g，冬笋 20 g，水发木耳 20 g，香菜梗、葱丝、姜丝、盐、料酒、芝麻油各适量。

［制作与服法］将蛎肉去掉杂质洗净，用沸水氽过捞出控净水分，锅内加清汤、牡蛎原汁、冬笋、木耳、葱、姜丝、盐，倒入蛎肉煮至八成熟，连同配料捞出放汤盘内，原汤烧开撇去浮沫，加料酒、香菜梗，淋上芝麻油，倒盘内即成。

［解析］牡蛎可敛阴，潜阳，止汗，涩精，化痰，软坚。治惊痫，眩晕，自汗，盗汗，遗精，淋浊，崩漏，带下，瘰疬，瘿瘤。用于惊悸失眠，眩晕耳鸣，瘰疬痰核，癥瘕痞块，自汗盗汗，遗精崩带，胃痛泛酸。煅牡蛎收敛固涩。用于自汗盗汗，遗精崩带，胃痛吞酸。中药一般以牡蛎壳入药，牡蛎肉虽效不及牡蛎壳，但仍有一定的敛阴止汗之功，若潮热

盗汗症状明显，可酌加煅牡蛎、煅龙骨 15～20 g 包煎同煮。

　　［使用注意］食用牡蛎最好不喝啤酒，否则易引起痛风；牡蛎不宜与芹菜同食，这会降低牡蛎中锌的吸收率。

　　5．更年期头晕

　　［主要表现］经断前后，头痛、头晕、失眠、耳鸣等症状。

　　［食治原则］滋养肝肾，育阴潜阳。

　　天麻乌鸡汤

　　［治法］滋养肝肾，育阴潜阳。

　　［组成］新鲜天麻 30～40 g，大枣 20 g，枸杞子 10 g，乌鸡半只，老姜 10 g，白胡椒粉、盐各适量。

　　［制作与服法］天麻用温水泡 24 小时，泡软后就可以切成片；乌鸡洗净切成大块，余水；取砂锅，加入适量冷水，放入姜片、天麻片、大枣、乌鸡一起大火烧开 10 分钟，转小火炖一个半小时；加入枸杞子、白胡椒粉、盐再炖 20 分钟起锅。

　　［解析］天麻味甘，性平，归肝经。《素问·至真要大论》："诸风掉眩，皆属于肝。"本品既息肝风，又平肝阳，为治眩晕、头痛之要药。大枣健脾养血，枸杞子补肾养血，两药可缓解气血虚弱导致的头晕头痛，乌鸡滋阴补血，健脾固冲，适用于妇女亏虚之症，全方共奏滋养肝肾，补气养血止晕之功。

［使用注意］

1. 需排除其他原因导致的头晕头痛。

2. 天麻不宜长期、大剂量使用，天麻药膳1周服用1~2次便可。孕妇禁用天麻。

二、注意事项

1. 避风寒，慎起居，忌烟酒，防跌倒。

2. 调畅情志，适当运动锻炼，培养兴趣，陶冶情操。

3. 低盐低脂饮食，少吃辛辣油腻刺激之品。

4. 多吃蔬菜、水果，改善更年期津亏便秘症。

5. 注意补钙，增添奶制品，配合鱼虾等补钙食材以预防更年期骨质疏松。

6. 定期体检，完善宫颈防癌检查及妇科B超等常规项目。

7. 围绝经期异常阴道流血随诊。

8. 不应过度服用含雌孕激素类保健品及过度使用含雌孕激素的化妆品。

第七节　女性不孕症的药膳辅治

不孕症是指夫妻同居1年，性生活正常，未采取避孕措施而未能受孕。怀孕生子是男女双方的事，从女性的角度讲，不孕受多种因素的影响，主要包括排卵障碍、输卵管堵塞、子宫内膜容受性异常等。本病中医学属"无子""全不产""绝嗣""断续"等范畴。

尤氏不孕症药膳

当今，不孕不育群体在不断扩大，有人甚至把生育作为结婚的首要条件。20多年前，我国育龄人群中不孕不育率仅为3%。当今却呈迅猛增长的态势，已成为影响我国国计民生的重要问题。

《景岳全书·妇人规》："种子之方，本无定轨，因人而药，各有所宜。"强调治疗不孕症应辨证论治。《傅青主女科·种子》列有种子十条，注重从肝肾论治不孕症。

一、临证指南

（一）辨证要点

分型论治、分期论治、分术论治、分病论治：尤昭玲教授对女性不孕症的治疗有非常丰富的经验和非常独到的见解。她认为，女子不孕往往与肝、脾、肾三脏功能失去协调密切有关，治疗时应注意辨证施治，应用补肾、扶脾、疏肝、化瘀、除湿、通络等方法，在临床应用中采取分型论治、分期论治、分术论治、分病论治等，强调精准治疗，但都强调用药平和，忌大热大寒及虎狼之品，因此在治疗女性不孕症时常搭配食疗，同时关注女性心理健康，建议合理运动、控制体重。

（二）分证论治

1. 肾气虚证

蒸鸡

［治法］温中补脾，补精填髓。

［组成］嫩鸡1只，盐、葱、姜、酱油、茴香等各适量。

［制作与服法］将鸡宰杀后，去毛及内脏，洗净，切成小块，放入开水煮2分钟，捞出，装入瓷盆内，放入各种调料，拌匀腌半天，盆内加水适量，上蒸笼蒸1小时取出撕碎去骨，酌量加调料拌匀，再蒸1小时，即可食用。每天1餐。早晚佐餐。

［解析］嫩鸡味甘，性温。归脾、胃经。具温中补脾，补精填髓之效。《随息居饮食谱》："鸡肉补虚，暖胃，强筋骨，续绝伤，活血调经，拓痈疽，止崩带，节小便频数，主娩后羸。"《罗氏会约医镜》："补虚温中，固胎利产。"茴香性辛、甘温，具有健胃，行气的功效，可刺激食欲，增加肠蠕动，可助鸡肉健胃，又解鸡肉之滋腻。

紫河车韭菜水饺

［治法］补肾益精，温肾助阳。

［组成］新鲜紫河车 (可用猪、羊胎盘代替)1 具，韭菜

适量，调料少许。

［制作与服法］将紫河车洗净，切碎；韭菜洗净控干，切碎与调料相和拌匀制成馅，包成饺子。作主食，连服10～20天为1个疗程。

［解析］紫河车，即人胞衣、胎衣，为健康产妇娩出之胎盘。《本草纲目》释其名："天地之先，阴阳之祖，乾坤之始，胚胎将兆，九九数足，胎儿则乘而载之，遨游于西天佛国，南海仙山，飘荡于蓬莱仙境，万里天河，故称之为河车。"母体娩出时为红色，稍放置即转紫色，故称紫河车。《本草纲目》："儿孕胎中，脐系于母，胎系母脊，受母之荫，父精母血，相合而成。虽后天之形，实得先天之气，显然非他金石草木之类所比。其滋补之功极重，久服耳聪目明，须发乌黑，延年益寿。"

中医学认为，胎盘性味甘、咸、温，入肺、心、肾经，有补肾益精，益气养血之功，可大补气血，婚久不孕。韭菜味甘、辛，性温，气味强烈，主归肝、胃、肾经，具有健胃温中，活血化瘀，补肾助阳的功效。胎盘与韭菜，一阴一阳，相得益彰，适用于肾气不足，婚久不孕的女性，且韭菜气味芳香，可掩盖紫河车的腥气，减少不适感。

菟丝子粥

［治法］滋补肝肾。

［组成］菟丝子30 g，粳米60 g，白糖适量。

［制作与服法］将菟丝子洗净后捣碎，加水煎煮取汁，去渣，入粳米煮粥，粥将熟时加入白糖，稍煮即可。每天 2 次，空腹服之。

［解析］菟丝子又称吐丝子、无娘藤、无根藤、萝丝子，其性味甘、微温，归肾、肝、脾经，具有滋补肝肾、固精缩尿、安胎、明目之功效，始载《神农本草经》，被列为上品。菟丝子甘辛微温，具有滋补作用，且禀气中和，既可补阳，又可益阴，具有温而不燥，补而不滞的特点。粳米味甘，性平。具有健脾胃、补中气、养阴生津、除烦止渴、固肠止泻等作用，二者同煮，可补肾固精，益脾安胎。适用于肾气虚婚久不孕。

饴糖鸡

［治法］补中润肺，补精填髓。

［组成］生地黄 30 g，饴糖 100 g，母鸡 1 只，葱、姜、食盐各适量。

［制作与服法］将母鸡去毛后除内脏、洗净，把生地黄、姜、葱盐放入鸡腹，再灌入饴糖，缝合切口，鸡脯朝上放入锅加水适量。将锅置武火上烧沸，后用文火炖熬至鸡肉熟即成。可供佐餐，宜常食。

［解析］饴糖味甘，性温。能补中缓急，润肺止咳，解毒，益气养阴，生精助运。生地黄甘、苦，寒。能养阴生津，归肝、肾经。鸡肉味甘，性温，归脾、胃经。具温中补脾，补精填髓之效。适用于月经不调，肾气虚不孕者。

党参枸杞紫河车汤

［治法］补肾益精，益气养血。

［组成］猪瘦肉 100 g，紫河车 1/4 个，党参 30 g，枸杞子 20 g，甘草 3 g，生姜 2 块，盐适量。

［制作与服法］将紫河车、猪瘦肉分别洗净，切小块。上述 2 味与党参、枸杞子、甘草、生姜置汤煲中，加水适量，先用大火煮沸，再改小火煮 2 小时，入盐调味即成。

［解析］党参味甘，性平。有补中益气、止渴、健脾益肺，养血生津的作用。枸杞子补肾益精。《神农本草经》："枸杞久服能坚筋骨、耐寒暑，轻身不老，乃中药中之上品。"《本草纲目》："枸杞子甘平而润，性滋补……能补肾、润肺、生精、益气，此乃平补之药。"《本经逢原》："古谚有云，去家千里，勿食枸杞。甚言补益精气之速耳。然无阳气衰，阴虚精滑，及妇人失合，劳嗽蒸热之人慎用；以能益精血，精旺则思偶，理固然也。"可大补气血，滋肾益精。紫河车补肾益精，益气养血。三者联合，脾肾双补，气血同调，善治肾精亏虚型不孕症。

鲍汁腐竹焖海参

［治法］补肾填精，健脾和胃。

［组成］鲜腐竹 200 g，水发海参 200 g，西蓝花 100 g，冬菇 50 g，姜片、葱、盐、味精、糖、鸡精、蚝油、老抽各适量。

［制作与服法］锅中放入水，下入姜片、葱、海参煨入味待用；将鲜腐竹煎至两面金黄色待用，西蓝花氽熟待用；起锅爆香姜葱，下入鲜腐竹、海参、冬菇略焖，再下入所有调味料焖至入味后装盘，西蓝花围边即可。

［解析］海参可补肾益精、养血润燥、调经、养胎，对于虚劳瘦弱、气血不足或肾气亏虚、月经不调等因素所造成的不孕均有很好的食疗作用。腐竹，又称腐皮或豆腐皮，一般以黄豆为原料，是煮沸豆浆表面凝固的薄膜，可鲜吃或晒干后食用。腐皮一词最早出现在李时珍《本草纲目》中。李时珍说，将豆浆加热时，表面出现一层膜，将膜取出，干燥后即得腐皮。腐竹含丰富的蛋白质而含水量少；且含有类似黄豆的营养成分，如黄豆蛋白，还有膳食纤维及碳水化合物等。黄豆被称为"天然雌激素"，性味甘、平，归脾经、胃经。黄豆具有健脾利湿，润燥消水、解毒的功效，可以用于脾胃虚弱、气血不足、消瘦萎黄、脾虚水肿、脚气病等。冬菇性味甘咸，略偏寒，补肝肾，益肠胃，抗癌。西蓝花性凉、味甘，可补肾填精、健脑壮骨、补脾和胃。4种食材合用补肾填精，健脾和胃，养血润燥，是体虚女性极佳的养生膳食。

2. 肾阳虚证

肉苁蓉粥

［治法］补肾阳，益精血。

［组成］肉苁蓉 50 g，羊肉 200 g，粳米 150 g，鹿角胶

15 g，盐（或酱油）少许。

[制作与服法]肉苁蓉酒浸1夜，刮去粗皮，切细。羊肉切细，鹿角胶打碎。用适量水把肉苁蓉、羊肉、粳米煮粥，临熟，下鹿角胶、盐或酱油少许，搅匀。分2次温食。

[解析]肉苁蓉具有"沙漠人参"的美誉，肉苁蓉的别名还有纵蓉、地精、金笋、大芸、苁蓉等。性温，味甘、咸。归肾、大肠经。主要功效是补肾阳、益精血、润肠通便。善治虚劳羸弱阳痿不孕。阳虚之人常服，可达增强体质，祛病延年的目的。羊肉，古时称为羖肉、羝肉、羯肉，羊肉肉质细嫩，含有很高的蛋白质和丰富的维生素，容易被消化，多吃羊肉能提高身体素质，提高抗病能力，具有补肾壮阳、补肝明目、补血温经等作用，体寒之人适合经常食用。鹿角胶温补肝肾，益精养血。本品用于血虚头晕，腰膝酸冷，虚劳消瘦。粳米味甘，性平。具有健脾胃、补中气、养阴生津、除烦止渴、固肠止泻等作用，可用于脾胃虚弱、烦渴、营养不良、病后体弱等病症。肉苁蓉、羊肉、鹿角胶均为补阳之品，恐性太烈，以粳米同煮服，可防养阳太过，损伤阴液，同时调理脾胃，阴助阳长。

核桃仁炒韭菜

[治法]固肾涩精，温肺润肠。

[组成]核桃仁50 g，鲜韭菜150 g，香油100 g，食盐、味精各少许。

［制作与服法］鲜韭菜洗净，切成段，核桃仁先以香油炸黄，后入鲜韭菜段翻炒，调以食盐、味精即可。上为 1 天量，佐餐食用。

［解析］核桃仁性味甘，温，能敛肺定喘，止嗽固肾涩精，肉润皮，汁青黑属水，入肾通命门，利三焦，温肺润肠，补气养血。核桃仁与鲜韭菜配合，相须为伍，可用于腰膝酸软，阳痿遗精，虚寒喘嗽，大便秘结等。

3. 肾阴虚证

鸡肉烧鱼肚

［治法］补肾益精，滋养筋脉。

［组成］鱼肚 90 g，熟鸡肉 (切片)60 g，青菜 (切段)60 g，猪油 500 g，高汤、鸡油、盐、料酒各适量。

［制作与服法］将鱼肚放清水中浸透，再煮去腥味，然后洗白待用，锅内放猪油，下鱼肚，用文火慢慢烧至六成熟，捞出鱼肚，沥油后，切成长 2 cm，宽 15 cm 的小块，待锅内油烧至七成熟时，下鱼肚块炸，然后改用武火，边炸边搅动，使其受热均匀至炸透，捞出待凉，再放入清水中漂去油质，切片备用；锅内放高汤，用武火烧开，下鱼肚片、鸡肉片、鸡油、盐、料酒等，几分钟后起锅，码在青菜垫底的盆中即可。每剂可供 2 人佐餐食用、常服。

［解析］鱼肚又称鱼胶、白鳔、花胶、鱼鳔，味甘、性平，归肾、肝经。《本草纲目》云花胶能补肾益精，滋养筋脉，

能治疗肾虚滑精及产后风痉。具有滋阴养颜、滋养筋脉、止血、散瘀、消肿的功效，鸡肉补虚，暖胃，强筋骨，续绝伤，活血调经。两种食物同时食用，可补肾益精，滋养筋脉。适用于肾阴虚型不孕症。

海参粥

[治法] 补肾经，益精髓。

[组成] 海参 15 g，大米 60 g，葱、姜、盐各适量。

[制作与服法] 将海参用温水泡发，洗净切成小块，将大米洗净，入锅内，加入洗好的海参、葱、姜、盐及适量水，煮熬成粥。作主食，每天1剂，常食。

[解析]《本草纲目拾遗》载："海参性温补，足敌人参，故名海参；味甘咸，补肾经，益精髓，消痰涎，摄小便，壮阳疗痿，杀疮虫。"大米性平，味甘。具有补中养胃、益精强志、聪耳明目、和五脏、通血脉、止烦、止渴、止泻等作用。对于虚劳瘦弱、气血不足或肾气亏虚、月经不调等因素所造成的不孕均有很好的食疗作用。

萸肉粥团

[治法] 滋肝补肾，固肾涩精。

[组成] 山茱萸 15 g，粳米 50 g，红糖适量。

[制作与服法] 将山茱萸洗净；粳米淘净，与山茱萸、红糖共置砂锅中；用小火煮至米熟粥稠，表面有粥油为度。每天空腹温热顿服。

[解析]山茱萸味酸涩，归肝、肾经。酸涩收敛，有滋肝补肾、固肾涩精的作用，适用于肝肾不足所致的腰膝酸软、遗精滑泄、眩晕耳鸣;《本草纲目》中把山茱萸列为补血固精、补益肝肾、调气、补虚、明目和强身之药。粳米健脾胃、补中气、养阴生津、除烦止渴、固肠止泻。适用于肾阴虚型不孕症，症见婚后不孕、腰膝酸痛、头晕目眩、耳鸣耳聋、小便频数等。

龟甲杜仲猪尾汤

[治法]滋补肝肾，养血固经。

[组成]龟甲 25 g，炒杜仲 30 g，猪尾 600 g，盐两小匙。

[制作与服法]猪尾剁段，氽烫捞起，冲净 1 次。龟甲、炒杜仲冲净备用。将猪尾、杜仲、龟甲盛入炖锅，加 6 碗水以大火煮开，转小火炖 40 分钟，加盐调味。

[解析]龟甲有滋阴补肾、固经止血、养血补心等功效；杜仲可补肝肾、强筋骨、安胎气，《本草汇言》云：凡下焦之虚，非杜仲不补；下焦之湿，非杜仲不利；足胫之酸，非杜仲不去；腰膝之疼，非杜仲不除。然色紫而燥，质绵而韧，气温而补，补肝益肾，诚为要剂。猪尾可强腰壮骨。三者合用，对肝肾阴虚或肝肾不足所致的不孕症有很好的食疗效果。

乌鸡汤

[治法]补肝益肾，通经活络。

[组成]乌鸡 500 g，当归 60 g，生姜 7 片，盐适量。

［制作与服法］将乌鸡宰杀，洗净；乌鸡与当归、生姜共置汤煲内，加水，炖至鸡肉熟烂，入盐调味即成。

［解析］乌鸡性平、味甘，具有滋阴清热、补肝益肾、健脾止泻等作用。当归补血活血，通经活络，二者配伍，补中寓通，能补中益气，补精填髓，可治疗虚劳损伤。适用于阴血亏虚型不孕症。

4. 肝郁证

暗香汤

［治法］疏肝解郁，益气和胃。

［组成］梅花 30 g，炒盐 30 g，蜂蜜适量。

［制作与服法］当梅花将开时，摘取半开花头，连花蒂一起放入瓷瓶中，撒上盐(注意不可用手触摸)，密封瓶口，至第二年春天或夏天，方可启开瓶口备用。每次取花 2～3 朵放在碗中，加蜂蜜少许，用开水冲泡。待花开香逸即可频频饮之。

［解析］梅花花蕾：微酸、涩、平。开郁和中，化痰，解毒。用于郁闷心烦，肝胃气痛，梅核气，瘰疬疮毒。盐入肾，蜂蜜调补脾胃。三者结合，肝脾肾同调，而以疏肝解郁，益气和胃为主，适用于不孕症之焦虑不安者。

顺气猪肝汤

［治法］行气解郁，通经散瘀。

［组成］佛手 10 g，山楂 10 g，陈皮 10 g，猪肝、食盐、麻油、料酒各适量。

［制作与服法］将猪肝洗净切片，佛手、山楂、陈皮洗净，加沸水浸泡 1 小时后去渣取汁；碗中放入猪肝片，加药汁和食盐、料酒，隔水蒸熟；将猪肝取出，放少许麻油调味即可服食，饮汤。

［解析］佛手味辛、苦、酸，性温。归肝、脾、胃、肺经。《本经逢原》云佛手专破滞气。《本草再新》云佛手治气疏肝，和胃化痰，破积。山楂消食积，散瘀血，陈皮理气健脾，燥湿化痰。猪肝味甘、苦；性温；归肝经。补肝明目，养血。此汤具有行气解郁、通经散瘀、解毒消肿的功效，对气滞血瘀型不孕的患者有较好的食疗作用。

芸薹蜂蜜饮

［治法］疏肝理气，调经止痛。

［组成］油菜 120 g，蜂蜜适量。

［制作与服法］先将油菜切碎，放入瓷盆中捣烂，用双层纱布包裹，绞榨取其汁液，装入杯中，兑入蜂蜜，搅匀即可。每次服 2～4 汤匙，每天 2 次。

［解析］油菜性凉，味甘，归肝、脾、肺经，种子辛、温，能行滞活血，消肿解毒。蜂蜜调补脾胃，同时调味。本方疏肝理气，调经止痛。可用于肝郁脾虚型不孕症。

玫瑰露

［治法］行气解郁，调经养胃。

［组成］玫瑰花 30～50 g。

［制作与服法］将玫瑰花放入烧瓶内，加清水适量，把瓶塞盖上，接上冷凝管，将加热的电炉或酒精炉置于烧瓶下加热，烧开后，收取蒸馏液，装瓶备用。每次 50～100 mL，加热饮用，每天 2～3 次，连用 5～7 天。

［解析］玫瑰花甘、微苦、温。归肝、脾经。可行气解郁，养胃宽胸，调经止痛。《本草正义》云：玫瑰花香气最浓，清而不浊，和而不猛，柔肝醒胃，舒气活血，宣通窒滞而绝无辛温刚燥之弊，断推气分药之中最有捷效而最为驯良者，芳香诸品，殆无其匹。一方面说明其药性柔和，另一方面说明其行气解郁之功迅捷。

5. 痰湿证

薏苡仁扁豆粥

［治法］健脾益胃，和中祛湿。

［组成］薏苡仁（苡仁）30 g，白扁豆 30 g，粳米 100 g。

［制作与服法］先将薏苡仁、白扁豆分别洗净后同放入砂锅，加水浸泡 30 分钟，用中火煮至薏苡仁、白扁豆熟烂，缓缓加入淘洗干净的粳米，煮沸后改用小火煮至粳米酥烂即成。早晚 2 次分服。

［解析］薏苡仁甘淡、凉。归脾经。《本草纲目》云其功"健脾益胃，补肺清热，祛风胜湿。炊饭食，治冷气；煎饮，利小便热淋"。健脾渗湿，理气调经。白扁豆味甘、性平、微温，可补脾胃，和中化湿，消暑解毒。二者联用，增强了健

脾化湿的效果。增加粳米，恐伤阴血，缓和药性。

萝卜子粥

［治法］消食除胀，下气化痰。

［组成］萝卜子 20 g，粳米 100 g。

［制作与服法］把萝卜子水研滤过取汁约 100 mL，加入粳米和水 350 mL 左右，同煮为稀薄粥。每天 2 次，温热服食。

［解析］萝卜子又名莱菔子、萝白子、菜头子等，为十字花科植物萝卜的成熟种子。归脾、胃、肺经，能消食除胀，下气化痰，理气调经。功效显著，有"破气之嫌"之能。加粳米可稍缓药性，恐伤正气。

莲子荷叶芡实粥

［治法］健脾补肾，清热利湿。

［组成］莲子 100 g，芡实 100 g，鲜荷叶、粳米各适量。

［制作与服法］将芡实去壳，莲子去皮、芯，将荷叶、粳米洗净，一起放入砂锅内煮粥。温热服用，每天 2 次。

［解析］芡实，又名鸡头米、水流黄、鸡头果、苏黄等，功能补中益气、益肾涩精，除湿止带，有"水中人参"之称。可单用煮粥或研末、煎汤服。常与莲子同用，陶弘景云："仙方取此合莲实饵之，甚益人。"荷叶归脾经、胃经，具有消暑利湿，健脾升阳，散瘀止血的功效。全方有健脾补肾、清热利湿之功效，可用于治疗痰湿不孕症。

6. 血瘀证

丹参牛脯汤

［治法］活血化瘀，通经止痛。

［组成］牛脯 250 g，丹参 20 g，当归 20 g，甘草 3 g，盐适量。

［制作与服法］将牛脯洗净，切小块；牛脯块与丹参、当归、甘草共置汤煲中，加水适量，先用大火煮沸，再改小火煮 4 小时，入盐调味即成。

［解析］牛肉享有"肉中骄子"的美称，可增长肌肉、增强力量，增强免疫力，提高机体抗病能力，对防衰防癌具有积极意义；牛肉中含有的钾对心脑血管系统、泌尿系统有着防病作用；含有的镁则可提高胰岛素合成代谢的效率，有助于糖尿病的治疗。

丹参味苦，微寒，归心、肝经。功能活血化瘀，通经止痛，凉血消痈。有"一味丹参，功同四物"的说法，按《妇人明理论》云，四物汤治妇女病，不问产前产后，经水多少，皆可通用，惟一味丹参散，主治与之相同。盖丹参能破宿血，补新血，安生胎，落死胎，止崩中滞下，调经脉，其功大类当归、地黄、川芎、芍药故也。

当归性温，味甘辛。归心、肝、脾经。当归味甘而重，能补血，其气轻而辛，又能行血，补中有动，行中有补，为血中之要药，它既能补血，又能活血，既可通经，又能活络，被称为"妇科之神药"，在食疗上也是有着悠久的历史。三味合用，补血活血，增强免疫力。临床可用于宫腔粘连及输卵管粘连堵塞之不孕症。

益母当归鸡蛋粥

［治法］养血活血，通经活络。

［组成］益母草 30 g，当归 15 g，鸡蛋 2 个，粳米 100 g，红糖适量。

［制作与服法］益母草、当归分别洗净，加水 1200 mL，煎半小时，去渣留汁于砂锅中；再将粳米淘净放入；小火慢熬成粥；放入鸡蛋；下红糖。分 2 次早晚趁温空腹服。

［解析］益母草苦、辛，微寒。归肝、心包经。可活血调经，利尿消肿。《本草衍义》云益母草治产前产后诸疾，行血养血；难产作膏服。当归补血活血，通经活络。鸡蛋味甘、性平，归肺、脾、胃经，滋阴润燥养血。南北朝陶弘景《名医别录》云红糖能润肺气、助五脏、生津、解毒、助脾气、缓肝气;《本草纲目》亦云"红糖利脾缓肝、补血活血、通淤以及排毒露"。四者配伍，重在养血活血，通经活络，加以粳米补脾和胃，通中寓补。适合于血瘀型不孕症。

桃仁墨鱼汤

［治法］补养肝肾，养血调经。

［组成］鲜墨鱼 1 条，桃仁 6 g，姜、葱、盐各适量。

［制作与服法］将墨鱼去骨、皮，切细；桃仁入锅，加水先煮 20 分钟，再放入墨鱼、姜、葱，煮熟后入盐调味即成。

食墨鱼喝汤。

［解析］桃仁苦、甘，平。归心、肝、大肠经。可活血祛瘀，润肠通便，止咳平喘。墨鱼又名乌贼，味咸、性平，归肝、肾经，具有养血、通经、催乳、补脾、益肾、滋阴、调经、止带之功效，用于治疗妇女经血不调、水肿、湿痹、痔疮、脚气等症。李时珍称墨鱼为"血分药"，是治疗妇女贫血、血虚经闭的良药。二者配伍可补养肝肾，养血活血，调经。适用于血瘀型不孕症。

蜜饯山楂

［治法］健脾消食，活血祛瘀，收敛止带。

［组成］生山楂500 g，蜂蜜250 g。

［制作与服法］将生山楂洗净，去果柄、果核，放在铝锅内，加水适量，煎煮至七成熟，于水将干时，加入蜂蜜，再以文火煎煮熟透，收汁待冷，放瓶罐中备用。饭前或饭后食3~5个，亦可随意服食。

［解析］山楂又称"山里红""仙果""牧狐狸"。山楂味甘、性微温酸，归脾、胃、肝经；具有消食健胃、活血化瘀、驱虫、散瘀、止血、防暑、提神等作用。《神农本草经》云蜂蜜"入药之功有五，清热也，补中也，解毒也，润燥也，止痛也。生则性凉，故能清热；熟则性温，故能补中；甘而平和，故能解毒；柔而濡泽，故能润燥；缓可去急，故能止心腹肌肉疮疡之痛；和可致中，故能调和百药，而与甘草同功"。

二者配伍，可健脾消食，活血祛瘀，收敛止带。以山楂解蜜之腻，以蜜解山楂之酸，相得益彰，口感酸甜可口，受到大众喜爱。适用于血瘀型不孕症。

（三）分病论治

尤昭玲教授临床上提出"生殖链"假说，即由子宫、内膜、输卵管、卵巢、卵泡五部分构成女性生殖链终端。尤昭玲教授主要在 3 个不同方向设置了药膳处方，一是排卵障碍性疾病，以多囊卵巢综合征和卵巢功能下降为主；二是子宫疾病，即影响胚胎着床的因素，以宫腔粘连为主；第三个是输卵管因素，以输卵管炎为主。

1. 卵巢早衰

尤氏暖巢煲

［治法］健脾补肾，活血通络。

［组成］山药 15 g，黄精 10 g，巴戟天 10 g，黄芪 15 g，三七花 5 g，黑枸杞子 5 g，石斛 10 g，灵芝 10 g，制何首乌 10 g，乌鸡块 200 g，胡椒、精盐各适量。

［制作与服法］山药、黄精、巴戟天、黄芪、三七花、黑枸杞子、石斛、灵芝、制何首乌略清洗，加入乌鸡以砂锅煮开后转小火，炖至鸡肉熟透，再下入胡椒、精盐调味，焖至入味后即可。

［解析］山药性平，味甘。归脾、肺、肾经。功能补脾养胃、生津益肺、补肾涩精。黄精，又称老虎，味甘、性平、

无毒，归肺、脾、肾经。黄精不仅能够补肾补肝补脾、润肺生津，还有对女性滋阴补血的功效，增强体质。"巴戟天"又称鸡肠薯，属茜草科植物，为"四大南药"之一，可补肾阳，强筋骨，祛风湿，有提高免疫功能，降低血压和类皮质激素的作用，享有"南国人参"之称。对于女子不孕、男子不育等症，可以用巴戟天与人参、山药、覆盆子等配用以温肾暖宫、填精种子。黄芪有益气固表、敛汗固脱、托疮生肌、利水消肿之功效。黑枸杞子能补肾，提高性功能，抵抗衰老，防脱生发，增强免疫。三七花是三七全株中三七皂苷含量最高的部分，性味甘凉，具有清热、平肝、降压之功效，在安眠方面也有一定的功效。

《本草纲目》云石斛具有"强阴益精、厚肠胃、补内绝不足，平胃气，长肌肉，益智除惊，轻身延年之功效"。《神农本草经》："除痹下气，补五脏虚劳羸瘦，强阴益精，久服厚肠胃。"《本草纲目拾遗》称其为"滋阴补益珍品"。《中国医学大辞典》载："专滋肺胃之气液，气液充旺，肾水自生。"《药性论》："补肾积精，养肾气，益气力，强筋健骨，滑利关节，增强抗风湿，抗疲劳，耐缺氧作用。"《本草正》："用治脾胃之火，去嘈杂如饥及营中蕴热，其性轻缓和，有从容分解之妙。"徐大椿《药性切用》："石斛平胃气而除虚热，益肾阴安神志，为胃虚伤阴专药。"《名医别录》："益精，补内绝不足，平胃气，长肌肉，逐皮肤邪热痱气。"所以古往今来石斛有"软黄金"之称。

灵芝被誉为"林中灵"，是集天地精华于一身的中药珍品。味甘苦、性平，归心、肺、肝、脾经；可养心安神，养肺益气，理气化瘀、滋肝健脾。主治虚劳体弱，神疲乏力，心悸失眠，头目昏晕，久咳气喘，食欲不振，反应迟钝，呼吸短促等症。制何首乌味苦、甘、涩，微温。归肝、心、肾经，可补肝肾，益精血，乌须发，强筋骨，化浊降脂。全方合用可健脾补肾、活血通络，促进卵泡生长。

养泡煲

［治法］填精增液，助卵养泡。

［组成］党参 10 g，黄精 10 g，山药 10 g，龙眼肉 5 g，三七花 5 g，黄芪 10 g，莲子 5 g，石斛 10 g，冬虫夏草 0.3 g，乌鸡 200 g，胡椒、精盐各适量。

［制作与服法］党参、黄精、山药、黄芪、三七花、龙眼肉、冬虫夏草石斛、莲子略清洗，加入乌鸡以砂锅煮开后转小火，炖至鸡肉熟透，再下入胡椒、精盐调味，焖至入味后即可。

［解析］龙眼肉甘，温。归心、脾经。可补益心脾，养血安神。莲子归脾、肾、心经。补脾止泻，止带，益肾涩精，养心安神。合党参、黄芪、山药健脾。冬虫夏草归肺、肾经，性甘平，为平补肺肾之佳品，功能补肾益肺、止血化痰、止咳平喘。《药性考》："味甘性温，秘精益气，专补命门。"

2. 多囊卵巢综合征　尤昭玲教授将多囊卵巢综合征的发病特点总结为耳熟能详的四言四句："与生俱来，挥之不去，时隐时现，时好时坏。"多囊卵巢综合征的疾病本质，终呈现两低三高的生育结局——受孕率低，生化妊娠率高，流产率高，早产率高，活产率低。因此，对于多囊卵巢综合征的管理，重点在防，当发现有多囊卵巢综合征表现倾向时，应尽早予以中医药干预，并改变不良生活习惯。

尤昭玲教授要求多囊卵巢综合征患者每周至少 4 次体育锻炼，每次 30～40 分钟，运动完心率应达到 120 次 /min 以上，饮食上注意少油少糖，多吃青菜。

（1）多囊卵巢胖型：

瘦身羹

［治法］健脾补肾，化痰除湿。

［组成］黑豆 20 g，赤小豆 20 g，荞麦 40 g，苦瓜 15 g，葛根 15 g，黑芝麻 5 g。

［制作与服法］以上混合，不加油炒熟，打成粉，开水冲服，每日代一餐。

［解析］《本草纲目》："黑豆有补肾养血、清热解毒、活血化瘀、乌发明目、延年益寿功效。"赤小豆有行血补血、健脾去湿、利水消肿之效。荞麦含有丰富的膳食纤维，可以促进胃肠蠕动，通便，对于预防便秘有很好的作用，还可以降低血糖血脂，苦瓜味苦，生则性寒，熟则性温。生食清暑

泻火，解热除烦；熟食养血滋肝，润脾补肾，能除邪热、解劳乏、清心明目、益气壮阳。葛根甘、辛，凉。有解肌退热，透疹，生津止渴，升阳止泻之功。黑芝麻具有"补肝肾，滋五脏，益精血，润肠燥"等功效，被视为滋补圣品。

（2）多囊卵巢瘦型：

桑椹糊

［治法］养肝，疏肝，补肾。

［组成］黑豆 20 g，桑椹 10 g，葛根 15 g，黑芝麻 5 g，枸杞子 20 g，山药 20 g，莲子 20 g，山楂 5 g。

［制作与服法］以上混合，不加油炒熟，打成粉，开水冲服，每天代一餐。

［解析］桑椹味甘性寒，归心、肝、肾经，有滋阴补血作用，并能治阴虚津少、失眠等。另据古典中医文献记载：利五脏关节，通血气，安魂镇神，降压消渴，令人聪目，变白不老，解酒毒等功效。枸杞子甘，平，归肝、肾经。功能滋补肝肾，益精明目。

3. 宫腔粘连　宫腔粘连一般继发于子宫腔操作史，如人工流产术、清宫术、子宫肌瘤剔除术，甚至足月分娩或中期引产后等。由于子宫内膜与肌层的过度创伤，特别是合并感染的情况下，使子宫腔或宫颈管发生粘连。根据粘连的部位、程度及面积的不同，临床表现各种各样，如闭经、月经过少、痛经、反复流产及不孕等。

尤昭玲教授把子宫比作一座房，子宫内膜比作一张床，认为"房子""床"的质量直接关系到胚胎能否正常着床及发育，通过四维彩超可以大致判断子宫及内膜的状态，而内膜薄是宫腔粘连最常见的状态，为此，尤昭玲教授创立了养膜糕以长养内膜。

养膜糕

[治法] 理气健脾，养血活血，助膜长养。

[组成] 陈皮 5 g，三七花 5 g，胎菊米 5 g，黄芪 5 g，百合 5 g，莲子 10 g，石斛 10 g，山药 10 g，灵芝 4 g，西洋参 5 g，阿胶 3 g，龙眼肉 5 g。

[制作与服法] 以上 12 味，置锅中熬煮 30～40 分钟，冷却后定型成糕，切成片，每天口服。

[解析] 陈皮味苦、辛，性温，归肺、脾经。理气健脾，燥湿化痰。三七花性味甘凉，具有清热、平肝、降压、安眠的功效。胎菊花，性微寒，味辛甘苦，能疏散风热、平肝明目、清热解毒。百合润肺止咳、清热、安神和利尿。阿胶补血、滋阴、润肺、止血。龙眼肉补益心脾，养血安神，配合黄芪、西洋参、莲子、山药等健脾益气。全方理气健脾，养血活血，助膜长养。

第八节　子宫内膜异位症的药膳辅治

子宫内膜组织（腺体和间质）出现在子宫体以外的部位时，称为子宫内膜异位症，多发生在育龄期妇女，其主要表现为月经不调、痛经、不孕、性交不适等症状。本病中医根据其临床表现特点，可归属于"痛经""癥瘕""月经不调""无子"等范畴。中医历代学家多认为"瘀血"是本病的基本病理，但又并非单一的血瘀因素，而往往是瘀血、气滞、痰湿、体虚等综合因素、互为因果的结果，因此在治疗上，以活血化瘀为基础，辨证论治的同时可搭配食疗，并重视对患者进行宣教，如经期避免剧烈运动、严禁性生活，适龄婚育，尽量避免或减少人流等宫腔操作，从根本上预防本病的发生或进展。

子宫内膜异位症饮食宜忌：

1. 饮食适宜　①饮食需多样化，营养丰富均衡。②适当多吃些蔬菜和水果。③适当吃些有活血化瘀作用的食物。如小米，香菇，山楂等。

2. 饮食禁忌　①忌食油腻食物。②忌食生冷寒凉食物。如小麻椒、苦瓜、冷饮等。

分型辨证施膳：

1. 气滞血瘀证

［主要表现］经前或经期，腹痛，疼甚于胀，小腹胀痛，

拒按，血量少，经血不畅，血多痛轻，有血块，舌质暗黑。

［食治原则］行气活血，祛瘀止痛。

鲫鱼汤

［治法］活血化瘀，健脾和胃。

［组成］鲫鱼 1 条（约 250 g），血竭 10 g，乳香 10 g。

［制作与服法］血竭、乳香装入鲫鱼之鱼腹，加水 500 mL 煮汤，服汤食肉。每天 1 次，连服 3～5 天。

［解析］鲫鱼性甘平，具有健脾和胃、通血脉的功效。《食疗本草》："平胃气，调中，益五脏，和莼作羹食良。"血竭、乳香活血化瘀定痛，适用于气滞血瘀之痛经。

［注意］胃弱者慎服，孕妇及无瘀滞者禁服。

荔枝核饮

［治法］行气，散结，止痛。

［组成］荔枝核 30 g，沉香 30 g。

［制作与服法］荔枝核、沉香炒黑，研细末。每次 3 g，温酒送下。经前 3 天开始服，每天 2 次，服至经净。

［解析］荔枝核行气散结止痛。《本草纲目》："行散滞气，治癞疝气痛，妇人血气痛。"荔枝核具有降血糖、调血脂、抗氧化、抑制病毒、抗肿瘤及抗肝损伤等药理作用。沉香具有行气止痛之功效。

［注意］无寒湿滞气者勿服。

鸡蛋川芎酒饮

［治法］活血，通络，止痛。

［组成］鸡蛋 2 个，川芎 9 g，黄酒适量。

［制作与服法］鸡蛋与川芎加水 600 mL 同煎，蛋熟后去壳略煮，酌加黄酒，食蛋饮汤。月经前 3 天开始服，每天 1 剂，连服 5 天为 1 个疗程。

［解析］川芎具有行气活血止痛之功效。《雷公炮制药性解》云其味辛甘，性温无毒，入肝经，上行头角，引清阳之气而止痛；下行血海，养新生之血以调经。黄酒入其中，可作药引，具有养脾气、活血、通经活络之功效。

［注意］鸡蛋与鹅肉同食损伤脾胃；与兔肉、柿子同食导致腹泻；不宜与甲鱼、鲤鱼、豆浆、茶同食。

粳米薤白粥

［治法］通阳散结，补中益气。

［组成］粳米 60 g，薤白 10 g。

［制作与服法］粳米与薤白加水 1 L 煮粥。每晨服 1 次，经前开始，连服 1 周。

［解析］《食疗本草》云仓粳米炊作干饭食之，止痢。又补中益气，坚筋骨，通血脉，起阳道。《本草纲目》中提到薤白能下气行血。

［注意］胃弱纳呆及不耐蒜味者不宜服用。

玉烛猪肉汤

［治法］活血养血，调经止痛。

［组成］川芎 12 g，当归 10 g，玫瑰 5 g，香附 6 g，瘦猪肉 200 g，料酒、盐、胡椒粉、味精、葱花各适量。

［制作与服法］将猪肉切成块，用沸水漂白，去除浮沫；川芎、当归、香附和玫瑰花用纱布包裹。将猪肉块和药包放入锅中，加入水、料酒、盐和胡椒粉，用文火煮 1 小时。肉煮熟后，取出药包，加入味精和葱花，煮 10 分钟。肉、汤皆可食用。

［解析］本方用川芎、当归，活血养血、理冲调经，乃古方"玉烛散"；玫瑰花，芳香气，促进血液循环，调节月经；香附，理气疏肝，行滞止痛；猪肉，补肾水，滋阴养血。本方促进血液循环，调节气和月经，对子宫内膜异位症引起的腹痛有效。

［注意］湿热痰滞内蕴者谨慎服用。

青皮红花茶

［治法］活血化瘀，行气止痛。

［组成］青皮 10 g，红花 12 g。

［制作与服法］青皮晾干后切成丝，与红花同入砂锅，加水浸泡 30 分钟，煎煮 30 分钟，用干净的纱布过滤，去渣，取汁即成。当茶饮用，或早晚两次分服。

［解析］红花可活血化瘀，青皮行气止痛，对气滞血瘀型子宫内膜异位症有较好的疗效。

［注意］孕妇及月经过多者禁服。

乳香没药散

［治法］活血化瘀，通络止痛。

［组成］延胡索 50 g，乳香 30 g，没药 30 g，五灵脂 30 g，黄酒适量。

［制作与服法］前 4 味研为细末备用。以黄酒冲服药末 3～6 g，每天 2 次，经前、经期服用。

［解析］延胡索活血、行气、止痛，配合乳香、没药、五灵脂等活血化瘀之药品，可治疗气滞血瘀之痛经，黄酒作为药引，可通经活络，加强各药之功效。

［注意］胃弱者慎服，孕妇及无瘀滞者禁服。传统认为人参畏五灵脂，属"十九畏"内容，故两药一般不宜配伍同用。

血藤炖河蟹

［治法］活血，调经，化瘀。

［组成］鸡血藤 30 g，河蟹 250 g，米酒适量，食盐少许。

［制作与服法］将鸡血藤、河蟹洗净，放入陶罐中加水半碗，以文火炖熟后，加入米酒再炖片刻，再加食盐少许即可。经前连服数天，趁热吃蟹饮汤。

［解析］鸡血藤活血补血，调经止痛，主治月经不调、痛经等症。《本草纲目拾遗》："其藤最活血，治妇人经血不调，赤白带下；妇人干血劳及子宫虚冷不受胎。"河蟹营养丰富，肉质鲜美，含有蛋白质、维生素 D、胆固醇等营养成分，

以及硒、磷、钾等，具有补充营养的作用，同时能凉血化瘀；适量米酒可调味、舒筋活络。

［注意］阴虚火旺者慎用。

金铃子散

［治法］疏肝，行气，活血。

［组成］川楝子 300 g，延胡索 300 g，酒或红糖适量。

［制作与服法］上 2 味焙干，研为细末备用。每天 3 次，每次 6 g，温酒水或红糖水送服，经期、经前连用。

［解析］金铃子（即川楝子）味苦性寒，善入肝经，疏肝气，泻肝火，为君药。延胡索辛苦而温，行气活血，长于止痛，为臣药。两药相配，气行血畅，疼痛自止，为治疗气郁血滞而致诸痛的常用组合。红糖性温，能和脾、暖肝，而酒具有通血脉，行药势之功效。

［注意］若肝气郁滞属寒者，则不宜单独使用。

2. 寒凝血瘀证

［主要表现］行气活血，祛瘀止痛。经前或经后腹痛，喜温，经血有块，块下痛减，形寒畏冷，面色苍白，痛甚呕恶，舌紫暗，或边有瘀斑、瘀点，苔薄白，脉弦涩。

［食治原则］温经散寒，活血祛瘀。

三七鸡肉汤

［治法］活血化瘀，温中健脾。

［组成］参三七 10 g，干姜 10 g，丹参 20 g，木香 6 g，

鸡肉 150 g，红枣 10 颗，料酒、洋葱、姜、盐、味精各适量。

　　［制作与服法］先用纱布包裹三七、干姜、丹参、木香。将鸡肉切成块，洗净，放入锅中，加水煮沸，撇去浮沫，加入料酒、洋葱、姜和药包，用小火煮至鸡酥，加入盐、味精等调味，即可食用。

　　［解析］本方用参三七，活血化瘀，但不伤正；丹参，活血养血，古"功同四物"名声；木香，温脾理气，暖中焦；干姜，散寒理气，温中止痛；鸡肉温中补脾，补精填髓，能补充蛋白质。

　　［注意］鸡肉不宜与下列食物同食：李子、野鸡、甲鱼、鲤鱼、鲫鱼、兔肉等。

　　当归肉桂酒

　　［治法］活血调经，散寒止痛。

　　［组成］当归 30 g，肉桂 6 g，甜酒 500 mL。

　　［制作与服法］用甜酒浸泡当归、肉桂 1 周以上，早晚两次分服，经前、经期服用。

　　［解析］当归性甘辛温，可补血活血，调经止痛。《名医别录》云其味辛，无毒，主温中止痛。肉桂具有散寒止痛之功效。《神农本草经》云其味辛，温。主百病，养精神，和颜色，为诸药先聘通使。而甜酒中具有糯米的营养成分，能补虚、补血、补脾肺，适当饮用能舒筋活络、助消化。

　　［注意］有出血倾向者忌用。孕妇慎用。

乌药炖鸡块

［治法］温中散寒，行气止痛。

［组成］乌药9g，高良姜6g，陈皮3g，胡椒各3g，公鸡1只，葱、姜、食盐各适量，醋少许。

［制作与服法］公鸡去毛、内脏，洗净切块，将前4味药用布袋包好，与鸡同入锅中，加葱等诸佐料及水适量，以小火煨鸡，熟烂即可。分顿食用，于月经来之前经常服食。

［解析］鸡肉具温中补脾，补精填髓之效。《随息居饮食谱》："鸡肉补虚，暖胃，强筋骨，续绝伤，活血调经，拓痈疽，止崩带，节小便频数，主娩后羸。"乌药性辛、温，有行气止痛，温肾散寒之功；高良姜性辛、热，能够温中止呕，散寒止痛；胡椒温中散寒，陈皮性辛、温，具有健脾，行气的功效，与胡椒合用可刺激食欲，增加肠蠕动，既可助鸡肉健胃，又解鸡肉之滋腻。

［注意］鸡肉不宜与下列食物同食：李子、野鸡、甲鱼、鲤鱼、鲫鱼、兔肉等。

3. **肾虚血瘀证**

［主要表现］经行或经后腹痛，腰脊酸楚，头晕目眩，月经先后不定期，经行前后量少淋沥，舌紫暗，或边有瘀斑、瘀点，苔薄白，脉沉细而涩。

［食治原则］益肾调经，活血祛瘀。

棉子散：

［治法］温肾活血，补中缓痛。

［组成］棉花子 100 g，红糖适量。

［制作与服法］将棉花子炒黄去壳，研细末。每次 9 g，每天 2 次，用红糖水冲服，长期服用。

［解析］棉花子归肝、肾、脾、胃经，具有温肾、活血止血之功效。红糖性温、味甘，归脾、胃经，适当食用红糖有补中缓痛、提高消化能力的作用。

［注意］棉花子有毒，不宜长期服用。

山楂核桃茶

［治法］行气散瘀，补益肺肾。

［组成］核桃仁 150 g，山楂 50 g，白糖 200 g。

［制作与服法］取核桃仁洗净，用水略泡，磨成浆状；山楂用水洗净，用水煎煮 3 次，合并煎液过滤，浓煎1000 mL，兑入白糖及核桃浆，继续煮沸，出锅晾凉。分次服用，代茶饮，经常喝。

［解析］核桃仁补益肺肾，富含蛋白质、脂肪、糖类和镁、钾、磷、铁等矿物元素等营养成分；山楂有行气散瘀的作用，本品味酸，能够健脾开胃、促进消化，白糖则可增强适口性，对改善血液循环有帮助。

［注意］不可与浓茶同服，孕妇、胃酸过多者忌服。

4. 气虚血瘀证

［主要表现］经行或经后腹痛，喜按喜温，月经量或多

或少，肛门重坠，便意频频，大便不实，面色不华，神疲乏力，舌质淡，或舌胖暗滞，边有齿印，苔薄白，脉细软无力。

［食治原则］益气升阳，活血祛瘀。

克痛汤

［治法］益气补脾，散瘀止痛。

［组成］党参 15 g，赤芍 12 g，川芎 12 g，三棱 9 g、莪术 9 g，三七粉 3 g，红糖适量。

［制作与服法］前 5 味加水煎汤，去渣取汁入糖即可。用药汁冲服三七粉，每次 3 g，分 2 次服，经前连服 5 天。

［解析］党参益气补脾，赤芍散瘀止痛，川芎活血止痛，三棱、莪术破瘀消积，三七粉散瘀止痛。

［注意］月经过多及孕妇禁服。

清炖甲鱼

［治法］益气补虚，净血散结。

［组成］甲鱼 1 只，大枣适量，枸杞子适量，葱、姜各适量，味精、盐、鸡精各少许。

［制作与服法］甲鱼宰杀后洗干净，葱洗干净后切段，姜去皮切成片；锅中注入水烧开，放入甲鱼汆去血水，捞出后放入煲内，加入姜片、大枣、枸杞子煲开；继续煲 1 小时至甲鱼熟烂，调入调味料即可。

［解析］甲鱼具有益气补虚、净血散结等食疗作用，对各种肿瘤、癌症均有很好的食疗作用，此外还能改善患者发

热的症状。大枣益气补虚。枸杞子滋补肝肾。三者合用，对子宫内膜异位症有较好的食疗效果。

［注意］肝功能损伤或者肠胃虚弱者慎用，孕妇忌用。

当归猪手汤

［治法］补气养血，活血化瘀。

［组成］猪蹄 200 g，当归 30 g，黄芪 10 g，红枣适量，黄豆、花生米各适量，盐、白糖、八角各少许。

［制作与服法］猪蹄洗干净，汆过水，大枣、黄豆、花生米、八角、当归、黄芪洗净后浸泡；汤锅上火倒入适量的水，把所有处理过的材料放入煲内煲熟；调入适量的盐、白糖即可食用。

［解析］当归可补血调经、活血化瘀，黄芪补中益气，猪蹄补气养血，大枣、黄豆益气补虚，增强免疫力，以上几味同时搭配，补气又活血。

［注意］高血脂、高血糖、肝炎、胆囊炎、胆结石者不宜食用猪蹄。

第九节　子宫脱垂的药膳辅治

子宫从正常位置沿阴道下降，宫颈外口达坐骨棘水平以下，甚至子宫全部脱出阴道口外，称为子宫脱垂。本病是临床中常见的妇科疾病，患病因素多与分娩后过早负重、分娩损伤、腹部压力上升等有关。本病属于中医学"阴挺""阴脱""子宫脱出""产肠不收"等范畴。

子宫脱垂对日常生活、心理生理产生巨大影响，严重降低女性的生活质量。目前，Ⅱ度以上盆腔器官脱垂以手术治疗为主，轻中度脱垂的西医保守治疗方法局限且疗效欠佳。中医提倡"未病先防，既病防传，已病防变"。《景岳全书·妇人规·前阴类》提出"升补元气，固涩真阴"的治疗原则。

分型辨证施膳：

1. 气虚证

［主要表现］子宫下移或脱出于阴道口外，劳则加剧；小腹下坠，少气懒言，四肢乏力，面色少华，小便频数，或带下量多，色白质稀；舌淡苔薄，脉虚细。

［食治原则］补中益气，升阳举陷。

参芪猪肉汤

［治法］补气健脾。

［组成］猪肉 100 g，党参 20 g，生姜 3 片，黄芪 15 g，升麻 10 g，枸杞子 10 g，葱适量。

［制作与服法］猪肉洗净加水适量，加入党参、黄芪、生姜后武火烧沸，后用文火熬至羊肉熟透即成，最后加入升麻、枸杞子煮 5 分钟左右即可。

〔解析〕方中党参和黄芪补气健脾。《景岳全书》："升麻味微苦，气平，气味俱轻浮而升，阳也。用此者，用其升散提气……提元气之下陷，举大肠之脱泄。"可见升麻有益气升提之功，枸杞子、老姜及葱顾护全方之口感。

升麻鸡蛋粥

〔治法〕升阳举陷，滋阴养血。

〔组成〕鸡蛋 1 个，升麻 5 g。

〔制作与服法〕鸡蛋打一小孔，塞入升麻末搅匀，取棉纸沾水封口，封口向上，放锅内煮熟，去壳服用。

〔解析〕升麻辛、微甘、微寒，归肺、脾胃、大肠经，具有升阳举陷的功效，适用于中气虚弱、气虚下陷的子宫脱垂等症；鸡蛋味甘、性平，归肺、脾胃经，可滋阴养血润燥。

党参小米粥

〔治法〕健脾益气，升阳举陷。

〔组成〕党参 30 g，升麻 10 g，小米 50 g。

〔制作与服法〕先将党参、升麻洗净煎水后去渣，入米煮为薄稀粥。

〔解析〕党参性味甘、温，具有健脾益气、养血生津的作用，小米又称黄米，性味甘，略凉，具有健脾安神的作用，配合升麻升散提气，共奏健脾益气升提之功。

2. 肾虚证

〔主要表现〕子宫下移或脱出于阴道口外，劳则加剧；

小腹下坠，腰膝酸软，头晕耳鸣，小便频数，入夜尤甚；舌淡、苔薄，脉沉弱。

［食治原则］补肾固脱，益气升提。

二麻炖猪肠

［治法］补益肝肾，益气固脱。

［组成］猪大肠 300 g，黑芝麻 100 g，升麻 9 g，调料适量。

［制作与服法］将大肠洗净，升麻用布包好，同芝麻一起放入大肠内，放砂锅中加水适量炖至熟烂，去升麻，加调料适量调味。

［解析］猪大肠性平、味甘，有润肠通便、润燥祛风之效，黑芝麻性平、味甘，归肝、肾、大肠经，具有补益肝肾、养血益精的功效，配伍升麻益气升提，共用补益肝肾，益气固脱。

韭菜炒猪腰

［治法］温阳补肾。

［组成］鲜韭菜 100 g，猪腰 1 个，油、盐各少许。

［制作与服法］将韭菜洗净切段，猪腰剖开切片，将锅烧热，放油，先放猪腰，待将熟时加入韭菜，起锅时加入少许盐即可。

［解析］《本草纲目》："韭籽补肝及命门，治小便频数，遗尿。"韭菜味辛性温，归肾、胃、肝经，温补肾阳；猪腰即

猪肾，味咸，性平，归肾经，帮助调理肾气，协助韭菜补肾温阳。

第十节　性欲减退症的药膳辅治

性欲减退症指女方在婚后一段较长时间内出现明显对性生活要求减低或完全缺乏，是以一种性生活接受能力和行为水平都降低为特征的病症，又称"性欲低下""性欲淡漠"。

分型辨证施膳：

1. 肾阳虚衰证

[主要表现] 性欲减退，少腹虚冷喜暖，腰酸膝软，形寒肢冷，白带清稀色白，舌质淡，苔薄白，脉象虚弱或沉细。

[食治原则] 补肾壮阳，温补命火。

归参炖雪鸡

[治法] 温补肾阳。

[组成] 当归20 g，孩儿参30 g，雌雪鸡1只，姜、料酒、食盐、香麻油、葱、味精各适量。

[制作与服法] 宰杀鸡，去毛、内脏、血，洗净；将当归、孩儿参放入鸡腹内，置于大砂锅中，加入料酒、食盐、生姜末、葱、清水，先用旺火烧沸，后改用小火，炖至肉烂熟即可。起锅时加味精、香麻油。

［解析］归参炖雪鸡可补中益气，壮阳固肾。雪鸡，多生长于我国新疆、西藏等地，栖于雪山。千百成群，极肥美。其味甘、咸，性温，能补肾培元、壮阳助兴。本方适用于肾阳虚衰型女子性欲低下，临床表现为素体禀赋不足，下元寒冷，对房事毫无兴趣，形寒肢冷，神疲体倦，纳少便溏，月经量少，色淡，质稀，有时小腹冷痛，有时感阴部寒冷，面色苍白或萎黄，舌淡，苔薄白，脉沉迟。

人参鹿茸酒

［治法］滋补下元，生精益血，壮阳健骨。

［组成］人参 30 g，鹿茸 10 g，上等白酒 1500 mL，冰糖 50 g。

［制作与服法］将人参、鹿茸、冰糖放入瓶中，加盖密封，60 天后服用。

［解析］人参大补元气，复脉固脱，补脾益肺，生津，安神。用于体虚欲脱、肢冷脉微、脾虚食少、肺虚喘咳、津伤口渴。鹿茸壮元阳，补气血，益精髓，强筋骨。治虚劳羸瘦，精神倦乏，眩晕，耳聋，目暗，腰膝酸痛，阳痿，滑精；子宫虚冷，崩漏，带下。

回春蛤蚧酒

［治法］助肾阳，益精血。

［组成］蛤蚧 15 g，人参 15 g，淫羊藿 30 g，枸杞子 30 g，益智 20 g，上等白酒 1500 mL。

［制作与服法］将上药及白酒置于瓶中，加盖密封，60天可以服用。每晚睡前饮 20～50 mL。酒量小者喝少些，1次量不超过 100 mL。

［解析］蛤蚧性味咸平，功效补肺益肾，定喘止咳；主治虚劳，肺痿，喘嗽，咯血，消渴，阳痿。《本草拾遗》："补可去弱，人参、羊肉之属。"蛤蚧补气，定喘止渴，功同人参，益阴血，助精扶羸，功同羊肉。淫羊藿其性辛、温，味甘，归肝、肾经，有补肾阳、强筋骨以及祛风湿的功效。枸杞子性温和，味甘甜，富含多种氨基酸、甜菜碱、玉蜀黍黄素以及酸浆果红素等，有益精明目以及滋补肝肾的作用。益智性温、味辛，归脾、肾经，本身具有健脾止泻、温肾固摄的作用。

2. 冲任虚损证

［主要表现］性欲减退，难以启激，头晕目眩，腰酸肢软，形瘦面黄，精神萎靡，失眠或嗜睡，舌质淡，苔薄白，脉沉细。

［食治原则］温补冲任，催情助欲。

虫草雌鸽补益汤

［治法］温中益肾，补益气血。

［组成］冬虫夏草 10 g，雌鸽 1 只，食盐、料酒、姜、味精各适量。

［制作与服法］洗净冬虫夏草，用清水浸泡 120 分钟；

宰杀雌鸽，去毛、内脏与血，洗净；将雌鸽、冬虫夏草及已泡药的清水全部放入大瓦罐中，旺火烧沸，然后加料酒、食盐、生姜末，改小火，炖90分钟，起锅时加味精即成。

［解析］冬虫夏草具有性甘、温平的功效，是著名的滋补强壮药，常用来补虚健体。鸽肉性平、味甘、咸，归肝、肾经；具有滋肾益气、祛风解毒、补气虚、益精血、暖腰膝、利小便等作用。

3. 肝气郁结证

［主要表现］性欲减退，情绪不稳定，两胁满胀，善太息，或烦躁易怒，郁郁寡欢，月经失调，舌质淡红，苔薄白有舌缨线，脉象弦细或弦沉。

［食治原则］疏肝解郁，激情启欲。

双喜鱼子豆腐

［治法］疏肝理气，解郁安神，补精助阳。

［组成］嫩豆腐500 g，鲤鱼鱼子50～150 g，鸡蛋1个，合欢花10 g，面粉、水淀粉、姜、葱、食盐、酱油、料酒、花椒、味精、猪油各适量。

［制作与服法］将嫩豆腐放入沸水中烫1分钟，捞起，沥水，切成红烧肉形的大块；将合欢花置瓦罐中水煎，取头汁与二次汁对和，备用；将蛋清打入碗中，加入面粉、食盐、水淀粉，拌和成面糊；起热锅，旺火，加入猪油约500 g，油热后，将豆腐逐块蘸蛋清糊下锅，炸成红黄色捞出，同装入

瓷碗中；架起热锅，将合欢花药汁倒入锅中，放入鲤鱼鱼子、生姜丝、细盐、料酒、花椒、葱、酱油，鱼子煮熟时入水淀粉、味精，勾芡；上笼蒸熟豆腐，取出，扣于大盘中，将芡汁浇在豆腐上即可。

［解析］豆腐具有泻火解毒、生津润燥、和中益气的功效。鲤鱼的鱼子营养价值非常高，含有多种维生素、微量元素、钙、磷、铁和维生素 B_2、蛋白质和胆固醇，有利于促进身体发育、健脑益智，还可以增强身体的抵抗力。合欢花，其性平，有疏肝解郁、安神定志、阴阳平补的作用。本方适用于肝气郁结型女子性欲低下者，临床表现为情志忧郁，胸胁胀闷，经期先后不定，对房事无兴趣，舌苔薄白，脉细涩或弦涩等。

第十一节　女性辅助生殖的药膳辅治

随着社会节奏的加快、人们生活压力的不断剧增、生育年龄的延迟以及国家三孩政策的开放，不孕症在育龄期妇女的发病率呈逐年上升的趋势，严重影响了家庭和谐与社会进步，成为国内外的医学难题。体外受精–胚胎移植 (IVF–ET) 作为解决这一难题的重要治疗手段，受到了广泛关注。药膳是在中医理论的指导下，将中药与食物配伍，烹饪加工成既具有营养价值，又兼药用价值的膳食。中医理论指导之下的药膳辅治，成为辅助生殖技术中重要的补充疗法。

尤氏生殖药膳

尤昭玲教授在经过长期临床经验观察与总结后，根据 IVF–ET 的方案流程，结合实际辅助生殖技术中的所困所惑，运用中医药膳切入辅助治疗。中医学认为，女性生殖调控体系为"肾－天癸－冲任－胞宫"生殖轴，其中，肾主生殖，为生殖之本，天癸为生殖之源，冲任调控生殖之道，胞宫为生殖之奇恒之腑。尤昭玲教授在临证中，以"肾"为改善卵巢反应性、提高卵子质量、提升卵巢储备的重要关切，辅以疏肝以调补冲任、助卵排出，更佐健脾以资养先天、改善胞宫气血，并结合体外受精不同时期，采用不同的治疗思想指导选膳组煲，辅助 IVF–ET，以提高体外受精成功率。

一、临证指南

（一）辨证要点

辨施术之式与施术方案：IVF–ET 根据治疗阶段及患者体内激素和卵泡发育状况，可分为降调期、促排卵期、移植期、妊娠期。其中，降调期体内激素水平较低，卵泡处于相对静止状态；促排卵期使用大量外源性促性腺激素，使处于始基卵泡阶段的卵细胞开始发育；移植后期由于胚胎移植过程中大量因素干扰和制约，如促性腺激素刺激，取卵过程中颗粒细胞丢失等，黄体功能严重不足，子宫内膜受到影响；妊娠期体外受精可能会增加一些不良孕产妇和围生期结局的风险。据此，尤昭玲教授从不同时期的临床特点出发，以中医角度辨证施治，选膳组煲，提高体外受精成功率。

（二）分期论治

1. 降调期

降调煲

［治法］养心安神，护卵安泡。

［组成］太子参 10 g，山茱萸 10 g，乌枣 10 g，龙眼肉 10 g，百合花 5 g，灵芝 4 g，石斛 5 g，黄芪 10 g，猪肉、胡椒、生姜、香葱、食盐各适量。

［制作与服法］选用肉类洗净，切小块，胡椒拍碎，与降调药煲（含药粉）、生姜共入砂锅中。加水适量，武火煮沸 20 分钟，文火煲至肉类熟透，取一小碗煲汁，食前加入香葱、食盐调味。

［解析］太子参甘、微苦，平；归脾、肺经；体润性和、补气生津，主治脾虚食少、倦怠乏力、心悸自汗等症；此处用以为君药，起养阴安神之效。山茱萸，味酸涩，气平、微温，归肾、肝经；温肝经之血，补肾脏之精，暖腰膝而助阳气，经候可调，实益阴之圣丹、补髓之神药；用之以温肾安胞为臣药。乌枣补中益气，养胃健脾，养血壮神，润心肺，调营卫、生津液，调和百药。百合花性微寒平，味甘微苦，

有清热润肺、宁心安神的功效。《本草正义》："百合之花，夜合朝开，以治肝火上浮，夜不成寐，甚有捷效，不仅取其夜合之义，盖甘凉泄降，固有以靖浮阳而清虚火也。"此方百合和乌枣并用为佐，取其养心安神之效。

2. 促排卵期

促排煲

［治法］暖巢填精，助卵养泡。

［组成］百合 7 g，龙眼肉 10 g，制何首乌 5 g，莲子 7 g，盐巴戟天 5 g，山药 5 g，酒黄精 10 g，耳环石斛 3 g，三七花 3 g，冬虫夏草 0.3 g，猪肉、胡椒、生姜、香葱、食盐各适量。

［制作与服法］选用肉类洗净，切小块，胡椒拍碎，与促排药煲（含药粉）、生姜共入砂锅中。加水适量，武火煮沸 20 分钟，文火煲至肉类熟透，取一小碗煲汁，食前加入香葱、食盐调味。

［解析］全方重用黄精补肾填精，温养胞宫为君药，臣以巴戟天补肾助阳，以达到补肾而行天癸之效。三七花性凉味甘，具有活血、止痛、止血、祛瘀、消肿清热、平肝等功效，此方用为佐药，取其通络之效，而其为花药，性轻而效缓，不易伤本。百合味甘，性微寒。归心、肺经。养阴润肺，清心安神。莲肉味甘、涩，性平；归脾、肾、心经；具有补脾止泻，益肾涩精，养心安神之效；此处三药合用为佐，共奏宁心安神，调经促排之效。

3. 移植期

着床煲

［治法］助卵养膜，助胚着床。

［组成］党参 20 g，百合 14 g，龙眼肉 10 g，山药 10 g，三七花 6 g，黄芪 20 g，冬虫夏草 0.7 g，莲子 20 g，猪肉、胡椒、生姜、香葱、食盐各适量。

［制作与服法］选用肉类洗净，切小块，胡椒拍碎，与着床药煲（含药粉）、生姜共入砂锅中。加水适量，武火煮沸 20 分钟，文火煲至肉类或鱼熟透，取一小碗煲汁，食前加入香葱、食盐调味。

［解析］胚胎着床是胎孕的重要过程，又称为植入，是指胚胎侵入子宫内膜的过程，主要取决于胚胎侵入能力及子宫内膜容受性这两个重要因素。从中医理论来看，主要是由于气虚失去固援之功，血虚失去温养之效所致。方用性平之精党参为君药，取其补中益气、健脾益肺之功用，以期达到稳固胎元之效。黄芪为补气安胎要药，本方用其补气固涩，同时助党参补脾生血，以温养胚盘。龙眼肉味甘、性温；入心、脾经；本方取其补益心脾、养血宁神的功效。用性轻效缓之三七花为引经药，引药性入血海，固胎元，促着床。

4. 妊娠期

安胎煲

［治法］健脾益肾，养血安胎。

［组成］党参45 g，山药45 g，黄芪45 g，枸杞子45 g，莲子45 g，黑枸杞子30 g，灵芝12 g，新会陈皮10 g，猪肉（或鲤鱼）、胡椒、生姜、香葱、食盐各适量。

［制作与服法］选用肉类切小块，或鲤鱼去鳞、腮、内脏，与安胎药煲（含药粉）、生姜共入砂锅中。加水适量，武火煮沸20分钟，文火煲至肉料或鱼熟透，取一小碗煲汁。食前放入香葱、食盐调味。

［解析］妇女妊娠，气血为本。脾胃者，后天之本也，气血生化之源，脾虚则无以生血，血虚则无以养胎，胎失所养，故动也。所以本方重用党参为君药，意在补脾益气生血；同时重用黄芪为臣，共奏补中益气之功，以期生血有源，胎元得养。莲肉味甘、涩，性平；归脾、肾、心经；具有补脾止泻，益肾涩精，养心安神之效；用于脾虚久泻，遗精带下，心悸失眠。枸杞子味甘，性平；归肝、肾、肺经；功能养肝滋肾润肺。

二、注意事项

1. 日常调护注意

（1）夫妻双方应达成求孕共识，营造和谐的夫妻关系和家庭氛围，试管后要调整心态，勿过多关注、与他人对比成功或失败。遇到问题积极沟通，携手面对。

（2）作息规律，饮食卫生，营养均衡，情绪稳定，不纠结、不焦虑、不急躁。

（3）合理控制体重，适量运动，拒绝节食减肥；注意防寒保暖，以免感冒、发热；保持大便通畅，勿结勿稀。

（4）勿与宠物亲密接触，防止感染；远离辐射，控制电子产品使用时间；远离噪声；远离有毒有害物品，如指甲油、肉毒杆菌等。

（5）禁止擅自服用保健品或不明成分的其他药物。

（6）为保证精子质量合格，先生应主动改变不良生活习惯，如吸烟、饮酒等；不穿紧身裤、牛仔裤；避免接触高温环境，如精液检查异常，请同治。

2. 降调期调护注意

（1）注意事项：不可迟打、漏打降调针，积极配合，注意监测降调效果，按规定时间复诊。

（2）生活起居：

1）阴道干涩、头晕、潮热、易疲劳、睡眠差等属于降调正常现象，勿特殊治疗。

2）勿自服活血动血或温阳补虚药材，以免冲抵降调效果。

3）外院调治时注意非试管医生用药请慎用，并告知处于降调周期中。

4）同房应做好有效安全措施，以免出现降调后自孕流产的再次损伤可能性。

（2）饮食忌宜：补充牛奶和新鲜蔬果类优质蛋白质，多喝水，少食油腻、刺激性食物。

3. 促排期调护注意

（1）注意事项：询问清楚药物的用法、用量、储存条件及返院复查时间，尽可能固定时间段服用或注射，防止遗漏，勿私自更改用药剂量。

（2）生活起居：

1）注意体重、腹围是否增加，是否出现水肿，避免发生卵巢过度刺激综合征。

2）勿按摩、桑拿，勿剧烈运动，保持行动平缓且安全。

3）禁止性生活，以防同房刺激致卵泡提前排出。

（3）饮食忌宜：补充优质蛋白质、宜清淡易消化食物，如酸奶、鸡蛋、鱼、豆腐、新鲜蔬果等，注意少食多餐，适当控盐。

第十二节　男性不育的药膳辅治

男性不育是指育龄期夫妻有规律性生活且未采取避孕措施，由男方因素导致女方在 1 年内未能自然受孕。据世界卫生组织（WHO）估计，全球有约 15% 育龄夫妇存在生育问题，其中男方因素约占 50%。男性不育的范围相对较广泛，包括阳痿、早泄、弱精、少精、无精、畸精、精液不液化、精子 DNA 碎片率异常。影响男性精子质量的因素主要有年龄因素、肥胖、抽烟嗜酒嚼槟榔熬夜等不良习惯、病原体感染、精索静脉曲张等，部分患者平素日常生活中可能并无异常，但因不育行临床检验检查时常发现问题，困扰男性患者，影响家庭和谐。药膳是在中医理论的指导下，将中药材与食物根据脏腑、气血等辨证配伍，烹饪加工成既具有营养价值，又兼药用价值的膳食。中医理论指导之下的药膳辅治，也成为了治疗男性不育重要的补充疗法。

尤氏男性药膳

尤昭玲教授涉足生殖领域 50 余年，通过长期的临床经验总结，认为男性不育多归属于肝、脾、肾三脏，导致肝郁、脾虚、肾气亏虚等，尤昭玲教授根据病因病机，结合现代医学对男性不育的认识，常在中医理论指导下辨证选用药物进行药膳辅治，成为治疗男性不育的重要方法，临床效果显著。

一、临证指南

（一）辨证要点

辨疾病本质与虚实盈损　尤昭玲教授认为男性不育应辨别疾病本质，排除梗阻性无精、染色体异常等非药力可及的疾病，辨证治疗男性不育，对于精液异常，临床重视肝、脾、肾的调理，治疗上辨病与辨证相结合，若以阳痿、早泄为主要表现则疗疾改善症状为主，若以少精、弱精等精子质量异常为主要表现则辨别虚实盈损，在补肾健脾基础上，辅以疏肝、活血、清热等以改善精子质量。了解疾病本质、辨别虚实盈损，在中医理论指导下辨证施治。

（二）分病论治

1. 阳痿合并精液异常

（1）肾虚证：

1）主要表现：腰膝酸软、头晕耳鸣、四肢乏力、畏寒等。

2）食治原则：补肾起阳。

益春粥

［治法］补肾阳，益精血。

［组成］鹿鞭1具（打粉均分6份，取其中1份），粳米50 g，生姜、胡椒粉、食盐、香葱各适量。

［制作与服法］先以粳米加入生姜煮粥，米汤煮沸后加入鹿鞭粉、胡椒粉同煮为稀粥，煮熟后加入食盐、香葱适量，每天分2次服用。

［解析］本方适用于肾阳虚衰之阳痿，是由元阳虚衰、精血不足所致，治宜温肾补阳。方中鹿鞭粉味咸性温，可补肾阳、起阳事，温肾壮阳而不滋腻，胡椒、生姜增加其温补作用，亦可去除其腥味，加入粳米同煮可益胃养精血，为阳痿肾阳虚衰证的食疗佳品，可长期服食。

枸杞羊肾汤

［治法］温肾补阳。

［组成］羊肾 1 个，枸杞子 30 g，葱白、精盐、生姜各适量。

［制作与服法］羊肾处理洗净，将以上药物一起置于汤锅中，共煲 30 分钟后加精盐调味即可，食肉喝汤。

［解析］本方所治之证，适用于肾阳虚衰、肾精亏耗之阳痿，治宜温肾补阳。方中羊肾性味甘温，历来认为是益肾气、强阳道之上品，可补肾阳、起阳事，温肾壮阳而不滋腻，枸杞子补肾养精，葱白、生姜增加其温补作用，去除羊肾腥味。上药同煲，甘美可口，补肾补虚之力足，温而不燥，为肾阳虚衰食疗之上品。可与药膳益春粥交替使用。

（2）脾虚证：

1）主要表现：身形消瘦、痞满、头晕乏力、口唇苍白等。

2）食治原则：健脾益气。

益精乳鸽汤

［治法］健脾益气，益精起阳。

［组成］乳鸽 1 只，铁棍山药 50 g，陈皮 10 g，黄芪 10 g，生姜 5 片，精盐适量。

［制作与服法］乳鸽宰杀洗净，将以上药物一起置于汤锅中，共煲 30 分钟后加精盐调味即可，食肉喝汤。

［解析］本方适用于脾虚证之阳痿，是由脾气虚弱、精血不足所致，治宜健脾益气。方中乳鸽性温，可健脾益气、

起阳事，山药、陈皮、黄芪健脾理气而不滋腻，生姜增加其温补作用，亦可去除乳鸽腥味，为阳痿脾虚证的食疗佳品。

（3）肝郁证：

1）主要表现：急躁易怒、情志不舒、心烦、失眠等。

2）食治原则：疏肝解郁。

胎菊橘叶茶

［治法］疏肝解郁。

［组成］胎菊米5g，金橘叶5g。

［制作与服法］开水泡服。

［解析］本方适用于肝郁证之阳痿，是由肝气郁结、经脉阻滞所致。治宜疏肝解郁。方中胎菊米、橘叶同用，疏肝解郁、宣散血脉，肝郁解则血脉通，阳道自强。

2. 早泄合并精液异常

（1）湿热证：

1）主要表现：行房早泄、阴囊潮湿、大便黏腻、小腹胀痛等。

2）食治原则：清热利湿。

双须公英茶

［治法］清热利湿，涩精缩尿。

［组成］莲须5g，玉米须5g，蒲公英5g。

［制作与服法］开水泡服。

［解析］方中玉米须入膀胱经，性味甘平，可清利湿热；

莲须归心、肾经，味甘涩，可益肾涩精；蒲公英清热利尿。三者同用，清热利湿之中可固肾涩精。

（2）肾气不固证：

1）主要表现：行房早泄、腰膝酸软、小便频数清长等。

2）食治原则：益肾涩精。

金樱子猪小肚汤

［治法］益肾固脱，涩精缩尿。

［组成］金樱子20 g，猪小肚1个，生姜、食盐、香葱各适量。

［制作与服法］将猪小肚去除油脂，焯水洗净后备用，金樱子去除外刺及内核，与生姜一同放入砂锅中，加清水淹没食材，煲煮1~2小时，加香葱、食盐调味即可。

［解析］本方所治因肾气不固，失于固涩所病，治以益肾固脱、涩精缩尿，猪小肚即猪的膀胱，性味甘咸，有补肾固涩之功效，金樱子味酸涩，以收涩见长，具固精补肾、涩精缩尿之功效。两者同用，涩精益肾之功更佳。

（3）阴虚火旺证：

1）主要表现：行房早泄、阳事不举、举而不坚、五心烦热等。

2）食治原则：滋阴清热。

沙参龟鱼汤

［治法］补肾益精，滋阴涩精。

［组成］小乌龟 1 只，沙参 20 g，食盐、香葱各适量。

［制作与服法］将小乌龟宰杀干净去除内脏，将以上食材同放入砂锅中，加水淹没食材，共同煲煮 1～2 小时，加入香葱、食盐调味即可。

［解析］本方所治为阴虚火旺之早泄病症，方中乌龟性味甘咸，可滋阴补肾。沙参可养胃生津，滋补五脏之阴。两者同用，滋肾益精、滋阴涩精之功更强。

3. 无症状者精液异常

（1）精液液化异常：慢性前列腺炎、病原体感染、禁欲时间过久等为常见病因，如辨证为湿热证可参照早泄篇之湿热证，用双须公英茶食疗。

（2）少精、弱精：年龄、不良嗜好、熬夜等为常见病因，可辨证参照阳痿、早泄篇食疗方案。

二、注意事项

1. 规律排精，根据年龄、身体情况等规律性生活，育龄期男性以每周 1～3 次为宜，不可长时间禁欲，亦不可性生活过频。

2. 保持阴囊清凉透气，不睡电热毯、泡温泉等，以免阴囊长时间处于高温环境中。

3. 戒不良习惯，抽烟、酗酒、嚼槟榔等不良习惯。

4. 保持心情舒畅、适当运动。

第六章

瘥后防复，促进健康

第一节　妇产科术后的药膳辅治

妇产科手术一般指子宫切除、子宫肌瘤剔除、卵巢肿瘤切除或剥除、宫外孕、剖宫产、宫腔镜等。手术对人体造成创伤、失血、感染、麻醉等，常常会导致代谢紊乱、水电解质平衡失调、贫血、营养不良等。这些变化能直接影响组织愈合及术后的恢复。药膳是在中医理论的指导下，将中药与食物配伍，烹饪加工成既具有营养价值，又兼药用价值的膳食，因此，后合理地配合中医药膳食疗对身体的康复具有极重要的意义。

尤氏术后药膳

尤昭玲教授经过长期临床经验观察与总结，认为妇产科手术中失血是常有的，中医学认为失血可对机体造成损伤，导致气血亏虚、脾胃虚弱，又由于手术创伤及麻醉药不良反应的影响，术后肠蠕动受到抑制，因此易出现腹胀、排气困难等；术后用补虚扶正的药物，使体内气血充足，促进新肉生长及疮口早日愈合。中医理论指导之下的药膳辅治，成为术后调理重要的补充疗法。

一、临证指南

（一）辨证要点

辨施术之式与施术方案：由于手术创伤及麻醉药不良反应的影响，术后肠蠕动受到抑制，需经过 6～48 小时不等的时间方能恢复胃肠功能，此期宜宽肠理气，尽快恢复胃肠功能；术中失血、金刃损伤，易致术后气血亏虚、脾胃虚弱，此期宜补益脾胃，使脾胃健旺，则气血充足；开腹手术腹部伤口金刃损伤，正气不足，易致伤口久不收口，此期宜补中益气，养血生肌；妇女易伤于血，尤其宫腔镜术后宜养血止血，治宜止血复旧；肿瘤患者手术后，往往元气受损，气血不足，脾胃两虚，此时宜扶正祛邪。兹分期介绍尤氏术后药膳如下。

（二）分症论治

1. 术后促排气

白萝卜陈皮汤

[治法] 健脾益气、理气通便。

[组成] 白萝卜（切片）500 g，黄芪 50 g，陈皮 50 g，盐适量。

[制作与服法] 上 3 味加水 500 mL，大火煮沸后改小火慢煮 30 分钟，加适量盐即可，去渣留汁，一次饮用

100～200 mL。

[解析]萝卜含有丰富的维生素 A、维生素 B、维生素 C 和碳水化合物、钙、铁、磷等矿物质，还含有其他蔬菜没有的芥子油、氧化酶、淀粉酶等特殊成分，可促进新陈代谢、消化顺气。《本草纲目》："萝卜，气味辛、甘、温、无毒，有'大下气'之功用。辛而又甘，故能散缓，而又下气速也。"所以服用后可使肠蠕动增强，达到早排气之功效；陈皮具有理气、健脾、宽中功用，且含有挥发油，对胃肠道有温和刺激作用，可促进消化液的分泌，排除肠管内积气，增加食欲，另陈皮含有丰富的维生素 C、维生素 B_1、维生素 B_2、铁、钾。钾的补充可以减轻因禁食造成缺钾而引起的腹胀黄芪乃豆科植物蒙古黄芪或膜荚黄芪的干燥根，味甘，性温，中医学认为其具有补气升阳、固表止汗、敛疮排脓、消肿生肌的功效，是中医补气之要药。三药合用，故此方有健脾、理气、通便之功。

2. 术后补气血、健脾胃

大枣羊骨粥

[治法]益精血，补脾胃。

[组成]羊骨 1 根，大枣 50 g，山药 50 g，糯米 100 g。

[制作与服法]羊骨洗净砸碎，煮汤取汁，再将洗净的糯米、山药、大枣放入羊骨汤中煮粥。每天 2 次，温热食用。

[解析]大枣性温，可用于调理脾胃湿寒、完谷不化，

还能缓解脾气虚引起的乏力、食欲低下、便溏等症，大枣中含有丰富的铁元素，有助于促进骨髓造血，改善缺铁性贫血症状，且大枣中含有的黄酮类化合物还有镇静的功效，可改善神经衰弱、失眠等症状，现代临床医学研究发现大枣还能增加白细胞内环磷酸腺苷含量，能增强心肌细胞抗损伤、抗缺氧能力山药中含有丰富的纤维素以及黏蛋白，具有健脾养胃的功效，能够增强脾胃功能，促进肠道蠕动，对于脾虚食少、久泻久痢、消化不良等症状有一定的调理效果；羊肉，味甘、性温，能养肝补虚，肾主骨、生髓，羊胫骨为补肾佳品。糯米性温，具有健脾暖胃的功效，对于腹胀、腹泻、食欲不振、反胃等病症有一定的调理效果，适量食用糯米还可以起到益气补虚的作用，可以改善气虚导致的气短无力、出虚汗的症状。糯米中含有丰富的蛋白质、钙质、维生素等，能够增强免疫力，其中含有的烟酸，可以促进铁吸收，有利于血细胞的生成，能够预防贫血。此方有健脾胃、益精血，促进术后恢复之功效。

杞参枣豆汤

［治法］补气养血。

［组成］枸杞子 15 g，党参 15 g，大枣 10 枚，黑豆 10 g，鸡蛋 1 个。

［制作与服法］所有材料放入砂锅同煮汤，鸡蛋煮熟后去壳取蛋，再煮片刻，吃蛋饮汤。每天或隔天服 1 次，连服

6～7剂。

[解析]枸杞子性平，味甘，归肝、肾经，有滋补肝肾，益精明目的作用，可以治疗肝肾阴虚以及早衰证，表现为视力减退、内障目昏、头晕目眩、腰膝酸软、遗精滑泄、耳聋、牙齿松动、须发早白、失眠、多梦，以及潮热、盗汗、消瘦等；党参味甘，性平，归脾、肺经，其功效主要是补中益气、养血生津，对于脾胃虚弱、食少便溏、肺虚咳嗽、气短倦怠、声音低微等症有较好的效果。药理学研究证实：党参具有兴奋神经系统的作用，可促进网状内皮细胞的吞噬功能，提高机体抵抗力，可使红细胞和血红蛋白增多，可扩张周围血管，有降压作用，可祛痰健胃，增进新陈代谢，帮助消化，促进乳糜吸收；大枣具有补中益气的功效，能够缓解倦怠无力、中气下陷、动辄气喘等症状，大枣中铁元素含量丰富，可以促进血红蛋白生成，增加血细胞携氧量，可以使面部气色变红润，红枣中含有的黄酮类成分有一定镇静安神的作用，可用于调理心神不宁、失眠多梦等症状，大枣归脾、胃经，适量食用能够促进脾胃运化，改善腹泻、呕吐、食欲不振、脾胃虚弱等病症；黑豆具有益气补肾的功效，对于肾气亏虚导致的面色苍白、气短自汗、腰膝酸软、倦怠无力等症状有一定的调理效果，黑豆中的黑豆皮提取物可以促进铁元素吸收，改善造血功能，预防缺铁性贫血。此外，黑豆中含有大量的不饱和脂肪酸，能够降低人体血胆固醇含量，预防血脂升高，延缓动

脉硬化的发展，降低患心血管疾病的概率。与鸡蛋合煮，党参、红枣补气健脾，枸杞子、黑豆补肾滋血，气血足、精血生，元气得复。

山药莲子大枣粥

［治法］补脾养血。

［组成］山药 30 g，莲子 30 g，大枣 10 枚，小米 100 g，大米 100 g。

［制作与服法］上药洗净入砂锅，加水熬粥。盛粥，温热食用。

［解析］山药性平、味甘，归脾、肺、肾经，补脾养胃、生津益肺、补肾涩精，现代药理研究提示其有抗氧化、降血脂、降血糖、免疫调节等作用；莲子性平、味甘，归脾、心、肾经，具有补中益气、健脾、滋阴降火、交通心肾之功效；大枣性温、味甘，入脾、胃经，补益脾胃、益气血、安心神、调营卫。三药合用，共奏健脾胃、益气血之功，更加小米养胃和中。

3. 术后促伤口愈合

杞芪乳鸽汤

［治法］补气养血生肌。

［组成］枸杞子 15 g，黄芪 20 g，山药 20 g，红皮花生 30 g，瘦肉 100 g，乳鸽 1 只，含盐、味精各适量。

［制作与服法］将乳鸽、瘦肉洗净，与枸杞子、黄芪、

山药、红皮花生同置锅中，加清水适量，文火炖至烂熟后，用食盐、味精调味，专取汤汁饮服，待进普食后，可将乳鸽佐餐服食。

［解析］枸杞子性平，味甘，归肝、肾经，有滋补肝肾、益精明目的作用，现代药理研究提示，枸杞子有增强免疫、延缓衰老、抗肝损伤、降血糖、降血脂、性激素样、抗疲劳等多种药理作用；黄芪性甘、微温，归脾、肺经，具有补气升阳、固表止汗、利水消肿、托疮生肌之功，现代药理学研究表明，黄芪具有增强人体免疫力和非特异性的免疫力等作用；山药补脾养胃、生津益肺、补肾涩精；三药合用既补先天，又补后天。红皮花生补血、止血、调和脾胃，与黄芪配伍，补气、生血。乳鸽肉具有补肝壮肾、益气补血、清热解毒、生津止渴等功效，用以治疗恶疮、久病虚羸等症。全方共奏补气、养血、生肌、促伤口愈合之功。

八珍财鱼汤

［治法］补益气血。

［组成］党参10 g，云苓10 g，白术10 g，白芍10 g，当归10 g，熟地黄10 g，甘草5 g，陈皮5 g，财鱼1条，食盐、味精各适量。

［制作与服法］先将前八味药布包；财鱼去鳞和内脏、洗净切成片、煎至微黄；同入锅中，加清水适量，武火烧沸后，文火炖至烂熟后，去药包，食盐、味精调味服食，每周

2～3剂。

［解析］方中党参补气建中，熟地黄滋阴养血，二者相配益气养血；白术、茯苓健脾渗湿，以助党参补气；白芍、当归养血和血，助熟地黄滋阴养血；甘草补中益气、调和诸药，陈皮理气健脾，使诸药补而不滞；财鱼富含蛋白质及多种氨基酸，能养血补虚、健脾利水、活血通络，促伤口愈合。

西洋参乳鸽汤

［治法］滋阴补气。

［组成］西洋参 10 g，枸杞子 10 g，大枣 5 颗，乳鸽 1 只。

［制作与服法］乳鸽去毛杂，洗净，纳西洋参、枸杞子、大枣于乳鸽腹中，文火炖煮，每周 2～3 剂。

［解析］西洋参性甘、微苦，凉，归心、肺、肾经，补气养阴、清热生津，现代药理研究提示其具有增强免疫、增强机体非特异性抗体、抗疲劳、抗氧化等多种药理作用；枸杞子性平，味甘，归肝、肾经，有滋补肝肾、益精明目的作用，现代药理研究提示，枸杞子有增强免疫、延缓衰老、抗肝损伤、降血糖、降血脂、性激素样、抗疲劳等多种药理作用；大枣益气养血、安神、健脾养胃；三药合用，配乳鸽，气血双补，新肉得生。

4. 术后止血、复旧

参归枣汤

［治法］补气生血。

［组成］党参 30 g，当归 15 g，大枣 10 颗，乌鸡肉 200 g，调料适量。

［制作与服法］党参、当归、大枣浸泡洗净，鸡肉切小块。把全部用料一齐放入砂锅内，加开水适量，文火炖 2 小时，加调味料即可。

［解析］党参性平，味甘，补中益气、健脾益肺、养血生津，现代药理研究提示其具有增强机体适应能力、增强免疫功能、升红细胞及血红蛋白、抗菌、抗炎等作用，当归具有补血、活血、调经止痛的作用；大枣益气养血、安神、健脾养胃，三药合用，党参补气，当归、大枣补血，使气血双补；乌鸡是滋补佳品，能健脾胃、强壮身体。全方补而不滞，滋而不腻，尤适宜于术后或产后耗伤气血、月经过多等患者。

固冲墨鱼汤

［治法］固冲止血。

［组成］茜草根 20 g，海螵蛸 20 g，黄芪 20 g，墨鱼 1 条，味精、食盐各适量。

［制作与服法］墨鱼泡发切片；海螵蛸、茜草根润泡后洗净。将墨鱼同海螵蛸、茜草根、黄芪一齐置入砂锅内，加清水适量，武火煮沸后，文火煮 2 小时，加适量味精、食盐即可。

［解析］茜草味苦、性寒，归心、肝经，入血分，凉血止血、活血祛瘀、清热解毒，现代药理研究，其具有促进血液凝固、抗炎、抗肿瘤，对金黄色葡萄球菌、肺炎链球菌、

流感嗜血杆菌及部分皮肤真菌等均有一定抑制作用；海螵蛸收敛止血、固精止带；黄芪补气健脾升阳；三药合用补气、固冲、止血。适用于异常子宫出血，手术止血后而月经多者。经血不止主要为冲任损伤，不能约束经血，故经血从胞宫非时妄行。

四草乌鸡汤

［治法］清热化瘀止血。

［组成］鹿衔草 20 g，马鞭草 20 g，茜草 20 g，益母草 30 g，乌鸡肉 200 g。

［制作与服法］将上药洗净装布袋，与乌鸡肉同入砂锅加水，文火煲 2 小时。每餐食汤 200 g，每天 1 次。

［解析］鹿衔草性温，味甘、苦，祛风除湿、强筋健骨、止血止咳，现代药理研究表明，其具有广谱抑菌、抗炎、抗肿瘤作用；马鞭草味苦、辛，性凉，具有清热解毒、活血化瘀、利水消肿之功，现代药理研究表明，其有抑菌消炎、镇痛作用，二药清热利湿、化瘀止血；益母草味辛、苦，性微寒，活血调经、祛瘀生新，具有收缩子宫的作用，是历代医家治疗妇科疾病的要药；茜草活血化瘀、凉血止血。四药合用，瘀去、热清、血自止，适用于流产术后，伴有腹痛、有血块者。

5. 肿瘤术后调理

茯苓薏米粥

［治法］健脾利湿。

［组成］茯苓 50 g，薏米 50 g，菱角粉 50 g，粳米 100 g，山药 100 g。

［制作与服法］将山药切片，再将薏米用水泡开，加入茯苓菱角粉及粳米，锅内放入冷水，然后烧开，煲汤粥。

［解析］茯苓性味甘淡、平，具有利水渗湿、健脾宁心的功效，现代药理研究认为，茯苓有增强免疫力、抗肿瘤、保肝的作用，薏米味甘、淡，性微寒，归脾、胃、肺、大肠经，有利水消肿、健脾止泻的功效，现代药理研究发现，薏米有抗肿瘤、增强机体免疫力、降血糖等作用，二药合用利水渗湿、健脾化湿；配山药补脾养胃、生津益肺；菱角粉补脾益气、抗肿瘤。诸药合用可起到健脾利湿的功效，对肿瘤患者，尤其是脾虚湿盛较重的患者，服用效果更佳。

六君粥

［治法］益气，健脾止泻。

［组成］党参 15 g，白术 15 g，山药 50 g，茯苓 50 g，莲子 50 g，白扁豆 50 g，薏米 50 g，大枣 10 枚，糯米 100 g，白糖适量。

［制作与服法］前 8 味（将莲子去心）再加入适量的白糖，同煮 30 分钟，将药渣滤去，加入糯米煮粥。

［解析］党参性平、味甘，归脾、肺经，擅补脾、肺之气，白术甘温而性燥，益气补虚、健脾燥湿，茯苓甘淡，为

利水渗湿、健脾助运之要药，三药为君，渗湿、健脾、止泻；山药甘平，补脾胃而益肺肾，莲子甘平而涩，补益脾胃、涩肠止泻，白扁豆甘平微温，补脾化湿，薏米甘淡微寒，健脾利湿，共为臣药，益气健脾、化湿止泻；大枣益气养血安神。诸药合用，共奏益气、健脾、止泻之功。对肿瘤手术、肿瘤放疗、化疗有显著效果，尤其是放疗、化疗后存在食欲下降、腹胀、腹泻的患者，可调节胃肠运动，改善人体代谢功能，提高机体免疫力。

虫草芪参鸭汤

[治法] 补中益气，滋阴养血。

[组成] 北芪30 g，西洋参10 g，冬虫夏草5 g，老鸭1只，盐适量。

[制作与服法] 将鸭去毛，将内脏取出，并用水洗净，将北芪、西洋参、冬虫夏草放入鸭腹内，再用竹签将腹部缝合，在锅内放入适量的清水，加入放好药材的鸭子，用大火煮沸，再用小火慢炖，直到鸭肉完全熟烂，加入少许的食用盐，待熟后将竹签去除，再将药渣过滤，可分次服用。

[解析] 冬虫夏草性味甘平，归肺、肾经，有补肾益肺、止咳化痰之功，现代药理研究提示，冬虫夏草含有丰富的蛋白质、氨基酸及虫草多糖，能增强机体免疫力、抗肿瘤、提高心肌功能等；北芪味甘，性苦温，补肺健脾、益气升阳；西洋参性甘、微苦，凉，归心、肺、肾经，补气养阴、清热

生津，现代药理研究提示其具有增强免疫、增强机体非特异性抗体、抗疲劳、抗氧化等多种药理作用。三药合用，起到补中益气、滋阴养血的功效，对肿瘤手术后的患者，特别是肿瘤手术后气血虚弱、伤口愈合状况较差的患者，服用此汤可有助于恢复。

第二节 产后出血的药膳辅治

产后出血是指胎儿娩出后 24 小时内，阴道分娩者出血 ≥ 500 mL，剖宫产者 ≥ 1000 mL，是分娩严重并发症，是我国孕产妇死亡的首要原因。在我国产后出血近年来一直是引起孕产妇死亡的第一位原因，特别是在边远落后地区这一情况更加突出。产后出血的发病率占分娩总数的 2% ~ 3%，由于测量和收集出血量的主观因素较大，实际发病率更高。产后出血的发病原因依次为子宫收缩乏力、软产道裂伤、胎盘因素及凝血功能障碍。四大原因可以合并存在，也可以互为因果。产后出血相当于中医学"产后血崩""产后血晕"等病证。由于出血量多，阳气暴脱，稍有延误则可危及产妇生命；即使挽回生命，亦可因血气虚衰而致产后缺乳、闭经，或因产妇的抵抗力削弱，容易继发产褥感染。如病情较轻，及时处理，多能痊愈；若产时发生羊水栓塞，引发急性肺栓塞、过敏性休克、弥散性血管内凝血、肾衰竭等，则死亡率高，预后不良。产后出血可引起垂体缺血、坏死，导致希恩（席汉）综合征，妇科方面表现为闭经。

中医学认为，素体气血虚弱，或多产耗气，或产程延长或羊水过多、巨大儿等影响子宫缩复，子宫收缩乏力，气虚冲任不固，血失统摄，则致血崩；产时血室正开，产妇因产时耗气，正气已虚，若产时受寒，与胞宫内瘀血搏结，胎盘滞留，瘀血不去，新血不得归经，以致崩下不止；产时助产不当，或产力过强，产程进展过快，或胎儿过大，产道损伤，胎儿及胎盘娩出后持续不断的下血过多，这些病因病机均会导致产后出血。

尤昭玲教授在经过长期临床经验观察与总结后，根据产后出血的辨证分型，运用中医药膳切入辅助治疗。临床以气虚型、血瘀型和血热型多见，三证均可转化为气虚血脱之危证。兹分型介绍尤氏产后出血药膳。

一、临证指南

1. 气虚证

人参糯米粥

［治法］补气固脱。

［组成］人参 3 g，糯米 50 g，冰糖少许。

［制作与服法］人参、糯米同入锅中，加水 500 mL，以小火炖至米烂粥稠时，徐徐加入适量冰糖末即可食用。清晨

空腹食用。

[解析] 因产气虚，冲任不固，统摄无权，气虚不摄，营血下脱，导致血虚气弱，发展成为气血双虚，治当益气固脱。人参为五加科植物人参的根。人参在《神农本草经》位列上品，是一味我们都很熟悉的大补之药。性平、味甘、微苦，微温。归脾、肺经。功效：大补元气，复脉固脱，补脾益肺，生津止渴，安神益智。用于体虚欲脱、肢冷脉微、肺虚喘咳、惊悸失眠、神经衰弱、精神倦怠及各种气血津液不足症。中医学认为凡一切虚劳内伤及气血津液不足之证，皆可使用人参。人参的化学成分主要是人参皂苷、多糖、维生素及人参黄酮类等。糯米归脾、胃、肺经，补中益气、健脾暖胃、提高机体免疫力、收涩。糯米含有蛋白质、脂肪、糖类、钙、磷、铁、维生素 B_1、维生素 B_2、烟酸及淀粉等，营养丰富，为温补强壮食品。冰糖的主要成分是蔗糖，还含有硫胺素以及微量元素钙、镁、铁、钾、钠、锌等。具有补中益气、和胃润肺、止咳化痰、生津止渴以及养阴清肺的功能。全方健脾益气补血，复脉固脱，口感好，易于接受，因此常用来治疗气虚型产后血崩。

2. 血瘀证

黑豆红花汤

[治法] 活血化瘀。

[组成] 黑豆 30 g，红花 6 g，红糖 50 g。

[制作与服法]黑豆、红花同入锅中，清水 500 mL 煎去渣留汁，放入红糖后即可。当茶饮，每天 1 剂，连用 4~6 天。

[解析]瘀血内阻，新血难安，血不归经而妄行，治当行血逐瘀。黑豆性味甘，平。入脾、肾经。活血利水，祛风解毒，健脾益肾。主精血，肾脏得到滋养，身体的气血也会足，所以吃黑豆可以滋补肾脏，维持肾功能正常。红花味辛；性温，归心、肝经。功效活血能经、祛瘀止痛。放入少许红糖调味，《名医别录》云：红糖能润肺气、助五脏、生津、解毒、助脾气、缓肝气;《本草纲目》亦云"红糖利脾缓肝、补血活血、通淤以及排毒露"。红糖具有益气养血，健脾暖胃，祛风散寒，活血化淤之效，特别适于产妇食用。性温的红糖通过"温而补之，温而通之，温而散之"来发挥补血作用。全方起到活血化瘀作用。

二、注意事项

1. 要注意保暖，避免受寒，禁忌生冷刺激，防止寒邪内侵。

2. 鼓励产妇尽早下床活动，并逐日增加运动量，这样有利于恶露和瘀血的排出，促使子宫复旧，有条件者可以学做产后保健体操，加强全身锻炼，尽快恢复体力。

3. 积极防治感染，保持环境清洁，每次通风 30 分钟，每天两次定期消毒，保持床单的清洁干燥，经常更换卫生垫，保持会阴清洁，并使用有效的抗生素。

4. 提供心理支持，产妇面临体力差，活动无耐力，生活自理有困难等问题，对于上述情况应当鼓励产妇说出自己的感受，及时给产妇及家属提供心理安慰和帮助，指导其加强营养，有效地纠正贫血，逐步恢复活动量，促进身体早日康复。

第三节　产后排尿异常的药膳辅治

一、产后小便不通

产后产妇发生排尿困难，小便点滴而下，甚或闭塞不通，小腹胀急疼痛者，称为产后小便不通，又称"产后癃闭"。本病相当于西医学"产后尿潴留"，以初产妇、难产、产程长及手术助产者多见，是产后常见疾病之一。小便的正常排出，有赖于膀胱的气化调节。肺气的通调、脾气的转输和肾气的开阖失调，影响膀胱气化功能，而致小便不通为其主要病机。常见分型有气虚、肾虚、气滞等。

1. 气虚证

莲子糯米鲤鱼煲

［治法］健脾利水。

　　［组成］鲤鱼 1 条（约 500 g），糯米 30 g、莲子 30 g，生姜、油胡椒粉各适量。

　　［制作与服法］糯米用清水浸软，鲤鱼活宰，去鳞、鳃、肠杂，莲子（去心）、糯米入鱼肚，下油锅用姜爆香取出，连生姜 4 片同入炖盅；加沸水适量，盖好盅盖，隔沸水文火炖 2～3 小时后下胡椒粉调味。饮汤、食鱼肉。

　　［解析］脾肺气虚，不能通调水道，下输膀胱，膀胱气化不利，则产后小便不通，治当益气生津，宣肺行水。鲤鱼归脾、肾经，性味甘，平，功能利水，消肿，下气，通乳。糯米归脾、胃、肺经，补中益气、健脾暖胃、提高机体免疫力、收涩。莲子归脾、肾、心经，性味甘、涩，平，功能补脾止泻，益肾涩精，养心安神。共奏健脾利水之效。

　　2. 肾虚证

　　羊肾粥

　　［治法］补肾助阳。

　　［组成］羊肾 1 对，粳米 100 g，食盐适量。

　　［制作与服法］羊肾去白筋，与粳米同入砂锅，加水 500 mL 煮粥，粥成后调食盐食。每天 1 次，连用 5～7 天。

　　［解析］素体肾虚，因产肾气受损，肾阳不振，不能化气行水，膀胱气化不利，故令小便不通。治当补肾温阳，化气行水。羊肾味甘，性温。能补肾气，益精髓。用于肾虚劳损，腰脊酸痛，足膝软弱，耳聋，阳痿，尿频。《名医别录》：

"补肾气，益精髓。"粳米味甘，性平，归肺、脾、胃经，具有健脾胃、补中气、养阴生津、除烦止渴、固肠止泻等作用。共奏补肾助阳之效。

3. 气滞证

柴胡通草粥

［治法］疏肝解郁，通利小便。

［组成］柴胡 10 g，通草 6 g，粳米 50 g。

［制作与服法］柴胡、通草用干净纱布包好，入锅，加粳米及适量水共煎粥熟，去药包。每天 1 剂，分 2 次服，连服 3 天。

［解析］因产后情志不遂，肝郁气滞，致清浊升降之机壅滞，膀胱气化不利，故小便不通。治当理气行滞，行水利尿。柴胡归肝、胆经。性味苦，微寒。功能和解表里，疏肝，升阳。通草味甘、淡，性微寒。归肺、胃经。有清热利尿，通气下乳的功效。粳米味甘，性平，归肺、脾、胃经，具有健脾补气、养阴生津、固肠止泻等作用。共奏疏肝解郁，通利小便之效。

二、产后小便频数和失禁

产后小便次数增多、频频欲解称为小便频数，产后排尿部分或完全失去控制、不能自主排出者称为产后尿失禁。中医为统称"小便频数和失禁"等。主要是由于产后脏气虚衰，气化不固，膀胱失约，或因胞脉破损所致。临床多以肾气虚论治。

肾气虚证

莲米乌骨汤

［治法］温肾益气。

［组成］莲子 30 g，乌鸡 1 只，调味品适量。

［制作与服法］将莲子择净，乌鸡去毛杂，洗净，切块，同放入锅中，加清水适量及调味品等，炖至鸡肉烂熟服食。每周 2~3 剂。

［解析］肾阳素虚，命门火衰，产后伤气血，以致肾气不固，膀胱失约。肾阳虚产后小便频数与失禁，则见小便频数不禁，尿量较多，且夜间尿频尤甚是其特点。莲子归脾、肾、心经。性味甘、涩，平。功能补脾止泻，益肾涩精，养心安神。《玉楸药解》："莲子甘平，甚益脾胃，而固涩之性，最宜滑泄之家，遗精便溏，极有良效。"乌鸡性平、味甘；具有滋阴清热、补肝益肾、健脾止泻等作用。乌鸡含 10 种氨基酸，其蛋白质、维生素 B_2、烟酸、维生素 E、磷、铁、钾、钠的含量更高，而胆固醇和脂肪含量则很少。《本草纲目》认为乌骨鸡有补虚劳羸弱，制消渴，益产妇，治妇女崩中带下及一些虚损诸病的功用。莲米乌骨汤具有温肾益气功效。

三、产后小便淋痛

产后出现尿频、尿急、淋沥涩痛等症状，称为产后小便淋痛，又称"产后淋""产后溺淋"。《诸病源候论·产后淋候》："因产虚损，而热气客胞内，虚则起数，热则泄少，故成淋也。"《经效产宝·产后淋病诸方论》："产后患淋，因虚损后有热气客于脬中。"《妇人大全良方·产后门》："产后诸淋，因热客于脬，虚则频数，热则涩痛，分虚实论治。"西医学的产褥期泌尿系感染可参照本病辨证治疗。

1. 湿热蕴结证

薏苡仁萆薢粥

[治法] 清热，利湿，通淋。

[组成] 薏苡仁 30 g，萆薢 6~10 g，粳米 100 g，冰糖适量。

[制作与服法] 薏苡仁、粳米淘洗，萆薢加水先取汁，入薏苡仁、粳米煮粥，调入冰糖，稍煮。空腹温服。

[解析] 产后血室正开，胞脉空虚，若多次导尿或摄生不慎，外阴不洁，感染湿热之邪，或过食辛辣肥厚之品，积湿生热，湿热下注膀胱，致小便淋痛，小腹疼痛胀急，尿黄赤或混浊，治当清热利湿通淋。薏苡仁性味甘、淡，凉。归脾、胃、肺经。功能健脾渗湿，除痹止泻，清热排脓。粳米味甘，性平。归肺、脾、胃经。具有健脾胃、补中气、养阴生津、除烦止渴、固肠止泻等作用。萆薢性苦，平，归肝、胃、膀胱经，利湿去浊，祛风除痹。冰糖具有补中益气、和胃润肺、止咳化痰、生津止渴以及养阴清肺的功能。共奏清

热利湿通淋之效。

2. 肾阴亏虚证

藕蜜饮

[治法] 养阴，清热，通淋。

[组成] 鲜藕汁 100 mL，白蜜 30 mL，生地黄汁 60 mL。

[制作与服法] 将上三汁混合，微火煎煮 10～15 分钟。每次 10 mL，每天 4 次，徐徐咽之，连服 3 天。

[解析] 素体肾阴不足，复因分娩失血伤阴，肾阴愈亏，阴虚火旺，移热膀胱，气化失常，致小便频数，热灼津液，水道不利，故小便淋沥不爽，尿道灼热疼痛，治当滋肾养阴通淋。鲜藕汁性寒、味甘，归心、脾、胃经，具有止血凉血、润肠通便、补血益气等功效。鲜藕汁含水分、蛋白质、脂肪、糖类、粗纤维、钙、磷、铁、胡萝卜素、硫胺素、维生素 B_2、烟酸、维生素 C 等成分，有清热止血的作用。适量饮用鲜藕汁，可促进新陈代谢，具有滋阴养血的功效。生地黄性味甘苦，凉。归心、肝、肾经。功能清热生津、滋阴养血。白蜜味甘、微咸，入脾、胃、大肠经。白蜜的功效有润肺、化痰、理气、消滞、增加呼吸道黏膜分泌、促进胃液分泌等作用。共奏养阴清热通淋之效。

3. 肝经郁热证

金钱草车前草煲田螺

[治法] 清利肝胆，利尿通淋。

［组成］金钱草 50 g，车前草 50 g，田螺 (清水养净斩去螺尖)350 g。

［制作与服法］将上 3 味放入锅中，煲汤至煮开，小火慢熬后即可食用。

［解析］素体肝旺，复因产后失血伤阴，肝失所养，或产后情志所伤，肝郁气滞，郁而化火，气火郁于下焦，移热膀胱，气化失司，致小便淋痛。治当疏肝清热通淋。金钱草味甘、咸，性微寒，归肝、胆、肾、膀胱经。功能利湿退黄，利尿通淋，解毒消肿。车前草味甘，性寒。归肝、肾、膀胱经。功能清热，利尿，祛痰，凉血，解毒。田螺味甘、咸，性凉。能清热止渴，利尿通淋，明目，退黄。富含蛋白质、脂肪、维生素 A、维生素 B_1、维生素 B_2、维生素 D 和烟酸、钙、磷、铁等成分。三味煲汤，共奏清利肝胆，利尿通淋之效。

四、注意事项

1. 多饮水，尤其是夏季和夜间要多喝水，尿路感染急性发作期应大量饮水。

2. 宜吃清淡、富含水分的食物，忌食韭菜、葱、蒜、胡椒、生姜等辛辣刺激性食品。忌食温热性食物，如羊肉、狗肉、兔肉和其他油腻食物，以免炎症加剧。忌烟酒。

3. 进食各种蔬菜、水果。

4. 选择有清热解毒、利尿通淋功效的食物。

5. 注意饮食酸碱度调节。

第四节 产后大便难的药膳辅治

产后饮食如常，大便数日不解，或艰涩难以排出者，称为产后大便难，为产后常见症状。本病中医学称"产后大便不通""产后大便秘结"，是新产三病之一。本病始见于《金匮要略·妇人产后病脉证并治》："新产妇人有三病，一者病痉，二者病郁冒，三者大便难……亡津液，胃燥，故大便难。"《诸病源候论》列有"产后大便不通候"。本病主要病机为血虚津亏，肠燥失润；或脾肺气虚，传导无力；或阳明腑实，肠道阻滞。

一、临证指南

1. 血虚津亏证

杏仁当归炖猪肺

[治法] 养血，润肠，开秘。

[组成] 杏仁 15 g、当归 15 g，猪肺 250 g，调料适量。

[制作与服法] 将猪肺洗净切片，在沸水中过一遍捞起，与杏仁、当归同放入砂锅内，加清水适量煮汤，煮熟后调味

即可。每天 1 次，吃猪肺饮汤，可连续食用数日。

[解析] 素体血虚，营阴不足，因产重虚，血虚津伤，肠道失于濡润，而致大便干燥，数天不解，治当养血润肠通便。杏仁性味苦，温，有毒。祛痰止咳，平喘，润肠。《滇南本草》:"止咳嗽，消痰润肺，润肠胃，消面粉积，下气，治疳虫。"当归味甘、辛，性温。能补血，活血，调经，止痛，润肠。猪肺性味甘，平。润肺，治肺虚咳嗽，咯血。共奏养血润肠开秘之效。

2. 脾肺气虚证

黄芪苏麻粥

[治法] 益气润肠。

[组成] 黄芪 10 g，紫苏子 50 g，火麻仁 50 g，粳米 250 g。

[制作与服法] 黄芪、紫苏子及火麻仁打碎，加水适量煎煮 5 ~ 10 分钟，取药汁备用，入粳米，以药汁煮粥。每天 1 剂，分数次食完。

[解析] 素体虚弱，因产用力耗气，其气益虚，气虚大肠传送无力，则大便数日不解，努责难出，治当补脾益肺，润肠通便。黄芪味甘，性微温；归脾、肺经。功能健脾补中，升阳举陷，益卫固表，利尿，托毒生肌。黄芪用作增进能力和抵抗疾病的良药，现代医学研究表明，黄芪含皂苷、蔗糖、多糖、多种氨基酸、叶酸及硒、锌、铜等多种微量元素。有

增强机体免疫功能、保肝、利尿、抗衰老、抗应激、降压和较广泛的抗菌作用。黄芪不仅能扩张冠状动脉，改善心肌供血，提高免疫功能，而且能够延缓细胞衰老的进程。紫苏子辛，温。归肺、大肠经。功能降气消痰，止咳平喘，润肠通便。用于痰壅气逆，咳嗽气喘，肠燥便秘。火麻仁为桑科植物大麻的干燥成熟种子，味甘，性平。归脾、胃、大肠经。润肠通便。用于血虚津亏，肠燥便秘。《肘后方》云治大便不通：研麻子，以米杂为粥食之。粳米味甘，性平。归肺、脾、胃经。《名医别录》："味甘、苦，平，无毒。"《饮食须知》："北粳凉，南粳温，赤粳热，白粳凉，晚白粳寒。新粳热，陈粳凉，生性寒，熟性热。"具有健脾胃、补中气、养阴生津、除烦止渴、固肠止泻等作用，可用于脾胃虚弱、烦渴、营养不良、病后体弱等病症，但糖尿病患者应注意不宜多食。在煮粥的时候，加入适量的黄芪、紫苏子、火麻仁，可以起到很好的益气养血、润肠通便的作用。

3. 阳明腑实证

鲜笋拌芹菜

［治法］清热通便。

［组成］鲜嫩竹笋 100 g、芹菜 100 g，熟食油、食盐、味精各适量。

［制作与服法］将竹笋煮熟切片，芹菜切段，用开水焯，控尽水分与竹笋片相合，加入适量熟食油、食盐、味精调味。

［解析］产后正气已伤，复因饮食失节，食热内结，糟粕壅滞，肠道阻塞以致大便艰结，脘腹胀满疼痛，治当通腑泄热，养血通便。竹笋性凉，味甘。归肺、心、大肠经。具有清热化痰、消炎、通便等功效。竹笋，可以用于各种咳喘，还可以用于高血压、烦热、口渴、失眠、多梦等。竹笋具有丰富的膳食纤维，能促进胃肠蠕动，具有通利肠胃，通肠润便等作用。芹菜性凉，味甘辛，无毒，归肺、胃、肝经，功效清热除烦，平肝，利水消肿，凉血止血。共奏清热通便之效。

二、注意事项

1. 调节情绪　患者应保持良好的心态，有耐心、有信心，坚持治疗。作息有序，保持积极乐观的心态。

2. 合理饮食　排便与饮食关系最为密切，饮食结构决定了大便的性状与次数，所以要改善便秘首先应调整饮食结构，应多吃粗食杂粮和瓜果蔬菜、避免食用煎、炸、干炒、刺激类食品。

3. 摄取足够水分　每天进水量约 2000 mL。每天清晨空腹饮 1 杯淡盐水或白开水，均能防治便秘。

4. 训练排便　排便规律需重新培养，强化训练，形成条件反射后，加上饮食生活调理、中药治疗，便秘就会慢慢治愈。

5. 体育锻炼　产后可以进行康复锻炼，增强体质，增强人体各种生理功能。适当增加户外活动，增强肠蠕动，利于排便。

第五节　产后关节疼痛的药膳辅治

产褥期内出现关节或肢体酸楚、疼痛、麻木、重着者，称为产后关节痛，又称"产后身痛""遍身痛""产后痹证"。为产褥期常见并发症，本病类似于西医学风湿性关节炎、类风湿关节炎引起的关节痛。发病以冬春季节较多，北方及农村妇女多见。因产后血虚、肾虚，筋脉失养，或外邪乘虚侵袭经脉，气血运行受阻所致。本病如不积极治疗可导致缠绵难愈，甚则成痿痹残疾。

一、临征指南

1. 血虚证

当归黄芪羊肉汤

［治法］养血益气，温经通络。

［组成］当归 30 g，黄芪 30 g，生姜 15 g，羊肉 250 g，调料适量。

［制作与服法］将羊肉洗净切块，当归、黄芪用纱布包

好，与生姜同放砂锅内，加水适量，用小火炖至羊肉烂熟，去药包，调味服食。吃肉喝汤，每天1次，连服4～5天。

［解析］因产失血过多，百骸空虚，血虚经脉失养，则遍身疼痛，肢体麻木，关节酸楚治当补血益气，通络止痛。当归黄芪配伍为当归补血汤，当归性温，胃辛、甘，归肝、心、脾经。具有补气活血，调经止痛，润肠通便的作用。黄芪，味甘，性温。归脾、肺经，具有补气升阳，固表止汗，利水消肿，生津补血，行气通痹，托毒排脓，敛疮生肌的作用。羊肉性温，补益脾胃。生姜味辛，性微温，归肺、脾、胃经，具有解表散寒、温中止呕、温肺止咳、解毒的功效。所以，当归黄芪羊肉汤可补益气血，温阳补气，最适宜于妇女服用。共奏养血益气，温经通络之效。

2. 肾虚证

杜仲狗肉汤

［治法］补益肝肾，散寒止痛。

［组成］杜仲12g，桂皮9g，狗肉200g，调料适量。

［制作与服法］将狗肉洗净切块，与桂皮、杜仲共放入砂锅内，加水适量，大火煮沸后改小火慢炖至狗肉烂熟，去药渣加入调料。食狗肉饮汤。

［解析］腰为肾之外府，膝属肾，足跟为肾经所过，素体肾虚，因产伤肾气，耗伤精血，肾之精血亏虚，失于濡养，故腰膝、足跟疼痛。杜仲甘微辛，温，归肝、肾经。补肝肾，

强筋骨，安胎。《本经》云杜仲主腰脊痛，补中益精气，坚筋骨，强志，除阴下痒湿，小便余沥。桂皮味辛、甘，性温；归脾、胃、肝、肾经，具有温中散寒，理气止痛之功效。

3. 血瘀证

韭菜粥

［治法］温阳理气，活血通络。

［组成］粳米 60 g，韭菜少许，藕皮 15 g。

［制作与服法］藕皮煮水，去渣，入粳米煮粥，待粥熟入韭菜。随量食用。

［解析］产后多瘀，恶露不畅，瘀血稽留肌肤、经络、骨节之间，脉络瘀阻，气血运行不畅，则产后遍身疼痛，或关节刺痛，按之痛甚，治当养血活络，行瘀止痛。韭菜性温，味辛，具有补肾壮阳、增强食欲、润肠通便等功效。韭菜含有蛋白质、脂肪、糖类、胡萝卜素、维生素 B_2、维生素 C、维生素 E、膳食纤维、钙、镁、锌、铜、锰、硒、钴等。粳米益气、除烦、止渴、止泻、补中、壮筋骨，益肠胃；煮汁主心痛，止渴，断热毒下痢；粳米味甘，性平。能益脾胃，除烦渴。粳米中的蛋白质主要是米精蛋白，氨基酸的组成比较完全，人体容易消化吸收，但赖氨酸含量较少；还含有脂肪、钙、磷、铁及 B 族维生素等多种营养成分。藕皮属于寒性食物，具有清热生津、凉血散瘀、止咳化痰、改善消化作用，其含有丰富的膳食纤维、钙、锌等矿物质及微量元

素，可以给机体提供营养，藕皮的纤维素，可以促进肠道蠕动，预防便秘。共奏温阳理气，活血通络之效。

4. 寒湿证

葱白紫苏饮

［治法］疏风散寒。

［组成］葱白100 g，紫苏叶9 g，红糖50 g。

［制作与服法］先用水煎葱白、紫苏叶，再冲红糖温服。每天1次，连服3~5天。

［解析］产后失血耗气，腠理不密，百骸空虚，摄生不慎，风、寒、湿邪乘虚内侵，稽留于肌肤、经络、关节之间，阻痹气血运行，则遍身疼痛，项背不舒，关节不利，治则养血祛风，散寒除湿。葱白味辛，性温，具有发汗解表，通达阳气的功效。紫苏叶性味辛，温。归肺、脾经。功能解表散寒，行气和胃。放入少许红糖，红糖能润肺气、助五脏、生津、解毒、助脾气、缓肝气。共奏疏风散寒之效。

二、注意事项

1. 产后一定要注意保暖，特别是手脚冰冷的女性，要穿长衣长裤，平时要穿袜子，不能光脚走在地板上。

2. 产后要多注意休息，保证充足的睡眠，同时，也要适当去户外走动走动，做一下伸展运动。

3. 多吃一些富含蛋白质的食物，如鱼类、蛋类，以及多补充一些维生素和微量元素，不要吃辛辣刺激性食物，比如葱、蒜、辣椒，以及不能吃寒性的食物，如蟹类、虾类等。

4. 保持心情愉快，抑郁、悲伤、愤怒等不良情绪可能会加剧痛感。

5. 多注意保暖，关节疼痛的时候，多用热毛巾敷一下，或者吃一些止痛药来缓解疼痛。

6. 注意不要碰冷水，不吹冷风。

第六节　产后汗症的药膳辅治

在产褥早期，皮肤排泄功能旺盛，排出大量汗液，尤以进餐、入夜睡眠和初醒时更明显，多因产后毛细血管舒张，汗腺开放所致，一般在产后 1 周内自行好转，无伴见症，不属病态。但如产妇出现涔涔汗出，持续不止，动则益甚，称为产后自汗；如眠中汗出湿衣，醒来即止，称为产后盗汗。中医学统称"产后汗证"。产后自汗、盗汗，可单独出现，亦可相兼出现，可引起缺乳、便秘甚至产后抑郁等并发症，影响母婴健康。中药或食疗效果较好，极少数重度患者如果治疗不及时，自汗与盗汗均可进一步损伤津液，而发生亡阴亡阳之变，以致危及生命。

西医妇产科学大多没有将产后异常出汗作为一个独立的

疾病单元，而常作为一个产后的异常症状，在产后自主神经功能紊乱、甲状腺功能亢进症或产后抑郁症中常见。

一、临证指南

1. 气虚证

参鸽汤

［治法］益精补气，固表止汗。

［组成］人参3～5g，乳鸽1只，食盐适量。

［制作与服法］将乳鸽去毛及内脏（不必清洗腹中之血），加入人参片，水适量，隔水蒸炖1小时。配少量食盐顿服，每天1次，连服3天。

［解析］素体气虚，产后伤血，气随血耗，腠理不密，卫阳不固，则自汗恶风，动则耗气，故出汗加剧。《校注妇人良方·产后门》："产后汗不止者，皆由阳气顿虚，腠理不密而津液妄泄也。"人参性平、味甘、微苦，微温，归脾、肺经，功效大补元气，复脉固脱，补脾益肺，生津止渴，安神益智。人参的化学成分主要是人参皂苷、多糖、维生素及黄酮类等。鸽肉味咸性平，乳鸽的肉厚而嫩，滋养作用较强，鸽肉滋味鲜美，肉质细嫩，富含粗蛋白质和少量无机盐等营养成分；乳鸽的骨内含丰富的软骨素，常食能增加皮肤弹性，改善血液循环；乳鸽肉含有较多的支链氨基酸和精氨酸，可促进体内蛋白质的合成，加快创伤愈合；鸽肉具有滋补肝肾之作用，

可以补气血，托毒排脓；可用以治疗恶疮、久病虚羸、消渴等症；对于肾虚体弱、心神不宁、儿童成长、体力透支者均有功效；乳鸽的骨内含丰富的软骨素，常食能增加皮肤弹性，改善血液循环。人参配乳鸽，共奏益精补气，固表止汗之效。

2. 阴虚证

虫草炖老鸭汤

［治法］养阴清热，益气敛汗。

［组成］冬虫夏草 15～20 g，老母鸭 1 只，调料适量。

［制作与服法］将老鸭去毛及内脏，冬虫夏草放入腹腔内，加入调料及水适量，隔水蒸炖 1 小时，即可服用。随量食用。

［解析］因产伤血，产时失血伤津，营阴亏耗，阴虚内热，睡时阳伏阴分，热迫汗出，故睡中汗出，醒后阳出于阴，卫表得固，故汗出可止。《本草备要》："冬虫夏草，甘平，保肺益肾，止血化痰，止劳咳。"《本草从新》："冬虫夏草保肺益肾、止血化痰。"老鸭营养丰富，富含蛋白质、维生素、钙、磷、铁等，而且性寒凉，最适合体热上火的人，对女性尤其有滋阴养颜的功效。因为鸭子吃的食物多为水生物，故其肉性味甘、寒，归肺、胃、肾经，有滋补、养胃、补肾、消水肿、止热痢、止咳化痰等作用。凡体内有热的人适宜食鸭肉，体质虚弱，食欲不振，发热，大便干燥和水肿的人食之更为有益。虫草炖老鸭汤功能养阴清热，益气敛汗。

二、注意事项

1. 产妇应注意避免出汗后伤风受凉。

2. 加强产后营养及适当锻炼，以增强体质。

3. 注意卫生，勤换内衣，勤洗澡，保持皮肤清洁。

第七节　产后缺乳的药膳辅治

哺乳期间，产妇乳汁甚少或全无，称为缺乳，又称"乳汁不行""乳汁不足"。

一、临证指南

1. 气血虚弱证

花生炖猪蹄汤

［治法］补血，益气，通乳。

［组成］花生仁 200 g，猪蹄 2 只，食盐、葱、姜、黄酒各适量。

［制作与服法］将猪蹄去毛爪，洗净，用刀划口，放入锅内，加花生仁、食盐、葱、姜、黄酒、清水适量，用武火烧沸后，转用文火熬至熟烂。随量食用。

［解析］气血虚弱，乳汁化源不足，无乳可下，故乳少或全无，治当补气养血，佐以通乳。花生性平，味甘，归脾、

肺经，具有健脾和胃、利肾去水、理气通乳、治诸血症功效。《本草纲目》："花生悦脾和胃润肺化痰、滋养补气、清咽止痒。"《药性考》："食用花生养胃醒脾，滑肠润燥。"花生含有丰富的蛋白质、不饱和脂肪酸、维生素 E、烟酸、维生素 K、钙、镁、锌、硒等营养元素，有增强记忆力、抗老化、止血、预防心脑血管疾病、减少肠癌发生的作用。

猪蹄性平，味甘咸，性平，味甘咸，具有补虚弱，填肾精，健腰膝、通乳脉等功能。《随息居饮食谱》："填肾精而健腰脚，滋胃液以滑皮肤，长肌肉可愈漏疡，助血脉能充乳汁，较肉尤补。"《名医别录》认为可下乳汁。《本草图经》认为可行妇女乳脉，滑肌肤。汉代名医张仲景的"猪肤方"，就指出猪蹄上的皮有"和血脉，润肌肤"的作用。猪蹄含有较多的蛋白质、脂肪和碳水化合物，可加速新陈代谢，延缓机体衰老，并且对于哺乳期妇女能起到催乳和美容的双重作用，另外具通乳脉、滑肌肤、去寒热、托痈疽、发疮毒、抗老防癌之功效。共奏补血益气通乳之效。

2. 肝气郁滞证

佛手猪蹄汤

［治法］疏肝解郁，理气通乳。

［组成］猪蹄 2 只，木通 5 g，佛手 10 g，葱白 2 根，食盐少许。

［制作与服法］将猪蹄去毛、爪后洗净，木通等药物用

纱布包褒；将全部用料放入锅内，加清水 1500 mL，先用武火煮沸，再用文火炖至猪蹄烂熟，放入食盐调味。可作佐餐，分次食肉饮汤。

［解析］情志不舒，肝气郁结，气机不畅，乳脉淤滞，致乳汁不得出而乳汁涩少。治当疏肝解郁，活络通乳。佛手味辛、苦、酸，性温。归肝、脾、胃、肺经。功能疏肝理气，和胃止痛，燥湿化痰。猪蹄性平，味甘咸，性平，味甘咸，能补虚弱通乳脉。木通味苦，性寒。归心、小肠、膀胱经。有利尿通淋，清心除烦，通经下乳的功效。葱白味辛，性温。具有发汗解表，通达阳气的功效。共奏疏肝解郁，理气通乳之效。

二、注意事项

1. 指导哺乳方法，按时哺乳，并将乳汁吸尽。

2. 增加营养，调节饮食。

3. 按摩疗法　运用捏、摩、摇、揉等不同按摩手法，对双乳进行全面按摩，每次约 10 分钟，每天 4～5 次。有明显的催乳作用。

4. 外敷疗法　乳房如有硬块者，可用热毛巾外敷乳房，同时配合按摩疗法。

第八节　产后急性乳腺炎的药膳辅治

随着现代女性生活方式、饮食习惯以及环境因素的变化，乳腺类疾病的发病率呈明显上升趋势，而哺乳期妇女则成为乳腺炎的高发人群。乳痈是以乳房红肿疼痛，乳汁排出不畅，以致结脓成痈的急性化脓性病证。多发于产后哺乳的产妇，尤其是初产妇更为多见。急性化脓性乳腺炎属于中医学"乳痈"范畴。其中发生于妊娠期的称为"内吹乳痈"，发生于哺乳期的称为"外吹乳痈"。第一阶段红肿期，局部乳房肿胀疼痛，边界不清，有明显的压痛感。第二阶段脓肿形成期，肿块增大变硬，持续疼痛，局部乳房发红，同侧腋窝淋巴结肿大等。第三阶段脓肿破溃。

一、临证指南

1. 红肿期

甘草橘汤

[治法] 舒气止痛。

[组成] 橘皮 30 g，甘草 6 g。

[制作与服法] 上 2 味煎汤服。每天 2～3 次。

[解析] 橘皮辛散通温，气味芳香，长于理气，能入脾肺，故既能行散肺气壅遏，又能行气宽中，用于肺气壅滞、胸膈痞满及脾胃气滞、脘腹胀满等症。《神农本草经百种录》

云橘柚通体皆香，而皮辛肉酸，乃肝胆通气之药也。故凡肝气不舒，克贼脾土之痴，皆能已之。甘草味甘，性平。归心、肺、脾、胃经。能补脾益气，清热解毒，祛痰止咳，缓急止痛，调和诸药。橘皮配甘草能行气化滞、解毒止痛。

2. 成脓期

败酱薏米汤

[治法] 清热，解毒，排脓。

[组成] 薏苡仁 50 g，败酱草 30 g。

[制作与服法] 上 2 味煎水服。每天 1 剂，连服 3～5 天。

[解析] 薏苡仁性味甘、淡，凉。归脾、胃、肺经。功能健脾渗湿，除痹止泻，清热排脓。败酱草性凉，味辛、苦。归肝、胃、大肠经。清热解毒，祛痰排脓。善治肠痈，肺痈，痢疾，产后瘀血腹痛，痈肿疔疮。薏苡仁配败酱草能清热解毒排脓。

3. 破溃期

乳鸽炖绿豆汤

[治法] 补益气血，兼清余毒。

[组成] 乳鸽 1 只，绿豆 50 g。

[制作与服法] 乳鸽宰好，去内脏，与绿豆共放炖盅内，加水适量，隔水炖熟。饮汤食肉，每日或隔日 1 次，可服3～5 次。

[解析] 乳鸽味咸，性平，归肺、肾、肝经，具有滋肾、

解毒祛风、补气、调经止痛的作用，乳鸽的营养价值很高，其中含有丰富的优质蛋白、氨基酸等多种营养物质。绿豆甘，凉，归心、胃经。功用清热解毒，消暑，利水。《开宝本草》："绿豆主丹毒烦热，风疹，热气奔豚，生研绞汁服。亦煮食，消肿下气，压热解毒。"《本草汇言》："绿豆清暑热，静烦热，润燥热，解毒热。"《会约医镜》："绿豆清火清痰，疗痈肿痘烂。"乳鸽配绿豆能补益气血，兼清余毒。

二、注意事项

1. 妊娠 5 个月后，经常用温开水或肥皂水洗净乳头。乳头内陷者，可经常提拉矫正。

2. 乳母宜心情舒畅，情绪稳定。宜食清淡而富含营养、有通乳作用、清热散结的食物，忌食辛辣炙煿、肥甘厚腻之品，忌食发物。

3. 保持乳头及乳儿口腔清洁，养成定时哺乳的好习惯。当乳汁分泌过多时应该及时用吸奶器吸净，养成定时哺乳的好习惯，尽量避免让宝宝含着乳头睡觉。如有积滞，可按摩或用吸奶器帮助排出乳汁。

4. 若有乳头擦伤、皲裂，可外涂麻油或蛋黄油；身体其他部位有化脓感染时，应及时治疗。

5. 断乳时应先逐步减少哺乳时间和次数，再行断乳。

6. 以胸罩或三角巾托起患乳，脓未成者可减少活动牵痛，破溃后可防止化脓，有助于加速疮口愈合。

第九节　产褥感染的药膳辅治

产褥感染指分娩及产褥期生殖道受病原体侵袭，引起的局部或全身感染。正常人体的生殖道对致病微生物具有一定的防御能力，但产后身体虚弱，免疫力比平常更低，若不注意产褥期个人卫生，或者存在营养不良、贫血或其他慢性疾病等情况，可诱发产褥感染。另外，剖宫产的孕妇由于腹部伤口，与阴道分娩的孕妇相比，更容易出现产褥感染。产褥感染患者常表现为发热、疼痛和产后异常恶露等。由于机体抵抗力不同，炎症反应的程度、范围和部位不同，临床表现有所不同。主要包含急性外阴炎、宫颈炎以及子宫感染等类型，治疗时应积极进行处理，以免延误病情，可能会导致中毒性休克、多器官功能衰竭等严重后果，甚至危及产妇生命。中医将其归纳到"产后发热""产后腹痛""产后恶露不绝"等疾病，因产时用力耗气，元气受损；分娩创伤，脉络受损，血溢脉外，离经成瘀；外感六淫或饮食房劳所伤，而致产后发热、腹痛、恶露不绝等症。

尤氏产褥感染药膳

尤昭玲教授认为产后多虚多瘀，外邪易入侵，治疗以"益气、化瘀、清热"为主，因考虑到产后需哺乳，用药宜精不宜多，药膳辅治可有效治疗产褥期相关疾病。

一、临证指南

（一）辨证要点

辨施术之式与施术方案：产时产后阴血骤虚，阳气外散，或败血停滞，营卫不通，发为产后发热，治宜补血扶正、化瘀调气血、和营卫；产时产后瘀血阻滞冲任，气血运行不畅，日久成瘀热，易致产后腹痛，治宜活血化瘀、清热；恶露出于胞中，乃血所化，而血源于脏腑，注于冲任，故虚、瘀易致胞宫藏泻无度，冲任不固，气血运行失常，发为产后恶露不绝，治宜温中补虚、祛瘀生新。但三者并非独立存在，而是兼夹、转化，产后腹痛瘀血不去，血不归经，可致产后恶露不尽，产后出血若因胎物残留，可继发感染，而致发热或腹痛。

（二）分症论治

1. 产后发热

制首乌大枣汤

［治法］养血益气、和营退热。

〔组成〕制何首乌 60 g，粳米 100 g，大枣 3 颗，红糖适量。

〔制作与服法〕制何首乌入砂锅加水煎取浓汁，去渣，加粳米，大枣，红糖，同煮粥，早晚服用。

〔解析〕产时产后因血去过多，阴血暴虚，阳无所附，以致虚阳越浮于外，遂致发热，制何首乌补益精血，大枣补中益气，粳米补中益气，健脾和胃，红糖益气补血，活血化瘀，共奏养血益气、和营退热之功。

〔禁忌〕大便溏泄及有湿痰者慎用。

桃仁红糖汤

〔治法〕活血化瘀、和营退热。

〔组成〕桃仁 10 g，粳米 50 g，红糖适量。

〔制作与服法〕桃仁去皮尖研碎，与粳米共煮粥，加红糖适量食用，每天 1 次。

〔解析〕产后多瘀，瘀阻冲任，恶露不下，败血停滞，阻碍气机，营卫不通，而致发热，方中桃仁活血化瘀，有抗凝血、抑制血小板聚集、降低黏度、抗血栓形成、抗炎、抑菌等功效。红糖益气补血、活血化瘀，增强桃仁活血化瘀之功，再加粳米健脾和胃，共奏活血化瘀、和营退热之功。

〔禁忌〕便溏腹泻者慎用。

2. 产后腹痛

鸡冠花蛋汤

［治法］清热解毒，收敛止痛。

［组成］鸡冠花 3 g，鸡蛋 2 个。

［制作与服法］鸡冠花加水煎取浓汁，乘沸冲鸡蛋，火上稍微沸腾，温时服用。

［解析］鸡冠花味甘、涩、凉，归肝、大肠经，具有清热解毒、收敛止痛、止血止带之功，现代研究认为鸡冠花具有消炎杀菌作用，能抑制人体内多种真菌和敏感菌的活性。

［禁忌］湿滞未尽、表虚阳虚者。

山楂红糖汤

［治法］行气散瘀。

［组成］山楂 15 g，红糖适量。

［制作与服法］上 2 味加水煎汤服。

［解析］山楂性酸、甘，微温，归脾、胃、肝经，行气散瘀止痛，可用于产后瘀血导致的腹痛或恶露不尽。红糖益气补血、活血化瘀，二药合用，使瘀尽痛止，而不伤正。

［禁忌］脾胃虚弱者。

3. 产后恶露不绝

益母草红糖汤

［治法］活血化瘀，祛瘀生新。

［组成］益母草 30 g，鸡蛋 2 个，红糖适量。

［制作与服法］上 3 味加水煮，鸡蛋煮熟后，去壳取蛋，再稍煮，去渣，吃蛋喝汤，每天 1 剂。

　　[解析] 益母草辛散苦泄，微寒清解，主归心、肝经，兼归膀胱经，既活血化瘀，治瘀血诸病，尤善治瘀血经产诸病，为妇科调经良药；又利尿消肿、清热解毒，治水瘀互阻之水肿及热毒瘀结之疮疹，血热有瘀、水肿或疮肿兼瘀者皆宜。本品含有生物碱类、二萜类及挥发油等成分，具有活血调经，利尿消肿，清热解毒的功能。红糖益气补血、活血化瘀，鸡蛋补虚、健脾胃。全方共奏活血化瘀，祛瘀生新之功。

　　[禁忌] 无瘀滞及阴虚血少者。

艾叶姜汤

治法：温经散寒、暖宫止血。

　　[组成] 陈艾叶 15 g，老姜 15 g。

　　[制作与服法] 上 2 味加水煎成浓汁，每天服 2～3 次。

　　[解析] 艾叶性味辛、苦，温；有小毒。归肝、脾、肾经，艾叶辛香苦燥温散，生温熟热，炒炭兼敛，归肝、脾、肾经。内服炒炭温经散寒、暖宫、收敛而止血崩；生用温经散寒湿、暖宫理气血而止痛、止血、止带。作用偏于中下二焦，既为治妇科崩漏与带下之要药，又为灸科温灸之主药。本品含有挥发油、倍半萜类及黄酮类化合物等成分，具有止血、镇痛、抗菌、抗病毒、抗过敏等多种药理作用；外用具祛湿止痒的功效。老姜温中止痛、杀菌解毒。二药共奏温经散寒、暖宫止血之功。

　　[禁忌] 阴虚、内有实热者。

第十节　产褥中暑的药膳辅治

产褥中暑指的是产褥期因高温环境使体内的余热不能及时散发，引起中枢性体温调节功能障碍的急性热病。产褥中暑的症状主要表现为高热，水、电解质紊乱，循环衰竭和神经系统功能损害。本病虽然不多见，但是起病急，发展迅速，如果处理不当的话，可能会发生严重的后遗症，甚至死亡。常见的原因是旧风俗习惯的影响，要求关门闭窗，使身体处于高温、高湿的状态，这样就导致体内的体温调节中枢功能障碍。本病中多属于中医学"产后发热"范畴。

尤氏产褥中暑药膳

尤昭玲教授认为夏暑季节，由于调摄失宜，居室通风不良，暑热之邪乘虚内侵，导致营卫不和、气津两伤而为暑热。如轻度中暑，病情未甚，症见发热多汗，口渴心烦，体倦少气，舌红少津，脉虚数等，治宜清暑益气、养阴生津。

临证指南

（一）辨证要点

暑为阳邪，其性炎热，侵犯人体易出现阳热亢盛之征象，如身热、口渴、心烦；暑性升散，伤津耗气，可见喜冷饮、尿少赤短、气短乏力，宜清热解暑、清心除烦、通利小便。

（二）分症论治

双叶绿豆银花露汤

［治法］清暑化湿，清心除烦。

［组成］鲜荷叶 10 g，鲜竹叶 10 g，绿豆 30 g，粳米 100 g，银花露 10 g，冰糖适量。

［制作与服法］把鲜荷叶、鲜竹叶洗净，水煎，滤渣取汁，绿豆、粳米淘净后煮成稀粥，水沸后加入银花露、药汁，用微火熬熟，加入冰糖，每天 2 次，温热服食。

［解析］荷叶性平，味苦，归肝、脾、胃经，有清暑利湿、升发清阳的功效，可用于暑热烦渴、头痛眩晕、水肿、食少腹胀等；竹叶味甘淡，性寒，归心、胃、膀胱经，有清热泻火、除烦利尿之功；绿豆甘寒，有清热消暑、除烦止渴、通利小便之功效；银花露可清热、消暑、解毒。全方共奏清暑化湿、清心除烦之功，对伏暑引起的酸痛、无汗、头痛、尿黄、苔腻、恶寒发热、心烦口渴有疗效。

［禁忌］体瘦、气血虚弱、有寒者。

冬瓜薏苡仁荷叶汤

［治法］清暑，辟秽，化浊。

［组成］冬瓜 250 g，薏苡仁 30 g，绿豆 60 g，鲜荷叶适量。

［制作与服法］冬瓜切成小块，与薏苡仁、绿豆同煮成

粥，粥快熟时加荷叶，煮片刻即可。

　　［解析］冬瓜性寒，富含尿素、不饱和脂肪酸、蛋白质、矿物质等，有清热解暑、护肾利尿之功；薏苡仁性甘淡，归脾、胃、肺经，具有清热利湿、利水消肿之功；荷叶性平，味苦，归肝、脾、胃经，有清暑利湿、升发清阳的功效；绿豆甘寒，有清热消暑、除烦止渴、通利小便之功效。全方共用对暑邪引起的心烦不寐、小便短赤热痛、发热日轻夜重、口干渴不欲饮有疗效。

　　［禁忌］脾胃虚寒、大便溏软者。

　　芦根粥

　　［治法］清热生津、除烦止呕。

　　［组成］鲜芦根 30 g，粳米 100 g，冰糖适量。

　　［制作与服法］先将芦根切成段，加水适量，煎煮 15 分钟，取汁纳粳米，以米熟为度，随后加冰糖适量食之。

　　［解析］芦根味甘、性寒，具有清热生津、除烦止呕、利尿之功，适宜于热病烦渴、胃热呕吐、热淋涩痛等病症；粳米补中益气，健脾和胃。二者合用使热除、烦消。

　　［禁忌］脾胃虚寒、寒性体质者。

　　绿豆金银花粥

　　［治法］清热消暑、除烦止渴。

　　［组成］绿豆 60 g，金银花 20 g，粳米 100 g，冰糖（或红糖）适量。

　　[制作与服法]先把绿豆浸泡一晚，第 2 天分别洗干净绿豆、金银花和粳米，将金银花放进适量的清水中熬煮 30 分钟，熬煎出汁水，捞出金银花，再依次在煮完金银花的水里倒入绿豆和粳米，开始熬粥，等粥差不多熟了后，加入适量的冰糖或红糖，再慢火煮一小会即可享用。

　　[解析]金银花性甘寒，归肺、胃、大肠经，具有清热、解毒、解暑之功；绿豆甘寒，有清热消暑、除烦止渴、通利小便之功效；绿豆金银花粥是夏日解暑的常用粥，适用于暑热烦渴、消化不良、心悸失眠、排尿不畅、乳腺疼痛等症。

　　[禁忌]脾胃虚寒、感冒者。

图书在版编目（CIP）数据

膳养生活：全国名中医尤昭玲细说女性药膳 / 尤昭玲，谈珍瑜，李晓屏主编. — 长沙：湖南科学技术出版社，2023.7
ISBN 978-7-5710-2302-7

Ⅰ. ①膳… Ⅱ. ①尤… ②谈… ③李… Ⅲ. ①女性－药膳 Ⅳ. ①R247.1

中国国家版本馆 CIP 数据核字（2023）第 120975 号

SHANYANG SHENGHUO QUANGUO MINGZHONGYI YOU ZHAOLING XISHUO NÜXING YAOSHAN

膳养生活——全国名中医尤昭玲细说女性药膳

主　　编：尤昭玲　谈珍瑜　李晓屏
出 版 人：潘晓山
责任编辑：李　忠　杨　颖
出版发行：湖南科学技术出版社
社　　址：长沙市芙蓉中路一段 416 号泊富国际金融中心
网　　址：http://www.hnstp.com
邮购联系：0731-84375808
印　　刷：湖南凌宇纸品有限公司
　　　　　（印装质量问题请直接与本厂联系）
厂　　址：长沙市长沙县黄花镇黄垅新村工业园财富大道 16 号
邮　　编：410137
版　　次：2023 年 7 月第 1 版
印　　次：2023 年 7 月第 1 次印刷
开　　本：880mm×1230mm　1/32
印　　张：12.5
彩　　插：2 页
字　　数：207 千字
书　　号：ISBN 978-7-5710-2302-7
定　　价：68.00 元